北京林业大学学生心理健康中心心理援助成果
北京林业大学心理系社会心理服务成果

鹿鸣心理

心理咨询师系列

非常心理
短谈与咨询

U0280188

雷秀雅　田　浩
主　编

聂　宁　张斯宇
副主编

FEICHANG XINLI
DUANTAN YU
ZIXUN

重庆大学出版社

编委会

▌前　言

2020年年初,我和我的祖国开始面临着"疫情"困扰,新型冠状病毒肺炎(以下简称"新冠肺炎")成为老少皆知的名词,全国进入一级疫情防控状态。

"中国加油""武汉加油"的口号响彻神州大地。全国从上到下,无处不彰显着我们国家和人民打赢这场疫情防控阻击战(以下简称"疫情防控战")的决心。数万名医护人员"逆行武汉",无数警察不分昼夜地坚守岗位,社区工作者平凡而又忙碌的身影,全民居家隔离的生活方式等,我们的人民用生命和汗水在国家发展史上,书写了又一辉煌的历史篇章。

当疫情发生后,抗击疫情(以下简称"抗疫")和疫情防控(以下简称"防疫")两大工作就成为国家最重要的事。抗疫工作主要以医疗为主,以治病救人为宗旨的医护工作者在艰苦的工作环境中不断创造挽救生命的奇迹。与此同时,防疫工作中更多人在不同的领域,通过自己不断的努力,力所能及地做出自己的贡献。

疫情防控战中,民众的心理建设是赢得这场战斗的重要因素。那些恢复健康的患者在总结自己战胜病毒的经验时,除了感谢医生的精心治疗,也不断强调良好心态的重要性;医生也在不同场合告诫人们,乐观心态对战胜病情至关重要。对于一般民众来说,良好的心态也是大家能够积极配合防疫工作、自觉隔离阻止疫情扩散的重要支撑。疫情当前,民众心理建设的作用不言而喻。

北京林业大学学生心理健康中心联合北京市教育工会心理咨询中心,依靠北京林业大学心理系的专业力量,在北京林业大学校党委的支持下,在疫情防控战中,充当北京林业大学师生和社会民众的心理守护者,不断发挥自己的专业优势,尽自己最大的努力,完成了一系列疫情心理援助工作。

1月24日,为阻止恐慌情绪进一步蔓延,根据北京林业大学党委相关工作安排,北京林业大学学生心理健康中心拟成立一支心理援助服务工作队伍,面向校内外提供疫情期间心理咨询服务。

1月25日,农历正月初一。北京林业大学学生心理健康中心主任刘祥辉与心理援助经验丰富的雷秀雅、杨智辉等老师达成共识:"恐慌是疫情的助燃剂"。

1月26日,《北京林业大学关于新型冠状病毒肺炎防控工作的心理支持服务方案》初具雏形。

1月27日,完成疫情防控心理支持团队咨询师和微课讲师的招募,并组建工作群,当天晚上,刘祥辉在工作群里正式向团队师生发布工作内容通知。团队成员六十余名师生一致响应,全部投入筹备工作中。

1月28日,工作方案进一步细化,在专业团队的基础上抽调成员组建了三支工作团队:线上咨询部、微课部和宣传部。

1月29日,线上业务培训正式开始。与此同时,线上预约、问卷调研、课程筹备等工作也随之启动。

1月31日,线上咨询正式面向公众开放,公众微信群也同时建立,心理咨询个案预约平台如期上线。

2月1日,34个微课建立,其中北京林业大学校内师生微课群22个,共4 466人;校外公众微课群共12个,共3 197人,共计授课人数7 663人。

2月2日,第一讲微课在晚上7点准时开讲。

截至3月15日15:00,北京林业大学学生心理健康中心完成线上个案心理咨询231人次,完成在线微课14讲,课程学习回听累计17 555次,前六讲课程已在央视网上线,累计观看6 542次。公众号平台共推送30篇文章,阅读量23 000次;其他平台转载35篇,阅读量26 997次。累计开展线上心理危机干预6人。

中心的活动得到了社会各界广泛的关注和认可,《光明日报》2020年2月18日,《中国纪检监察报》2020年2月8日,《中国绿色时报》2020年2月10日,《劳动午报》2020年2月2日,分别报道了北京林业大学学生心理健康中心在抗疫中所做的工作。

　　本书主要内容是对在非常时期开展心理服务实战经验的总结，共由两部分组成：第一部分是面向公众开展的非常时期心理健康教育内容；第二部分是针对非常时期个体心理援助的咨询内容。

　　本书由十章组成，其中非常时期心理健康教育篇，由前五章组成。这部分内容是北京林业大学心理系教授朱建军和雷秀雅等十四位老师专门为这次疫情心理援助精心准备的课程，其文字由北京林业大学学生心理健康中心的优秀心理咨询师整理。内容既具有专业性、实用性，又具有较好的可行性。

　　第一章社会公共危机事件与心理反应，主要以"社会公共危机事件中的心理卷入类型""社会公共危机事件下的疑病症""非常时期的认知误区及其应对"及"污染的隐喻：两种神经症对疫情的不同反应"等四个非常时期公众常见的心理反应为主要内容，读者通过学习可以了解哪些是常态反应、哪些是异常反应；第二章非常时期压力调节，主要以"非常时期如何安顿身心""非常时期压力的心理面对""应对非常时期的应激反应：心理着陆技术""复工复学后的积极心理培养"四个非常时期压力应对技术为主要内容，读者通过学习可掌握基本的非常时期压力特点及心理调节技术；第三章非常时期环境适应，主要介绍"利用环境改善身心状态""社会公共危机事件中的网络谣言的心理效应与识别""避疫与休闲"及"慢回归：非常时期后的心生活"等内容，读者通过学习，可以了解特殊时期的特殊环境，掌握适应特殊环境的心理调适方法；第四章非常时期与家庭建设，主要由"非常时期的家庭联结"与"封闭环境中利用家庭游戏进行心理调适"及"非常家庭关系下的'家情结'"三部分内容组成，读者通过学习，可以了解非常时期家庭关系的重要性，以及了解利用家庭资源建立和谐家庭氛围的相关知识；第五章非常时期的心理建设，主要由"安于不安：非常时期的心理建设""非常时期的心理应激干预——SARS防治中的启示和经验""非常时期公众关注的心理问题及其解析"及"超长假期后，大学生该如何收心"四部分内容组成，希望读者能够理解非常时期心理建设的重要性，并懂得如何进行健康心理建设。

非常时期个体心理援助篇，由后五章组成。这部分内容以北京林业大学学生心理健康中心在本次疫情中完成的 15 个典型案例为原型，由该中心心理咨询师整理而成。通过学习，读者可以更好地理解和掌握非常时期的心理咨询技术。

第六章面对过度情绪反应的个体心理援助，以"焦虑与恐慌情绪""躯体化反应""疑病反应"及"抑郁情绪"等四个疫情中常见情绪问题的典型案例分析为主要内容，读者可以了解疫情中个体过度情绪反应的特点及其专业应对；第七章面向疫情重灾区的个体心理援助，以"工作胜任力""安全问题"及"社会偏见"等三个疫区常见心理问题的典型案例分析为主要内容，读者通过学习可以了解疫区工作人员的工作焦虑、一般人群的心理感受问题及其应对；第八章非常时期家庭矛盾的心理援助，以"夫妻间冲突""子女与父母的冲突"及"教养焦虑"三类典型案例分析为内容，读者通过学习可以了解非常时期家庭矛盾的特点及其专业应对方式；第九章非常时期现实压力的心理援助，以"学业问题""就业问题"及"隔离生活"三个现实存在的生活压力典型案例分析为内容，读者可以学习到相关问题的专业应对方法；第十章非常时期认知困惑的心理援助，由"人生价值感"与"死亡等哲学性思考"两个典型案例分析组成，读者通过学习可以获得非常状况下哪些人生思考可能给人们带来心理困惑，及专业应对方法。

本书是以非常时期的心理援助为内容，书名当中的"非常心理短谈"是我们在非常时期完成的心理健康教育成果，"非常心理咨询"是我们的典型案例分析。在这里需要说明的是，非常状态下完成的书稿难免会存在许多不足之处，还请读者和同行多多批评指正。

编　者

2020 年 3 月 30 日

于北京

▌目　录

非常时期心理健康教育篇

非常时期
心理健康教育篇

　　在公共危机事件中，心理咨询师根据民众的共性心理反应，实施系统而有效的心理健康教育，将是今后解决这类问题的重要途径之一。由北京林业大学心理系 14 位老师，为大家讲授的 19 次相关讲座，不仅缓解了非常时期大家紧张不安的情绪，也在探索如何在公共危机事件中提升公民的心理健康水平的道路上迈出了有效的一步。本篇就是我们为大家整理出的课程讲座内容精华，希望能够给予读者更多思考和学习。

第一章　社会公共危机事件与心理反应

○○○○
○○○○

当一场突如其来的公共危机事件发生时,有的人表现为沉稳中略带不安,有的人极度惊恐,也有的人完全无所谓,总之,就是百人百相。面对2020年年初的新冠肺炎疫情,人们会有怎样的心理反应? 其中哪些是常态反应、哪些是过激反应? 本章我们会从"社会公共危机事件中的心理卷入类型""社会公共危机事件下的疑病症""非常时期的认知误区及其应对""污染的隐喻:两种神经症对疫情的不同反应"四个方面,为大家解析相关内容,回答大家的疑惑。

第一节　社会公共危机事件中的心理卷入类型①

一、了解自身在公共危机事件中的心理卷入类型的教育意义

当公共危机事件发生后,无论人们处于什么环境,都会对事件产生高度的关注,而这种密切的高度关注一定会产生一系列心理反应。因此,人们或许会迫切想要了解,心理反应会对自身的身心健康产生怎样的影响。

本节内容就是为进行这样的分析而设定的,目的是让读者通过学习清楚自己在社会公共危机事件中的心理反应,进而有效地控制自身的心理与行为,顺利地度过艰难时期。目前,正值新冠肺炎疫情肆虐时期,身处这一疫情中,人们对自身在疫情中的心理反应类型的了解,也同样意义重大。

学习本节内容的教育意义具体表现如下:

第一,知道自己在疫情中的心理反应特点,从而减少不必要的恐慌情绪。

第二,理性分析自己与事件的关系,从而主动采取有效的应对方法,减少盲目的行为。

第三,正确地分析疫情,使这一事件给自己带来的消极影响最小化。

---

① 本节内容来源于2020年2月2日北京林业大学学生心理健康中心新冠肺炎疫情防控系列讲座之雷秀雅老师的微课,文字由本中心咨询师王姬整理。

第四，了解自己与事件之间的关系，明晰自己的位置，从而在面对事件的过程中，逐渐拥有抗压的能力。

综合上述，本节内容将聚焦于个体在公共危机事件中常见的心理反应，帮助大家更好地理解疫情中的自己。

二、公共危机事件及其心理反应

1.公共危机事件的概念

公共事件是指与每一个公民密切相关的事件，危机事件是指那些威胁到大众人身安全的事件。本次发生的新冠肺炎疫情就属于社会公共危机事件。

2.公共危机事件中个体的心理反应

了解个体在公共危机事件中的心理卷入类型，首先从分析人们在这类事件中的心理反应状况开始。

（1）了解本人与事件的关联度

面对重大公共危机事件，每个人在事件中都会有一个客观位置，这个位置表示了个体与事件的关联度。例如，这次疫情中，湖北省武汉市市民，或者自己的亲朋好友有被确诊，则在客观上为高关联度；自己身处的大环境中确诊患者比例较高，但自身小环境相对安全，为中关联度；疫情与个人距离较远，为低关联度。

（2）评估自己在事件上的情绪与行为表现

在公共危机事件中，每个个体都会在情绪与行为上表现出程度不同的反应。反应程度可分为高、不强烈（中）及低水平。过度焦虑、恐惧、担心、失望为高反应；适度的恐惧与焦虑为中度反应；与平时一样，完全没有情绪和行为变化为低反应。

三、公共危机事件的心理卷入类型

1.四个卷入类型

以上述客观值——与事件的关联度和主观值——对待事件的心理反应程度，这两个指标，可将公共危机事件中心理卷入类型划分为四个类型，即 A 型客观型、B 型敏感型、C 型客观型和 D 型钝感型。

再以两个指标中的高、中、低 3 个水平为标准，可将每个类型划分为三种水平级别，即混合性、倾向性和典型性。具体如图 1-1 所示。

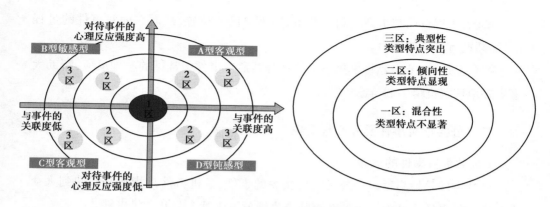

图 1-1　公共危机事件中的个人卷入类型

2.不同卷入类型的心理状态特质与解析

（1）A 型客观型

首先,这类人的心理状态特质基本为常态反应,高关联度和高心理反应强度之间形成较好的匹配。例如,武汉当时属于疫区,在武汉的人正常状态下就会比其他地区的人在情绪上更焦虑一些。

其次,这类人在情绪上的主要表现为以焦虑为主的恐惧、紧张、担心及不安。在行为上的反应主要表现为:积极地关注事态发展,主动采取自我保护等行为。

最后,这一类型在人群中所占比例大约在 5%。

在这里,我们重点就 A 型客观型中有典型性特点的人做深入解析。

首先,这类人相对于 A 型客观型中的其他人,会表现出更高水平的情绪问题,例如,极度的焦躁不安与恐惧,属于反应过激人群。

其次,他们在生理反应上,可能出现睡眠障碍、饮食障碍及皮肤发痒、发热或各类疼痛反应。例如,周围小区存在确诊病例的小 A,由于过度恐惧,在家自觉隔离期间出现呕吐症状,前往医院就诊,没有发现生理问题,而是一种心理反应过激引发的躯体化反应。

最后,我们对这类人的个性特点进行分析发现,他们存在极其显著的优缺点:优点表现为,他们有较好的警觉与自我保护意识;而缺点在于,他们过于紧张、不安可能会导致无法正确判断问题,人为地放大危险。

（2）B 型敏感型

第一,B 型敏感型原本与疫情存在一定的距离,例如身处疫情不严重地区,但其心理反应则相反,过度的情绪与行为反应属于非常态反应。

第二,这类人一般占总人数的 5% 左右。

第三,他们在生理上很容易出现躯体化反应,例如身体出现多处不适,心慌、恶心及睡眠障碍等。

第四,这类人在情绪上,会表现出更多的抑郁和焦虑。例如,心境易陷入低落状态及愤怒状态,也容易产生极度的恐惧与不安情绪;在行为上,会出现悲观无助、回避或厌世感。

第五,对这类人的心理分析发现,他们会出现极端的性格优点和缺点:优点是有较高的责任感和道德感;缺点是过度地事件卷入,这会导致他们消极的应对态度,进而无法客观看待事件本身。当自己没有办法达到自身道德和责任的预期时,会产生抑郁情绪。

(3)C 型客观型

首先,C 型客观型也是一种常态心理反应类型,身处疫情的客观环境与心理反应相匹配,即低关联、低情绪。他们能够以客观事实为依据,产生相应的情绪与行为反应。

其次,这一类型在人群中所占比例,在 85% 左右,为大多数人对事件的反应。例如在本次疫情中,除湖北以外地区大部分人的疫情心理卷入特性均属于这一类型。

再次,这一类型没有明显的生理异常或不适反应。

最后,这一类型在情绪上会有少许的焦虑;在行为上,基本能冷静关注事态发展,并做到积极行事。

这里,我们就 C 型客观型中有典型性特点的人做特别分析:

首先,这部分人属于常态心理反应,但由于他们过度平静,在情绪上没有什么变化,好像疫情与他们关联不大。

其次,这部分人在性格上两极分化明显,优点为镇静、不慌乱,缺点为事件卷入程度低,缺乏应对事件复杂变化的能力。

(4)D 型钝感型(疫情防控中的高危人群)

第一,这类人属于非常态心理反应人群,与疫情高关联,却没有任何行为约束。例如,那些身处疫情中还照样聚餐、聚会的人。因其迟钝反应特性,我们称之为疫情钝感人群。

第二,这部分人占总人数的5%左右。

第三,这类人基本不会出现情绪、行为和生理变化。在情绪上,虽然略微焦虑,但基本无明显的紧张、焦虑、恐惧感;行为上,与平日保持不变。

第四,这部分人是我们抗疫防疫的重点关注人群,表面上看他们平静不慌,而正因为如此,他们缺乏面对疫情最基本的警觉性,继而导致自我防控与社会防控参与度低。例如,那些不愿戴口罩的人,那些无视疫情时期特殊制度的人。

第五,对D型钝感型人群的教育工作,要取得有效成果,必须坚持如下原则:一是,站在被劝说者的角度,例如告诉他们戴口罩的举措不为国家,也不为社会,而是为自己的安全着想;二是把被劝说者最在意的人或事与危险事件相结合,例如老人爱孙子,我们可以劝其为孙子的安全着想,请其遵守规则。

四、本节微课的课后问题解答

问:造谣的人是什么心理?

答:在心理层面,造谣者多属表演型人格,而表演型人格最重要的特点是其会对自己的表演信以为真,从而维持造谣者的造谣行为;在其他层面,造谣行为会和造谣者有一些利益相关。

问:还有一种人在遇到这种情况时莫名地会特别兴奋,他们又是什么类型的心理呢?

答:与生理原因有关。小朋友及部分成年人的兴奋神经易激活,会产生一些情绪和行为上的兴奋,从而缓解恐慌。当个体可能存在恐慌时,会做出过度兴奋行为来排解恐慌情绪;也可能与个人习惯有关,个体成长过程中养成的习惯,让兴奋能够满足他在某一状态下的某种需求。

问:针对不同类型的心理状态有没有什么具体的解决方法? 比如,同样是敏感型的老人、青年、儿童,不同群体是否有不同的解决方法? 再比如,有人看到新冠肺炎的消息就很着急,很焦虑,自己身体有点不适,就担心自己是不是得了新冠肺炎,吃不下饭,看到负面消息,还会哭泣,怎么帮助这些人解脱出来?

答:敏感人群是心理援助的主要对象,具体症状也属于敏感人群躯体化的反应。

第二节　社会公共危机事件下的疑病症①

一、了解社会公共危机事件下的疑病症的教育意义

我们国家近些年发生了很多社会公共危机事件,比如汶川地震、天津大爆炸等,这些事件会引起我们的一些负面情绪,但这些都不同于这次的新冠肺炎,这次事件引发了我们强烈的恐慌。新冠肺炎能引起如此强烈的恐慌是因为新冠肺炎使我们的生存安全受到了威胁,尤其是新冠肺炎的个别严重情况会威胁生命,所以更容易引发我们的深层焦虑和恐慌,这会使我们对自身身体过分关注。

本节的内容就是基于此选定的,目的是帮助大家识别在公共危机事件下所产生的疑病症,了解在"信息爆炸"的网络时代所产生的网络疑病症,帮助大家应对在新冠肺炎下所产生的疑病症。

学习本节内容的教育意义具体表现如下:

第一,了解疑病症和网络疑病症,提高对病症的科学认知;

第二,缓解人们在新冠肺炎下所产生的焦虑和恐慌;

第三,正确看待新冠肺炎对自己的影响,掌握一些心理应对策略来应对疑病症。

综上所述,本节内容将会聚焦于帮助大家识别和应对在公共危机事件下所产生的疑病症。

二、疑病症和从当前新冠肺炎事件引发出来的网络疑病症

在公共危机事件中我们产生不良情绪是因为接收到了过多的信息,在这种情况下很容易受到二次伤害。

武汉精神卫生中心的心理援助热线的数据显示,来电者中20%是因疑病而产生恐惧;50%的人感觉到焦虑、心神不宁、坐立不安、有失控感,他们的副交感神经系统紊乱,出现汗多、心跳加快、口干舌燥、爱发脾气等生理反应;还有20%的人同时出现了躯体症状,产生了疲惫、乏力、胸闷、喘不过气来;其余10%的人产生强迫

---

① 本节内容来源于2020年2月4日北京林业大学学生心理健康中心新冠肺炎疫情防控系列讲座之杨智辉老师的微课,文字由本中心咨询师杨婷婷整理。

症状,如强迫性地洗手,或者出现强迫性思维。以上四种是人们在公共危机信息下产生的焦虑感,统称为疾病焦虑。疾病焦虑是每个人或多或少都会有的反应,即当身体出现症状时对身体的担心。一般人的这种担心会随时间或症状的缓解逐渐消失,但有一部分人会转换为长期担心,尤其在非常时期,就会产生非常严重的恐慌心理。

根据对门诊患者的研究数据显示,每五个门诊患者中就有一个是由疾病焦虑造成的,占门诊患者的 20% 左右,却占用 25% ~ 30% 的医疗资源。因为有疾病焦虑的假患者会比真患者有更多的焦虑,多次去医院反复看病,所以占用了更多的医疗资源。

由于网络的快速发展,近几年出现了一个新的现象:网络疑病症,即出于对健康的困扰或焦虑,在网络上过度或重复搜索与健康相关的信息,结果加剧了这种困扰或焦虑的症状。

三、疑病症的主要表现

1.在网络上反复搜索疾病症状的行为

出于对健康的困扰或焦虑,在网络上过度或重复地搜索与健康有关的信息,想要得到确定的信息。比如,在新冠肺炎的影响下,很多人每天搜索新冠肺炎的症状、应对方法、有哪些最新的研究进展、周边有没有人表现出相关症状、疾病有没有后遗症、会不会发生变异……在疫情状况下关注这些信息是应该的,但如果一天的大部分时间都用来搜索这类信息,这种行为就需要引起我们的警惕。

2.不断增加的消极情绪

因周围人的不理解,个体的负性情绪会增长。

3.正常的生活节奏被打乱,出现实质性的、功能性的损害

出现睡眠障碍、不能进行社会交往、社会功能受损。

4.不断地去寻求安慰

除了上网搜索相关信息,这类人还会寻求医生、朋友、社区或者组织的安慰,试图获得大家的理解,由此会有两类人:一类人坚决不去医院,怕交叉感染;一类人有一点症状立刻去医院,而且会反复检查。

四、疑病症产生的原因

1.客观原因

①新型冠状病毒的流行,使所有人都处于被感染的风险中。

②新型冠状病毒流行期正值冬季流感和感冒的高发期,人们的抵抗力较弱。

③有疑病焦虑的人确有躯体上的症状,这些症状或与新型冠状病毒有联系,这种联系会使他们过度地思考和担心。

2.主观原因

(1)认知偏差

第一种是获得性的认知偏差,近期我们接触到了大量关于新冠肺炎的信息,大规模的新闻报道确实可以提高大家的重视程度,让大家采取更加严密的隔离措施,并减少感染的发生率,但过度的信息暴露会对疑病焦虑易感人群造成二次伤害。第二种分为两类人:一类是消极偏差;另一类是积极偏差。消极偏差的人会把事情往最坏的方向想,总怀疑自己得病了,从而反复检查,来确认自己是否得病;积极偏差的人会产生"我肯定不会得病""我哪有那么倒霉""我抵抗力强""我年轻肯定没事"等想法,所以在全民戒严的状态下,也会有很多人出门不戴口罩或采取其他防护措施。

(2)人格特质中对"不确定"的忍受力非常低

这类人往往需要非常明确、正式的承诺,例如,会想要得到若采取怎样的措施,就一定不会被感染的信息,但在当前情况下,任何人都无法给出100%的保证。这类人不能够灵活地处理生活和工作中的事情,他们的安全感比较低,在儿童期成长过程中受到的无条件积极关注也非常少,往往在一个严厉、不能容忍犯错的家庭环境中长大,他们不是不相信自己或者他人,而是不相信这个世界,觉得外面的世界是不安全、不可靠的,所以在当前情况下会把这种不安全、不可靠转移为怀疑自己身体有问题。

(3)过分关注躯体感觉,比较敏感、受暗示性比较强

这类人会特别关心自己的身体变化,有几个比较典型的身体变化:一是心跳加快,每个人每天会因为不同的事情有若干次的心跳加快,一般人会把这个信息忽略掉,但此类人过于关注自己的心跳,过度关注之后可能会特别留意出汗、头晕、头痛等症状,并把这些症状当作身体发出的非常重要的信息,于是,会持续关注身体状况,去网上搜索各种信息,因为受暗示性强,所以会更加关注负面消息所描述的症状,从而在身体上产生相应的症状而陷入负性循环。

（4）本身存在长期的心理问题，如强迫、焦虑、抑郁等

在压力事件中，这类人会把问题放大，他们会更需要社会支持和鼓励，以及专业的心理援助服务，所以要在平时做好自我的心理关怀，处理好自己的心理状况。

（5）缺乏相应的知识

对新发疾病没有一个相对清晰、稳定的认知，尤其是对获取知识相对较难的人群来讲，如老年人或偏远地区，会出现不必要的恐慌。

五、面对新冠肺炎这种重大的社会公共危机事件，产生疑病症的应对方法

1.针对新冠肺炎的短期应对方法

有恐慌情绪，并且怀疑自己得了疾病，个体需要根据专业医生提供的知识来分析和判断自己的症状。若不是感染者，则需要采用一些心理调节方式来应对。

①要面对和承认自己存在恐慌和焦虑情绪。和没有过分焦虑、恐慌情绪的朋友、家人聊一聊，紧张和恐慌心理能够得到放松和缓解，情绪状况也会有所好转。

②减少浏览与新冠肺炎相关消息的时间。可以设定每天最多一个小时，减少信息摄入量可以降低受刺激程度。

③做一些放松训练，当感到焦虑要爆发的时候进行放松、冥想或正念训练，或者做一些室内运动。

④做好每天的时间安排。安排每天做几件事，但不要安排得太满，多安排上面所说的训练或者室内运动，如做手工、打电话等，减少看手机、电视和书的时间，动静结合。

2.对过往有心理问题的人的长期应对方法

①在疫情期间和疫情结束之后，你需要更加深入地反思自己，为什么会有如此强烈的疾病焦虑和死亡恐惧，这个时候你需要了解自己，如了解自己的过去、你个人的成长经历，并且回顾你的需求、兴趣，你对自己、他人和外界的不满是什么，你的担心到底是什么。可以通过看书、写作和上一些心理自助类课程来了解自己。

②找到一个自己可以投入的事情来做，来满足自尊和自我实现的需求。

③找一个可靠的、与自己合得来的心理咨询师来长期帮助你。

六、本节微课的课后问题解答

问：如果患有重度的疑病症，总是反复检查，在确认了某个部位是健康的后，又开始怀疑是别的部位有病，然后如此循环反复，坚信自己肯定是哪里出问题了，否则就是医生或仪器水平不够，该怎么应对？

答：如果是这种状况的话，基本上确认是典型的疑病症。

问：你的长期应对方法中"了解自己"这项练习，普通人做这项练习时有什么需要注意的吗？

答：普通人在做"了解自己"练习的时候最好是采用写作的方式记录自己的情况，从而面对自己真实的需要和想法。

问：我有一个很好的朋友，根据今天所讲的症状，我觉得大概率就是日常性的疑病症。她把我当成了一个倾诉对象，但当时由于我缺乏这些心理知识，对她的安慰和分析显然并没有满足她的需要，最后她甚至对我发脾气，觉得我对她不够关注过于冷漠，等等。我们也因为这样的矛盾日渐疏远。我想问，假如身边有这样的朋友，我又不是一名专业心理咨询师，也不能为她做出权威性的诊断并给出治疗方案。作为朋友，有什么好的处理办法吗？

答：如果是你的朋友有这类问题，那么一般以多听、多理解、共情为主。通常你不用给他解释医学上的问题，哪怕他存在很明显的问题。因为所有医学上的定论他们都不相信，只相信自己的感受，觉得自己就是有问题。这时，你能做的更多的是理解他们的需求，当真实需求得到满足之后，问题也就逐渐消失了。

问：我身边有一个家庭，因为老人过分紧张，每天在家里不断消毒，晚上有些失眠，后来自己的孙女因为感冒，也觉得自己得病了，关在屋子里把自己隔离了，请问，在这样的家庭中老人和年轻人都过分紧张，应该如何对待呢？

答：在当前防疫的形势下，消毒和感冒后隔离都是可以理解的适当防护措施。当患新冠肺炎的可能性很小的时候，在自我的情绪调节方面要做好。不能在把自己隔离之后又在极度焦虑恐惧中独自生活 14 天，这样没有患上新冠肺炎也可能出现其他问题。

问：如果他的需求藏得很深，或者因为时间久，已经和别的问题混在一起，如何挖掘会比较好？

答：这是比较专业的心理咨询技术问题，可能只适用于专业心理咨询师。需要从精神分析的角度去理解这类人被压抑的内在需求，把造成表面症状的问题剖析出来，更真实地理解被压抑的本我的需求。

参考资料：

[1] 许丹阳,丁佳丽,杨智辉.网络疑病症发生机制及影响的质性研究[J].中国全科医学,
　　2018,21(22):2755-2759.

第三节　非常时期的认知误区及其应对①

一、了解非常时期的认知误区及其应对的教育意义

在回顾人们展现在非常时期的种种行为时,我们发现了有很多值得关注的心理现象,有一些是积极正向的,而也有一些暴露了人们自己都无法意识到的缺点。除了寻找心理调适的方法之外,我们也可以一起探讨一下这些现象背后的心理机制。

本节内容就是基于这一全新视角而选定的。目的是从个体行为背后的认知机制出发,了解其行为从何而来,以及如何更好地避免一些非常时期存在的恶性循环行为。

学习本节内容的教育意义具体表现如下:

第一,认识非常时期常见的状态和主要误区,了解自己的行为,从而进一步了解行为背后的认知误区,并提升个体对自我的全面认识。

第二,了解自己的认知特点,有助于个体从更多的角度思考非常时期个体不良行为及认知误区的原因。

第三,学习应对不良行为和情绪的技巧,使个体能够学会自省,并在更清楚地认识自己之后渐渐变得更理性、更温和。

二、非常时期常见的状态及主要认知误区

1.非常时期常见的状态

首先,会恐慌。其主要表现有:当感到物资匮乏时,人们会开始疯抢;听到关于疫情的消息,人们会到处传播;会不停地关注有关疫情的消息。

其次,抱着侥幸心理。其主要表现有:在人员密集场所不戴口罩;发烧干咳时不就医,仍然随意聚集,这在无形之中会传播病毒。

最后,会固执己见。其主要表现有:碰到检查,拒不配合,情绪失控。

当我们把这些现象列举出来时,大家都能认识到,这些做法既不理性也不科学,有时甚至损人不利己。

---

① 本节内容来源于 2020 年 2 月 19 日北京林业大学学生心理健康中心新冠肺炎疫情防控系列讲座之王明怡老师的微课,文字由本中心咨询师王姬整理。

2.非常时期的主要认知误区

（1）负面偏差

当消息涌入时，个体对坏刺激的反应更强烈且留痕深刻，这容易陷入相信谣言、传播谣言的误区。

（2）稀缺心态

当物资匮乏时，更容易出现哄抢、囤积，而这会进一步加剧物资稀缺。

（3）歧视

病毒和特定的人群会被联系起来，由此会加剧社会矛盾。

（4）乐观偏差

个体存在低估环境的风险，高估自己成功的可能。

（5）固执心态

在恐慌、控制感缺失、社会排斥情境下，个体容易产生固执的心态，这容易情绪失控，引发不良后果。

这些认知误区是相应的自动化反应与当下特定事件相结合产生的。

三、人的认知特点

大概在 20 世纪七八十年代，心理学家开始关注一种现象，即人们的行为、想法和情感会受一些自身没有意识到的因素影响，做出自动化反应。这种自动化反应会歪曲个体的判断、影响个体的行为，而个体对正在发生的事却毫无觉察。

1.认知加工的种类

一种为自动化加工。这是在意识之外进行的加工，会在个体没有目的的情况下完成，是不可控制的，而且一旦开始就无法阻止。自动化加工只需要很少的认知资源，并且能够与其他加工同时进行，因此效率很高。另一种为控制性加工。这是在有目的、有意识的情况下完成的加工，它是可控制和可监视的。完成控制性加工需要消耗个体相当多的精力，因此，当认知资源受到限制时，这一加工过程就会受到干扰。

2.自动化加工举例

在日常生活中，大多数人可能都无法意识到自己政治态度的转变是一位朋友评论的结果，对一个问题巧妙的解决方法实际上是由于一位老师的微妙暗示产生的,或者选择某个品牌的牙膏是由于它在超市货架上的位置。

在一个心理学实验中,参与者观看一些对带有浓重欧洲口音的教授进行访谈的录像带。在一个录像里,教授看上去是一个热情、和蔼可亲的人;在另一个录像里,教授看上去是一个冷漠、令人不快的人。得到了如下几个结果:看到热情教授的参与者认为他的口音具有独特的风格,外貌看上去很有吸引力;看到冷漠教授的参与者认为同样的特征是令人不快的;虽然教授的热情特质影响了对他个人特点的评价,但所有参与者都强烈否认这一点,认为喜欢教授与否,与他的口音和外貌有关。

这一实验证明,自动化加工对个体的影响比想象中要大。

3.自动化加工的特点

首先是情感的自动化。个体对生活中的大多数事物都具有自动化的情感反应,这些反应会影响个体思考这些事物的方式;当自动化的情感反应出现时,个体很难隐藏和控制。

其次当认知资源不足时,分心、疲劳都会让个体更容易使用自动化加工。在这种状态下,更易发生归因偏见,个体也将不再考虑更复杂的情境因素。平时能够运用的心理控制会发生逆转——越试图抑制某个想法或意念,就越受它折磨。

另外,个体会从经验中习得自动化反应。如果个体每次遇到同一个事物时都对它有相同的反应,那么之后个体将在这个事物和自身对它的反应之间建立一种很强的联系。在实验中发现,我们除了建立事物之间的意义联系,还会同时建立起情感联系。自动化情绪反应在人类的决策过程中起到了关键作用。

四、应对建议

1.关注情绪

可以在预防、识别、调节、处理等应对自己情绪的每个环节中加以运用。例如,在提出自己的要求时,注意言辞上的平和;处理事件时,及时识别自己和对方的情绪。

2.学会自省

对自己的情绪反应和此前对事件的理解进行充分的反思。经常问自己:"真的是这样吗?"

3.保持余闲

如果个体的生活状态是快节奏的,那么他会处于一种时间穷人的状态。这种因时间、精力缺乏而产生的贫穷感,会让个体陷入认知资源不足的境地。而余闲能够提升个体的认知表现,同时也能使个体更有精力应对和处理突发事件。

4.重视未来

先处理那些重要而不紧急的事。每天坚持阅读、运动、清洁整理、规律作息,与家人沟通互动。通过这种方式为自己充电、储能。重要的事情做好了之后,个体才会更有精力应对平时繁忙的生活,才更有机会成为一个理性、平和的人。

五、本节微课的课后问题解答

问:有没有具体的方法利用大脑的自动化加工系统来让孩子更爱学习不喜欢的学科呢?

答:首先,当孩子做一件事情时,音乐、美食等美好事物的伴随会提升孩子的兴趣,这个方法可以迁移到不喜欢的学科上。另外,可以降低学习的难度,让孩子获得成就感。成就感是心理动力的来源,会让孩子觉得自己真的可以。除了成就感之外,孩子在学习时,家人可以有意识地增加对他的肯定和关注,还可以让孩子多和同学互动,得到同辈的支持,增强归属感。归属感在强调集体主义文化的环境里很重要。在孩子不喜欢的这门学科上也应当多给孩子一些自主安排的空间。我们知道,如果不想要孩子沉迷游戏,可以在他玩之前和之后布置一些考勤的任务,那么孩子对游戏的兴趣就会下降。反向运用的话,增加自主的空间将会提高孩子的积极性。

问:孩子没有学习兴趣,如何调动起来?

答:这一问和上一问类似。这可能是因为孩子在学习过程中获得的正向鼓励太少。建议家长给孩子营造一个良性循环的内部小环境。要看见孩子很小的进步和努力,并及时给予他反馈和肯定,一点一点地扭转孩子的不良情绪。

参考资料

[1] 齐瓦·孔达.社会认知:洞悉人心的科学[M]. 周治金,朱新秤,等译.北京:人民邮电出版社,2013.

第四节　污染的隐喻：两种神经症对疫情的不同反应①

一、了解焦虑和强迫对非常时期不同反应的教育意义

不同的人群在面对环境变化时，其反应和感受是非常不一样的，强迫型和焦虑型是两种典型的非常时期心理反应情况，本节内容帮助大家认识强迫型和焦虑型心理反应，识别在非常时期的心理变化，了解强迫和焦虑状态的表现及二者的差异，探索治疗强迫和焦虑的有效方法。

学习本节内容的教育意义具体表现如下：

第一，了解强迫和焦虑在非常时期的表现。

第二，认识强迫和焦虑反应之间存在的差异。

第三，用合理、正确的方式治疗强迫症和焦虑症。

二、案例故事：关于强迫状态和焦虑状态

案例一：

案主叫张山（化名），是一个19岁的大学生，男生。半年前，他的一个男性朋友说自己是同性恋，就相当于向案主表明同性恋倾向。案主听到这个情况之后很紧张，而且这个朋友告诉张山他曾经跟同性发生过性关系，张山听到这个更加紧张。他们二人是同一个协会的会员，经常在一起聚餐。听到这个事情之后，案主就开始担心自己是不是染上了艾滋病，去医院检查，结果是阴性，但他不放心，再去检查。在短短两个月的时间里，检查了七八次之多，虽然都是阴性，但他依然很紧张。他担心医院的检测不准确，万一有疏漏，开始回想跟这个朋友的接触，考虑自己有没有可能染上艾滋病。他查的资料都是说艾滋病病毒不会通过一般的接触传播，但他依然担心，害怕这个病毒在极少数的情况下会通过其他方式，比如呼吸系统传播。虽然已经存在一个比较明确的说法，艾滋病不会通过空气传播，但张山依旧很担心，所以他就不和这个朋友见面了，这种态度慢慢

① 本节内容来源于 2020 年 5 月 20 日北京林业大学学生心理健康中心疫情后的心理建设系列主题讲座之訾非老师的讲座，文字由本中心咨询师王姬整理。

地扩散到其他场合,他开始不敢上街。他说街上也有人是同性恋,那要是上街,万一给染上艾滋病病毒怎么办。如果有必须上街的情况,他都要戴上口罩,这是他在本次疫情之前的状态。

听到案例,我们可能会进行自然的推想,张山这么担心被传染上艾滋病,遇到了疫情非常时期,他的反应应该有多激烈,我们后面会谈到。

案例二:

> 案主李四(化名),22岁,马上就要大学毕业。面对毕业,他担心找不到工作,很焦虑,吃不下饭,睡不着觉,消化不好,晚上存在入睡困难,而且会早醒。这段时间为了找工作更顺利一些,他参加了一个面试培训班。在这个培训班里,他听讲师说,人的第一份工作很重要,决定一个人的一生,他就更担忧了。他担忧第一份工作找得不好会影响自己一辈子。他还有其他的担忧,在疫情发生前的一个月,他早上漱口发现痰里有血丝,他就担心自己得了肺结核,去医院拍胸片做皮试,都没有发现问题,这个事就放下了。

可以发现李四和案例一的张山反应是不一样的。张山检查一遍觉得不牢靠,会再检查一遍,再检查一遍他依然不相信,会反复检查。而李四检查一遍之后,他就放下了。但后来李四胃口不好,因为这段时间比较焦虑,就担心自己患上了胃癌,又去做了胃镜,发现他患有浅表性胃炎。他担心自己因为有胃病,将来工作就不能加班了,工作不能加班,自己会不会就缺乏竞争力,工作无法更好地完成。同时,他看到有的同学准备考研究生,或者延迟毕业(GAP)一年,或者出国。他担心自己将来学历不够,发展受限制,所以纠结自己要不要考研,但考研的话,自己胃病好像会变得更严重。

三、不同神经症对疫情的反应及延伸

案例一中的张山对一个担忧的反复纠结,我们称之为强迫状态;案例二的李四担忧的内容是不断浮动、不断变化的,他的状态为焦虑状态。他们在遇到疫情时的反应有很大的差别。张山的反应出乎意料,张山并不怎么在意自己是否会感染新冠肺炎,在此期间,他和大家一样居家隔离,但每天想的还是自己是不是感染艾滋病,他的担心还是聚焦在这件事上。在他看来,所有人都戴上口罩更安全,疫情结

束之后他敢一个人坐火车去看父母,非常时期的状态似乎让他的胆子更大了一些。而李四在疫情暴发之后完全不敢出门,连外卖也不敢叫,害怕外卖带有病毒,也不敢上街去采购,担心由于疫情找不到工作,担心可能会饥荒,在家里囤了可以使用一年的粮食和日用品。

1.强迫状态的表现

强迫状态的人的焦虑事件是固定的,并不会随事件的风险等级改变,而是缠绕着他的事件本身。而且他担心的事件的危险程度也并不是像他自己感受的那样,在其他人看来大多是毫无危险的。强迫状态有不同的类型,比如有的人害怕污染,手洗了10遍20遍,依然觉得手脏。再比如担心失窃,门锁上了仍然反复地去推,门虽然是锁上的但担心自己刚才没有看清楚,始终在怀疑自己的行动。所以强迫伴随着非常强烈的对自己的怀疑。张山他不光是自我怀疑,还有对他人的怀疑,他觉得医院是不可信的。同时,强迫还有一个特点,即它往往发生在精神非常紧张的状态下,个体在听到了让他焦虑的信息之后会把这个信息放大。张山听朋友说自己是同性恋,跟同性发生过性关系,这些是表面的直接刺激。但当时他的心理状态是学习压力特别大,家里面有重要的亲属处于重病状态,所以他整个人的精神处于一个非常紧张的状态。

在紧张状态下,平时也许不会有太大联系的事情会诱发一个恐惧反应。比如,很多学生在考试的时候,不喜欢老师站在旁边,否则会感觉很不自在,平时写作业时老师站在旁边仅仅是感觉有点不安,但如果是高考之类的场合,老师在旁边可能会严重影响他的发挥。因为当时他处在一个特别紧张的状态,对老师和权威的害怕,在那个状态下被强化了。这时,个体整个神经系统都处在一种警觉状态,不安全的信号会被放大,就好像处于战时状态的警戒系统,飞过一只蚊子都可能认为是危险的。所以,强迫状态往往是继发于这种紧张状态的,这是强迫状态的一个典型发生机理。当我们在深夜去森林的时候,就会处在紧张状态。这个时候一声鸟叫都可能会把你吓得不轻。但当危险过去之后,我们又会回到平静的状态。如果那种紧张状态持续半年,就可能演变为强迫状态了。在生活中,我们的很多压力确实是持续存在的。比如,到了高三可能有一年的时间都会很紧张,在这种状态下,出现强迫症的概率还是比较大的。不过,并不是每一个人在这种状态下都会发展出强迫症,这和个人的遗传素质以及他在出现这个压力环境之前所具有的应对压力的能力有关。

2.焦虑状态的表现

焦虑的人所担忧的事情是浮动的,所担忧的事情往往有一定的意义,而强迫状态的人所担心的事情只是一个被放大的但无关紧要的危险信号。案例二李四所担忧的能不能找到工作,考研是不是会影响健康,胃病会不会变得严重,自己有没有肺结核,这些担忧听起来都还有一定的道理。经过检查如果没有问题的话,他的问题也能够缓解。处于焦虑状态的人,他经常处在自主神经系统的兴奋状态下。自主神经系统往往表现出胃肠不适、坐立不安,手脚出汗。

焦虑经常不是在一个人很紧张的时候出现的,人很紧张的时候容易出现强迫。焦虑最常发生在一个人在一段比较紧张的工作结束、生活突然放松下来的时候。因此,我们可以看到焦虑和强迫,似乎发生在不同的神经准备状态。焦虑的人很可能是一个闲人,而强迫的人则不是。但两者也有相似的地方。两者的情绪体验都有焦虑,都是对未发生事件的担忧。案例一张山会担心自己可能染上艾滋病,案例二李四担心自己找不到好工作等这些将来可能发生的坏事情。更进一步地说,张山其实是担心自己已经染上艾滋病,做测试的目的是想要排除这种可能性,处在"已经"和"没有"这种"是或否"状态。而焦虑是担心将来可能的事件,关注点在我现在做什么能避免将来发生那件不好的事。

四、如何治疗：精神科和心理咨询

1.服药治疗

不管是焦虑症状还是强迫症状,在心理治疗方面,都是用生物、心理和社会这三个视角去看待治疗过程的。首先比较重的症状,主张需要服药,不管是焦虑症状还是强迫症状,服药本身可以缓解比较尖锐的、非常严重的甚至影响到生活适应的这些症状。在生物因素的药物治疗上,强迫症的治疗和焦虑症的治疗存在很大区别。现在治疗焦虑症和强迫症主要有两类药物,一类药物是治疗抑郁症的药物,一类是缓解焦虑的药物。对于焦虑状态,如果是精神科医生,会开抗焦虑药;对于强迫状态,虽然强迫者体验到的情绪在很大程度上是焦虑情绪,但在实际治疗上,抗焦虑药物使用的效果并不好,精神科医生开的是高剂量的抗抑郁药。从这一点可以看出,强迫症和焦虑症在脑生理上是有明显区别的。抗抑郁药主要是通过提高大脑中 5-羟色胺活性来改善情绪和行为,所以强迫症虽然表现出来的是焦虑情绪,但其本质可能是一种抑郁情绪,不过这个观点尚没有充足的研究支持。此外,焦虑症的药物治疗起效比较快,抗焦虑药物虽然不能长期服用,但短期内会形成很好的效果,这也是治疗长期焦虑比治疗长期强迫预后更好的原因。

2.心理咨询

而在心理治疗方面,对个体的强迫症状需要关注症状背后易紧张焦虑的人格结构和心理特点。另外,也要区分强迫行为和强迫思维。强迫行为,比如说强迫洗手,我们可以通过减少这个行为来缓解。例如,如果以前一天洗两个小时,我们可能会建议他,提前五分钟结束洗手,或者在洗手之前先等10秒,这是减少强迫行为的一种方式。但对强迫思维,如果建议其减少某种思维反而会强化强迫思维。例如,对于张山,他担心的是艾滋病是不是通过空气传播,他的脑子里会出现这样一个能够空气传播的意象,如果建议他不要去思考这个问题,该干什么干什么,实际上效果可能更不好,越是抑制自己不去想,大脑就会格外关注这件事。所以对强迫行为和强迫思维,从治疗的角度来说思路是不一样的。我们可以建议一个人去减少这个行为,但不能建议他刻意地回避这个思维。咨询师做的更重要的事情是帮助他探索为什么会有这么大的紧张感,然后帮助他学习放松。张山真正紧张的事情可能不是染上艾滋病,而是他一段时间以来生活上、工作上以及学习上的压力。而且本质上也跟他的性格有关,他属于强迫型人格,做事情特别仔细,在19岁,就同时准备着考好几个证,在这样的压力下当然就会比较紧张。在咨询中,我们和他探索的是如何回到一个相对平静的状态,但这一点在咨询中并不容易做到。对有的来访者来说,他觉得紧紧张张地活着才是把时间充分运用了的状态。如果从从容容地,那就说明没有进步。很可能他从小学到中学都是这样长大的,形成了一种不紧张就不是好好活着的心态。这实际上是一个人格或者说性格成长的问题。强迫症易感人群往往至少会有一个比较严格的父母(我们在心理学上称为客体),在这个环境里长大,客体会对他有比较高的要求,而对焦虑的人,他的重要他人不一定很高的要求,但通常会是那种焦虑无助型的人。

从人格层面上来说,容易出现强迫状态的人,经常会有强迫型人格,追求完美;而焦虑型的来访者往往有依赖型人格,如果没有强大的他人存在,他对自己的很多事情都缺乏信心。这也是为什么李四在找工作之前会认同一个培训老师的意见,他非常相信这些观点。虽然只是一些建议而已,他会觉得抓住了一些重要他人就会变得安全,当这个重要他人不存在的时候就会担忧起来。

强迫状态和焦虑状态的来访者如果接受咨询,短期内发生的强迫状态会恢复得比较快,如果变成长期的强迫状态则有可能转化成强迫症,在治疗上会很难。而焦虑是相反的,短期内发生的焦虑的咨询效果并不好,主要取决于个体自我改变的意愿。但如果变成长期的焦虑症,与长期的强迫症相比,咨询上其实效果会更好一些。因为长时间的强迫会形成固定的脑回路,我们有时候称之为"脑锁",它就像一把连环锁锁起来了,一旦个体碰到这个信息,他就全神贯注地思考这个问题。但对焦虑的人来说,虽然许多事都让他感到焦虑,即使他焦虑状态保持的时间比较长,但他并不是锁定在一种信息上面。尤其当咨询师是一个比较淡定、稳健的支持者时,他会获得改变的力量。因为依赖型人格首先是相信他人的,而强迫状态下的个体会怀疑自己、怀疑别人,在这种情况下,很多帮助很难得到他内心的认同。

五、提问与回答

问:除了药物治疗,还有什么方法可以缓解焦虑?

答:首先要看焦虑的程度,特别严重的焦虑必须服药。如果焦虑程度在中度以下,有一些比较简单的缓解焦虑的方式,比如放松训练,现在运用比较广泛的有瑜伽、太极。在做焦虑咨询的时候,通常咨询师也会跟来访者约定至少得学会一种放松的方法。有的放松训练其实很简单,比如说静坐,每天早上起来找一个舒适的位置坐着什么都不想,不管脑子里出现什么样的念头都任它来去,这种训练对焦虑有很大的帮助。

心理治疗主要是有针对性地跟来访者探讨焦虑的自我安抚机制。我们每天每个人都会遇到让自己焦虑的事情,但为什么有的人就担心到手脚出汗、吃不下饭、睡不着觉,有些人就只是把担心放在那儿不管。这里面除了生物因素用药物可以起到帮助作用之外,还有一些是我们内在的东西,在面对焦虑时要如何防御、如何消化。我们每个人从小都有焦虑,但我们遇到不同的成长环境,消化焦虑的方式是不一样的。比如,有的父母很焦虑,孩子吃的泡泡糖吞到肚子里,父母就恨不得立刻去住院。这种焦虑型的父母,当孩子遭遇突发状况时直接就会感觉到焦虑,周围的人也焦虑,焦虑会叠加起来。另外一些人生长的环境,他遇到事情会有恰当的焦虑程度。孩子把泡泡糖吃到肚子里面当然也很担心,但父母会安慰他没事的,这个泡泡糖是不会黏到肠子上的。

我们可以看到来自重要他人的回应是能够影响这个人在遇到令人焦虑的事情时做出的决定的,是把它放一放还是去解决它。如果他周围的人没有焦虑的安抚机制,那么,他也长不出焦虑的自我安抚机制。如果他去寻求咨询,咨询做的很大一部分工作就是帮助来访者探索哪些焦虑可以放一放。咨询师镇静和客观的态度对来访者是非常有用的。

咨询师的态度涉及的是咨询技能的问题。比如,一个大学生要毕业,担心找不到好工作没法孝敬父母,面对他的这种焦虑,如果咨询师说"没事的,肯定能找到好工作的,你根本不用发愁"。这种避重就轻或者故意安慰的态度,可能会让他觉得不真实、不真诚,也跟他的近况没什么关系,反而不会起什么作用。如果我们和他焦虑的父母一样去急他之所急,效果肯定会更差。恰当的方式就是冷静地跟他探讨这个话题。例如,询问他最差会出现什么情况,或者已经毕业的师兄师姐都是怎么生活的。当我们用比较平静和淡定的方式跟他探讨他焦虑的内容时,他的内在也会慢慢地发生一些转变。

问:如何判断来访者是不是强迫?

答:强迫的个体首先会有一个担忧、一个想法,或者一个思维。例如,他担心自己得了艾滋病,或者担心自己手上是不是有病毒。担忧好像跟焦虑很相似,但它跟焦虑不一样的地方是它会有补偿,会做点什么。来访者可能反复去检查,检查10遍20遍就为了消除他心里面的担忧,但焦虑症患者不会这样反复地做出某种行为。焦虑症患者的焦虑,会逐渐转换变成别的焦虑,别的事情。强迫症患者会聚焦在一件事情上,在补偿性的行为之后该焦虑能够缓解,但担忧还会出现,会继续补偿,并持续很久。当然,不是所有的强迫症患者都一定有一个补偿行为,有时候也可能会用一些想法进行补偿。例如,相信一些更神奇的处理方式,念10遍咒语艾滋病病毒就会离开自己,念完之后缓解一会又开始担心,又继续念咒。

还有一种想法就是禁止自己思考这个问题。但越禁止就越思考,会形成一种强迫-反强迫的状态,越不让自己去想自己会不会得艾滋病,脑袋里就越会出现被艾滋病感染的担忧。因此,这种焦虑的冲突一般包括两个部分,一个是担忧,另外一个是应对这个担忧的方法。不管是用思维的方式,还是用行为的方式,都会在一件事情上重复多次。而如果一个人出现焦虑并用这种方式去补偿,就可以称之为强迫。焦虑和强迫的人在药物治疗上不一样和这个情况也有关。强迫的人可能还是有一些5-羟色胺系统的问题,所以在一件行为上反复出现,反复出现的行为也不能消除他的疑虑。这跟他神经系统的这方面的缺陷有关,而这方面的缺陷,焦虑的个体就不如强迫的个体明显。

第二章 非常时期压力调节

处于非常时期,人们的身心状态会受到影响,正常的生活节奏被打乱,无法快速适应居家隔离的生活方式,产生心理不适与压力。这种应激反应的产生非常普遍,那我们该如何应对疫情压力下的心理变化?有什么样的方法可以学习?如何在非常时期调整身心,恢复正常健康的生活状态?本章我们会从"非常时期如何安顿身心""非常时期压力的心理面对""应对非常时期的应激反应:心理着陆技术"及"复工复学后的积极心理培养"四个方面,为大家解析相关内容,回答大家的疑惑。

第一节 非常时期如何安顿身心①

一、学习非常时期如何安顿身心的教育意义

面对疫情,隔离中的人进入与往常不一样的生活,整个社会都在发生变化。非常事件把人类抛离了日常生活,冲击了稳定与安全的日常幻觉,不确定性增加,自由度减少,给人造成了种种心理冲击。生活方式的不同也引发人们新的思考,生命存在的现实威胁引起人们的不安,甚至对死亡的恐惧。

非常时期是人生的阴暗面,同时提供了一个自我超越的机会,让人能在日常生活之外看待和理解人生,在限制中寻找自由,在自由中承担责任,在责任中完善自我。本次课程聚焦目前的社会状态,一方面从心理学角度帮助大家理解疫情所造成的影响,另一方面通过分享帮助大家重新思考生活的意义。

这一讲的教育意义如下:

第一,疫情将我们带入非常时期,打破了我们日常生活中的稳定感、掌控感、安全感,认识到生命的限制之后才会更加认真地生活。

---

① 本节内容来源于 2020 年 2 月 3 日北京林业大学学生心理健康中心新冠肺炎疫情防控系列讲座之吴宝沛老师的微课,文字由本中心咨询师何赏赏整理。

第二,针对非常时期带来的影响,本文提出三点安顿身心的具体办法——接纳理解,适度关注,当下行动,具有较强的实践意义。

二、我们所经历的非常时期

本节主题为"非常时期如何安顿身心",其中有两个关键词:一是非常时期,二是安顿身心。我不敢说自己是专家,因为说实话,大多数人都能顺利度过这段时期,而且能很好地把自己打理好。这是事实,也是我的信念。人之患在好为人师,做心理咨询的两年,我最大的一个体会就是,来访者懂的比我多,咨询师最好谦虚一点。因此,本节我只是分享自己的见解,希望对大家有所启发,仅此而已。

1.非常时期的概念

相信大家都能留意到,我们现在的生活跟往年非常不一样,这是一个不一样的新年,不一样的假期,因为我们又遇到了跟2003年非典型肺炎(以下简称"非典")差不多的情形。非常跟日常相对,非常时期跟日常状态相对,就是说发生了非常事件,导致了重大损失,带来了强烈冲击。非常事件包括意外、恶疾、瘟疫、失业、丧亲等,重大损失包括患病和死亡,强烈冲击则包括心情波动、烦恼、苦闷、焦虑等。

非常时期由非常事件导致,非常事件又被称为临界事件。临界的意思就是在生死之间,换句话说靠近死亡,而死亡就是人生最大的限制,它取消了一切可能性,生命则相反,它提供了所有可能性。前面说过临界事件包括意外、恶疾、瘟疫、失业、丧亲等,这些事件最终都可能带来死亡的消息。

2.非常时期的到来

我们现在所处的非常时期,源自一场突如其来的瘟疫,也就是新冠肺炎。

类似的情形以前出现过。非典也带来了一场持续大半年的非常时期,我们大多数人都经历过,也都顺利度过了那个时期,这其实就暗示着,我们大多都经历过非常时期的洗礼。就我个人而言,非典时期我在珠海读书,没太大印象,可能因为珠海不是疫情暴发区,现在都记不起来当时怎么过来的了,没觉得有多么艰难困苦,惊惶不安。

不过,去年春节先父因病去世,来得突然,倒是让我备受打击,这也是我在此之前经历过的一个非常时期。人未不惑,便要失怙。在他患肺癌的几个月里,跑了很多家医院,在绝望和无助的边缘徘徊,我不知道自己是怎么熬过来的。但不管怎么说,我撑过来了,才能跟大家分享关于非常时期的话题,谈论自己的心得。

3.非常时期的心理变化

瘟疫是一种典型的临界事件,它带来了我们眼下正在经历的非常时期。这段非常时期会给人带来诸多影响。在谈这些影响之前,我想阐述一个重要观点,那就是:我们被抛离了日常生活,那个我们熟悉的模式。在日常生活模式里,熟悉、安全、稳定,甚至一成不变是其特色。百姓日用而不知,我们就茫然无知甚至迷迷糊糊地生活,岁月静好,朝九晚五,今天跟昨天一样,明天跟今天一样。假如说今天太阳七点钟升起,我们会心安理得地认为,明天太阳也会七点钟升起,后天会,大后天也会。换句话说,我们认为一切都在循环往复,不断出现。

可惜这毕竟是一种幻觉,因为终有一天太阳不再升起,至少是你生命中的太阳不再升起,因为你已经离开了这个世界。死亡太可怕了,我们很多时候无法直视它,就像无法直视骄阳一样。日常生活的稳定模式帮助了我们,也麻痹了我们,使我们误以为自己会永生不死,误以为死亡离自己很远,误以为别人会死、会怕,自己没必要多想,还早着呢。在先父患病去世的那段时间里,我只学到一样东西,那就是我会死,死亡离我并不远。它带走了我父亲,有一天也会带走我,不管那一天有多远,它迟早会来。我能做的,就是在那一天到来之前,认真地生活。

4.非常时期使我们重新思考生命的限制

临界事件导致的非常时期,从根本上动摇了我们觉得日常生活会永远继续下去的心理幻觉,而这种幻觉会带给人熟悉感、稳定感、掌控感和安全感,这些感觉的终极作用就是否定死亡,否定生命存在这个巨大的限制。这个心理幻觉很有用,让人活在百姓日用而不知的状态里,乐观开心,无忧无虑,觉得一切问题都能解决,觉得自己很强大甚至伟大。可想而知,如果这个心理幻觉动摇的话,面对生命赤裸裸的真相,无比逼真,无比残酷,大自然的尖牙利齿,生命体的脆弱不堪,都将迫使一个人重新思考生活,面对生活。他对自己、对世界、对生命的理解势必要发生根本改变。

人都有惰性,都有安于日常生活的惰性,都不想改变,都害怕改变,因为改变意味着风险,意味着丧失,意味着对从前的否定。要知道,许多人把自己的价值都建立在对从前的理解上,否定这种理解就是否定他们自己。要一个人对自己开枪,扣动扳机,太难了。日常生活的惰性带来了人类心理的惰性,在这种惰性中有熟悉,有稳定,有掌控,有安全,有太多我们珍视和喜欢的东西。冒着丧失它们的危险,跟日常生活拉开距离,去彻底地观察它,重新理解它,把自身的意义和价值不再寄托于日常生活永远继续的幻觉中,而是让自己置身于生死边缘,风口浪尖,这会带来一场心灵的地震。

非常时期,每个人都在经历自己的地震。

三、非常时期带给我们的影响

1.潜在危险

这场瘟疫带来的直接影响就是潜在危险,对一场人传人的瘟疫来说,你身边的其他人就可能是感染者或携带者,他可能知道自己感染,也可能不知道,更多的时候是不知不觉。加上有长达 14 天的潜伏期,意味着这种未知的疾病会给人带来危险,被传染的危险,以及伴随而来的其他危险,包括进医院,被隔离,遭歧视,好像一个人突然被社会否定了、抛弃了。

客观说来,现在这场瘟疫的致死率并不高,即便是 2003 年持续大半年之久的非典,在全世界范围内感染很多人,最终也只是造成不到一千人死亡。历史上的传染病很疯狂,它杀死的人比所有战争加起来都要多,天花、疟疾、梅毒都曾经令数百万人丧生,致命的西班牙流感曾导致数千万人死亡。单纯看死亡人数,现代瘟疫早已不那么威风,远不如它们的老前辈凶残。但现代社会的人员流动性远比从前频繁,这又增加了被瘟疫传染的风险,带来了诸多不确定性。

理论上,对一个人传人的瘟疫来说,所有人都是潜在的传染者,每个人也都是潜在的受害者。现代社会的高流动性,增加了每个人被传染的可能。跟从前小国寡民的社会相比,现代社会的瘟疫传播速度更快。每天都有新闻,人人都有说法,一场致死率可能并不高的瘟疫对人的影响被无比发达的现代媒体不断放大,这增加了我们的困惑与混乱。潜在危险就这样被我们感觉到了。不管有没有危险,我们都当成有危险。不管危险有多大,我们都当成大危险。人类保守的生存本能,倾向于夸大危险,倾向于防微杜渐。

跟具体的危险相比,潜在的危险更危险。

2.生活不便

跟随潜在危险而来的是生活不便。一方面,一种瘟疫被宣布为瘟疫之前,它就已经在民间传播了。政府就像市场一样,它对整体信息的掌握是滞后的,这一次武汉政府的宣布也一样。另一方面,为了对冲这种滞后性,随后的政策和行动会带有明显的严厉性。

疫情暴发后,武汉封城了,不少其他城市也封城了,有些火车停开了,有些城市连公交车也停运了,运载家畜家禽的货车都不让上路,假期延长,开学推迟。有些小区封了,只留两个口,一出口,一入口,进出都要查证件,量体温,假如看你不像这个小区的居民,甚至还会查看身份证,盘问一番,进出之间,就像受审一样,被别人警惕和怀疑的目光扫描。这种感觉让人不舒服。生活不便还体现在,某些物品特别难购买,口罩、消毒液等物品在很多药店和商店都卖光了,网上也不太买得到。

我是一个后知后觉的人,不太看报纸,也不太看网络媒体,等我想到去买口罩时已经买不到了。打电话问,都说断货。很多人囤积米面和蔬菜,做好了打持久战的准备,超市里也经常人满为患。为了对付潜在的危险,政府主导、社会参与、大家齐心协力对抗瘟疫,这也是应有之义,是不得已而为之。因此,纵然生活不便,相信大多数人都能理解,也会支持。历史上,对付传染病的一个有效办法就是隔离。所以,封城、封小区、封学校其实就是在自我隔离,而隔离的代价就是生活不便,但日子久了大家都能习惯。有一天,我穿过学校去买菜,被义务测体温四次,想到别人不怕麻烦地照顾自己,心里就释然了。

3.心理压力

瘟疫更重要的是带来了心理压力。这些实实在在的心理压力有很多种表现形式,比如恐惧、焦虑、烦躁、苦闷、无聊。很多因素都参与进来,扮演了重要角色。比如,信息饱和,让人认知超载,大脑很难有效处理海量信息。另外,不确定性增加时,人容易受暗示,随大流,表现出强烈的从众倾向。这也意味着丧失一定的自主性。而自主性的丧失伴随的是控制感减弱,安全感降低,许多人的计划被打乱,无论是上班、上学,还是考试、补考。学校开通了心理咨询热线,来咨询的不少人都是因为心理压力,潜在危险和生活不便的作用体现在我们身上,就是心理压力。

四、非常时期如何安顿身心

1.摆正心态,接受并理解非常时期

首先,日常生活是生命的阳光面,非常时期是生命的阴暗面,有物体就有影子,有阳光面就有阴暗面,因此我们必须正视非常时期的存在,它会伴随我们的整个生命,没法删除,无法取消。所以,我不认为人类能消灭瘟疫,现在不能,将来也不能,但我们的确得接受它们的存在,同时学着化解它们对我们的影响。

一方面,非常时期不可能永远持续下去,非典来势汹汹,半年也就结束了。所

以,现在这场瘟疫一定会过去。这一点正如老子所言,飘风不终朝,骤雨不终日。另一方面,非常时期也不可能马上过去。因此,我对自己的要求是既要乐观,又要沉着。

2.适度关注,但不沉迷

网络信息来势汹汹,真假难辨,良莠不齐,我自己很少看,更多的是相信自己的直觉和经验。我的日常生活也是如此。有人说,你不看网络和电视怎么生活啊?照样生活,相反,看了太多消息有时候却让人过得不舒服,很别扭。因为沉迷在消息里并不是生活,有些东西你知道得越多对自己越无用,甚至越有害。我对自己说,既然瘟疫都不关心你,你那么关心瘟疫做什么?既然你知道的东西无助于你的行动,那你关心它干什么?你要关心能帮助你的东西,关心你能控制的东西,把有限的精力投入对你重要的事情上去。

适度关注的要求是保证安全,注意卫生,尽其所能地生活。因为这是你能控制的。能买到口罩就买,买不到难道就不生活了吗?能买到消毒液就买,买不到就不生活了吗?沉迷信息就是关注自己不能控制的东西,比如瘟疫何时开始,何处爆发,每天有多少人疑似,多少人确诊,多少人死亡,或者又有哪个江湖郎中研发出特效药,能妙手回春,包治瘟疫,这样的信息你关心它就是不关心自己。看这些,信这些,迷这些,就是把自己置于恐慌和焦虑之中,不愿自拔。你知道这些数字,看到这些土方,能做什么呢?减少接触、注意卫生的常识其实已经够了。

论语里有一句话,叫"子之所慎:齐(同斋),战,疾"。这七个字的意思是,孔子会慎重对待三件事:斋戒、战争和疾病。有人说,这很平常啊。是的,但这种极高明而道中庸的平常心,却不是人人都能做到的。无论斋戒、战争还是疾病,都意味着临界事件和非常时期,孔子的态度是一个慎字,这就同时避免了过犹不及。有些人不怕,有些人太怕。不怕的可能有危险,立于危墙之下;太怕的可能被吓死,忧惧不已,坐卧不安,有了生命却不知如何善待它。慎重对待,适当关注,就好了。

3.在限制中寻找自由,在逆境中收获成长

假如你认为某个东西不好,一定就想改变它,甚至消灭它,非常时期也是这样。因此,更新对非常时期的理解很重要。在我看来,跟日常状态相比,非常时期纵然给人带来种种限制,但我们依然有自由。企业推迟开工,学校推迟开学,现在,每个人都有了大把的时间,我们的自由甚至更多了。可是,这些时间用来做什么呢?许多人被难住了。心学宗师王阳明说过,"必有事焉",它的意思正如俗语所言,生命

在于运动,活着就得做事。但修心不能走入玄虚和空谈,不能归入枯寂和抽象,必须脚踏实地,做自己分内的事。

过去的一周走得很慢。但我发现,假如下围棋,很快就过了半天,因为我把自己投身于事之中,便忘了事之外的世界。能专心做事,投身于斯,无论是读书、写作、下棋还是任何一种有益身心的爱好,都是在发现自由,使用自由,而让自己有所学,有所获,从而一步一步地变化气质,这就是成长。学而时习之,不亦乐乎,发愤忘食,乐以忘忧,孔子能不知老之将至,我们若能仿效他,也能在解忧之余,收获进步。在当下有大把闲暇和自由之时,更是如此。

五、总结与分享

简单总结一下,本文将现在的遭遇称为非常时期,给它命名,同时又归纳了非常时期的三个影响:潜在危险、生活不便和心理压力。生命是一个整体,专家只懂部分。同样,做自己、养孩子也都是整体,没有专家可以指导。根据自己对非常时期的理解,我提出安顿身心的做法就是:接纳理解,适度关注,当下行动。

当你自由时,假如内心没有方向,就只能随波逐流,把自己交给世人的意见,交给别人的选择。在生活这片大海里,能经历风波的人才是一名好水手,他从恶劣的天气里学到了很多东西。而在风和日丽之时,他无法接触这些东西,更无法学到它们,还误以为这就是生活的全部。

但愿我们每个人都能成为勇敢的水手,在生活的大海里自由成长。

六、本节微课的课后问题解答

问:虽然不应沉迷,但是身边的家人每天都在关注,那自己也难免会受影响,这种情况下我该采取些什么措施来转移注意力呢?

答:沉迷不沉迷的一个判断标准是,对瘟疫信息的关注是否损害了自己的生活,让自己觉得不想关注但又不得不关注,心里纠结,难受,进退两难,以至于没有了瘟疫之外的生活,好像就只是围着瘟疫打转。过度不过度,并不单纯取决于关注的时间,主要还是看对自己整体生活有帮助还是有损害。——当一个人能留意或怀疑自己是否过度关注了瘟疫而忽略了瘟疫之外的生活,这种觉察已经是改变的第一步了,只是第一步不是完成,还需要适度冒险,根据自己的实际情况,利用闲暇做一些除了关注瘟疫之外的事情。一旦你发现,不那么关注它,自己的生活也不错，不光没有受影响，甚至还有了更多收获，自然就不会过于关注瘟疫了。人同一时间只能做一件事，脑子里有了其他重要的事去做，对瘟疫自然就不那么在意了。

问：现在的这次疫情和随着疫情发展出现的种种社会现状，让人很容易联想到存在主义经典著作《鼠疫》。今天您在讲座里也提到了老子、孔子的一些不同哲学流派的观点，我对他们的哲学思想了解有限，十分好奇，在不同的哲学流派背景下，它们的指导思想对于这种公共疫情/灾难之类的事件，有什么不同的解读和对人们提出的要求/建议吗？这之间会不会有不谋而合之处或者相互否定的地方，您在其中的个人观点更倾向于什么？

答：我很欣赏中国人的智慧。中国人智慧的两大源头，就是儒家和道家。道家说反者道之动，否极泰来，福祸相依，因此瘟疫之后一定不是瘟疫。简单地说，道家讲辩证法，讲对立面不断转化。儒家呢，其实儒家讲中庸。为什么要过犹不及，因为过了之后就跟不及差不多，福过了不是福而是祸，乐过了不是乐而是苦，这样一来，你会发现，道家的辩证法偏向于认知，而儒家的中庸术偏向于行动，两者有很多兼容的地方。我个人对孔子和老子，包括庄子和孟子都很欣赏，觉得他们四人的思想中有太多可以为今天心理咨询所用的内容，可惜自己精力有限，还没来得及挖掘。在我看来，孔孟老庄代表了中国的人本主义和存在主义，这是我们文化的根。

问：有些人会进行线上的求助，包括在微博等平台，这对我来说是我不能控制的，可鲁迅先生曾说，无穷的远方，无数的人，都和我有关，那我应不应该关注他们？如果大家都关注转发，那这个病人的生命可能多获得一线生机，但与此同时，可能在这种排号体制下，排在后面的另一位病人就因此有一定的损失，那么我应该转发帮助吗？

答：现代社会的很多抉择带有两难性，两难的冲突起源于两种选择背后的价值冲突。一个人能在关心和保证自己安全的前提下帮助别人，量力而行，这个大原则我个人很认同。至于提供了多大的帮助，是否有人因此没有被你帮助到，这不是你的错，而是这种帮助本身可能带来的一个副作用，你没法控制。但这种副作用只是其中一种可能，还可能因为有人上网发帖救助而得到帮助，使更多人发现了这么一个渠道，因此你帮助了某个人不意味着另一个人就一定会因此而受损失，恰恰相反，他也可能因此而得到帮助。另外一点，一个人的力量有限，他只能做自己能做的事,他也只能由近而远、由易而难,推己及人,而不可能舍近求远,好大喜功,想自己把所有人都帮助到,这样,别人就没机会做好事了。因此,对自己有适当的期许,也让别人有同样的机会,也是在助人。

问:您的观点"在限制中寻找自由"很精彩! 以前看过一本书上说,自由建立在自信上,我不太理解,想请教您是如何理解两者的关系呢?

答:自由、自信和限制。死是最大的限制,但有死的生活恰恰才有了生的自由,否则一个人怎么都死不成,活腻了还得继续活,不想活了也不能不活,他就没有自由可言了。限制是人生的常态,我身高不到一米七,这是身高的限制,很多女孩找对象都要找一米七五以上的,我显然不符合这条件,不受欢迎,这是我个人面临的巨大限制。但是,我也因为身高不高而得到了自由,因为我不再关心它了,不到一米七不是我的错,我该吃就吃,该睡就睡,我知道了很多身高不高的著名人物,我觉得既然不是自己的错,就没必要自寻烦恼,跟自己过不去。另外,我改变不了身高,就接受它,反而会把更多精力用在其他方面,更有动力去发现和锤炼自己的专长,这是身高对我的限制,也是它给我的自由。自信,显然是自由的产物,自信的人世界会更大,因为他看到了自己的短处之外有无穷广阔的舞台。

问:当下行动,有什么更好的方法能调动孩子的积极性去干一些有意义的事儿来减少突发事件带给她的压力?

答:关于调动孩子积极性,我做咨询之前,本科时就在网上做过心理互助,热衷于回答别人的问题。但我发现,简单的问题背后通常都不那么简单。比如,一个认为孩子不积极、有压力的父母可能谈到的不是孩子感觉到的东西,那个孩子有可能觉得她很积极,至少不那么不积极。但显然父母觉得孩子有压力了,这种感觉对父母而言是真实的,那么对孩子来说呢? 她自己觉得有压力吗? 她在有压力的时候跟父母沟通吗? 她敢于在父母面前表达自己的担忧和脆弱吗? 假如不能,我想需要改变的既不只是孩子,也不首要是孩子,因为在亲子关系中更有发言权的父母事实上更需要反求诸己:当孩子不敢跟我们谈论压力时,我们是否为她创设了一个能畅所欲言的环境? 假如我们已经创设了,而孩子还有顾虑,我们是否可以主动跟她谈一下? 假如她还不愿意,我们能否接受孩子有自己的压力而不跟我们说,能否不把它当成多大的问题,允许孩子有这样的自由。孩子能感受到父母对自己的尊重、理解、接纳,她多半会跟父母谈。如果她不说,有可能是因为她觉得不是压力,但父母感觉是压力,但这已经不是孩子的问题,而是父母的问题了。抱歉,信息量太少,我也只能做个带有猜测性质的粗略回复了。

问：您在讲课里提到，在路上被测了四次体温时，"看到他人为了我麻烦自己"，大意如此。请问您是否认为当下封小区测体温的措施有不必要之处？在解决方式上是否有更好的见解？

答：我觉得生活不便是暂时的，是为了更好地对抗和隔离瘟疫而采取的必要措施，稍微严了点，但能接受，严了比松了好。能意识到接受和容忍这种不便就是在为全国抗瘟疫做贡献，虽然自己有牺牲，但这牺牲是值得的，感谢每一个能理解和支持的人，也接受一时不太理解的人。希望每个人都照顾好自己，因为这也是在帮助别人。

问：如今特殊时期，我们大多数人都是一直处在同样的一个不变化的环境里，难免会受到家人朋友的影响，从而会出现从众行为，比如说变得懒惰，或者说感受到了他们的负面烦躁情绪，我们要怎么解决这个问题，个人认为环境对人是有一定影响的，特别是在目前疫情严重的情况下，居家隔离还会持续一段时间，我特别想知道怎么能给周围的人提供有益的建议，让他们也能变得乐观沉着，不再沉迷于信息和恐慌中，我能做些什么呢？

答：从众就本质而言，不是坏东西，不是说从众就不好，就一定要改。但假如因为别人情绪不好，自己也跟着不好，这种情绪的从众给自己带来了困扰，并且这种困扰让自己不胜其苦，就需要小心了。就大多数人而言，我们都很安全，因为大多数地方都在隔离，严格限制人员进出，不断监控，都在减少人跟人之间的接触，尤其是减少跟陌生人或发烧者的接触。真正危险的是在武汉或其他疫病区的国人，是在医院里依然坚守岗位的医生护士。假如做好了必要的卫生防范，日子还得继续过，没必要心慌意乱、坐卧不宁，因为这么做也不能增加你的安全系数，反而会耗损你的精力。精力耗损，体力不支，人更容易遭受疾病侵害。因此，一个人能自己定下心来，做自己能做的，没有太多杂念，就容易投入生活之中，而有一种气定神闲的状态。这是人的选择，瘟疫当前，愁眉苦脸是一天，气定神闲也是一天，为什么非要选择垂头丧气宠辱皆惊呢？很多人不怕死，因为死离他们很远，既然瘟疫离大多数人很远，为什么要怕呢？一个人能把自己打理好，安稳而踏实，气定而神闲，自然就能对别人产生影响，因为别人也会看到，也会模仿。这里可以用一句话总结：爱自己就是爱别人，帮自己就是帮别人，把自己打理好自然就能在气场上支援别人。

参考资料

[1]《直视骄阳》,作者欧文·亚隆,他是存在主义心理治疗大师。作者认为:"你越不曾真正活过,对死亡的恐惧就越强烈;你越不能充分体验生活,也就越害怕死亡。"我们应该直面死亡,就像正视其他恐惧一样。

第二节 非常时期压力的心理面对①

一、了解非常时期压力的心理面对的教育意义

在疫情如此受关注的情况之下,几乎所有信息都和疫情有关。我们难免会因为过量的负面信息而产生焦虑、紧张等一系列不适感。在社会压力情境下产生这些不良情绪其实是很正常的,但如果不能够正确地认识和及时地处理,这些暂时看起来不会造成太大伤害的小情绪可能会造成不可挽回的损失。

本节内容就是为解决这一忧虑而选定的,目的是希望读者能够认识到这些不良情绪会反过来影响自身的健康。除了全面地认识情绪,人们还应当学会接纳和理解,并且还能够从生理和心理相互作用的角度思考个体的身心健康。

学习本节内容的教育意义具体如下:

第一,了解心理状态对身体健康的影响,有助于个体从提升健康的角度思考自身的情绪。

第二,针对疫情中最常出现的情绪状况进行剖析,能够帮助个体更清楚地了解自己的行为和表现。

第三,从身心一体的角度提出改善情绪的方法,有助于促进个体的身心健康。

二、关于非常时期的故事分享

1.今天你洗了多长时间的手

2003年非典时期,中日友好医院的护士因为害怕病毒感染,所以会用消毒水浸泡双手,没有标准的防护服,她们便戴上8~10层口罩,回家之后用84消毒液、滴露等消毒水泡澡。结果适得其反,这些护士的免疫力受到了损伤。

---

① 本节内容来源于2020年2月5日北京林业大学学生心理健康中心新冠肺炎疫情防控系列讲座之刘洋老师的微课,文字由本中心咨询师王姬整理。

2.那一年盐都卖光了

当年,日本福岛核电站事故出现地区性感染,而有人说碘可以预防核辐射的感染。但周围都买不到碘,人们便认为可以用盐来代替,当盐也无法买到时,人们认为可以用咸的东西如酱油一类的调味品代替。结果超市里的盐和酱油都被买光了。

3.要测几次体温

有一男子夜晚自测体温时发现自己体温异常,非常慌张,这时他的父亲提醒道,他刚刚用热水泡过脚。

从这些故事中我们不难发现,焦虑以及随之而来的恐慌和紧张,都会对人的身体和心理产生巨大的影响。

三、心理状态对健康的影响

"身—心"是一个整体,二者会相互影响。通常身体若感到不适,个体也会心情沉重;心情持续不好,身体便更容易出问题。

1.基本概念

心理状况对健康的影响可以从程度上分成以下三类。

(1)心身反应

一些心理刺激可以引起躯体的生理反应,这些心理刺激消除后,人们能够恢复正常的生理反应,此为心身反应。心身反应是正常的,人们不必对此感到害怕。像有些人会在睡前习惯性地翻看关于疫情的报告,看的时间长会导致无法入睡这种情况,都属于疫情中常见的心身反应。

(2)心身障碍

如果一些心理刺激持续存在,由此所引起的生理反应超出个体正常承受的范围,这种影响不易消除。如果此时未引起身体器质性病变,那么这就是心身障碍,即"神经官能症",例如,长期失眠。

(3)心身疾病

如果这些心理刺激持续存在,并且个体出现了器质性病变,那么这就是心身疾病。更严谨的说法是:心身疾病是指心理、社会因素在疾病发生、发展过程中起重要作用的躯体器质性疾病。例如,消化系统问题和压力引发的焦虑。

2.发生机制

（1）社会因素

社会因素是心身疾病的外部致病因素,包括社会环境、生活方式不良、社会动荡、意外事故和职业因素等。眼下的社会因素就是目前的疫情。在这一方面,我能给出的建议是,个体可以保持对疫情的适度关注,主要集中关注疫情大概的发展和自我保护方式。

（2）心理因素

心理因素是心身疾病的内部致病条件,包括心理矛盾、冲突、心理刺激和个性缺陷等。在这一方面,我能给出的建议是,个体可以冷静思考在事件中自己的应对方式。

（3）综合因素

当内外两种因素的结合超过一定强度,个体就会产生过度的心理应激,从而产生心身疾病。例如,有研究认为,呼吸系统中的支气管哮喘,就是一种心身疾病。

四、非常时期的焦虑

无论个体出现什么和焦虑有关的症状都是正常的,但需要个体对这些症状有所认识,才能够缓解和改变自身的身体健康状况。

1.焦虑的概念

如图 2-1 所示,焦虑是指对尚未发生的事情,怀有一种忐忑不安、不愉快的情绪体验。尽管焦虑的定义多种多样,但大部分研究者都认为,它首先是一种不愉快的情绪体验。你焦虑时,会感到担心、惊慌、害怕和恐惧。

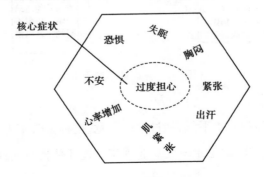

图 2-1　焦虑的核心症状

2.焦虑的特点

第一,焦虑是一种情绪状态,主观上有恐怖或与恐怖密切相联系的体验,如提心吊胆和不安的情绪。第二,这种体验是不愉快的,可以是一种死在眉睫或马上就要虚脱昏倒的感觉。第三,这种情绪指向未来,它意味着某种威胁或危险即将到来或马上就要发生。第四,实际上并没有任何威胁或危险,或者,用合理的标准来衡量,诱发焦虑的事件与焦虑的严重程度不相称。第五,个体感到害怕的程度比事件真正危险的程度更强。第六,在情绪体验存在的同时,会有躯体不适的特殊感觉,如胸闷发紧、嗓子发堵、呼吸困难,双腿无力等。第七,会伴有明显的身体功能障碍,如口干、出汗、震颤、颤抖、呕吐、尿急、尿频、心悸、头晕等。其中有些表现在正常情况下可受意志控制,如来回走动,甚至奔跑、坐立不安、喊叫、突然排大便等。

因此,焦虑可以分为正常焦虑和异常焦虑,具体如图 2-2 所示。

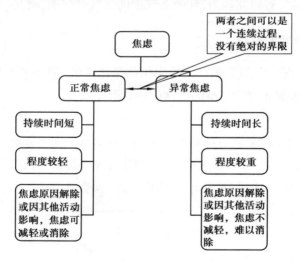

图 2-2　焦虑的不同程度

3.焦虑的表现

个体将出现生理唤起水平低,如过分地警觉、精神紧张不安、惊跳反应加强;心境改变,如出现恐惧、忧虑、思维改变。非现实性地评估自身或他人所遇到的危险,或所患的疾病;认为个人无法应付外界刺激。

行为方面表现为:个体目的行为受限;运动性不安(无目的的小动作);回避可

能增强不安全感的处境。

躯体症状表现为：胸骨部位有紧缩感、压榨感；过度换气（昏厥，感觉异常，手足搐搦）；肌紧张（疲劳，疼痛，僵硬，颤抖）；自主神经系统活动增强（心动过速，脸上发红发白，口干，腹泻，出汗，尿频）。

继而出现相关症状如人格解体，继发情绪低落，易激惹。

就疫情而言，个体对疫情的担心是正常的，但过度的担心（症状持续的时间和强度）是异常的。过度焦虑不能解决问题，反而会带来问题。焦虑的核心表现是躯体化症状。

五、身心疾病——医身先医心

心情快乐不一定能解决所有问题，但一定会对身体带来益处。

1.面对非常时期如何稳定情绪

首先，需要理性认识。致死率为2%意味着新冠肺炎的危险系数和普通流感及一般肺炎无异。其次，需要接纳理解。尝试接纳和理解自己的害怕、恐惧等情绪。再次，需要积极心理暗示和社会支持。除了给予自己积极的心理暗示之外，家庭成员之间也要相互支持。

2.日常生活如何调节情绪

（1）吃得好

应当坚持吃多种新鲜食物；每天吃三种不同的水果加上两种不同的蔬菜；压力过大时饮用充足的水分；比较敏感的人应戒咖啡因（浓茶、咖啡、可乐等）；早餐摄入适当比例的蛋白质，晚餐摄入适当比例的碳水化合物。需要注意承受慢性压力的时候，尤其需要吃得好。

（2）睡得好

应当保持充足的睡眠时间（睡7~9个小时）；利用午睡弥补睡眠不足（下午5点之前小憩），但午睡时间不宜过长；白天进行有规律的有氧锻炼能提高夜间的睡眠质量；上床睡觉前进行有规律的放松训练，同时在就寝前4~5个小时内应当避免饮用咖啡因；避免服用辅助睡眠药物；压力大时尤其需要充足的睡眠。

（3）爱好

积极的情感联系会增强正性的情绪、降低压力激素、增强免疫力，并增加多巴胺和血清素的含量。即使只是与陌生人分享情感也能平息杏仁核活动，而这在情绪低落时尤其重要。如果无法与人建立亲密联系，与动物建立亲密联系也可以增强正性的情绪。要善待家中的小动物。没有任何药物可以替代爱。

（4）心态健康

生活只是一次旅行，每一个人都应该尽情地享受这一过程。

六、本节微课的课后问题解答

问：老师，您讲到突然大跑也是焦虑的表现之一，那么快跑或快走一阵子，是不是也可以减轻焦虑，这属于运动吗？

答：适度运动，要以放松为前提。

问：我经常焦虑，晚上非常困的时候反而睡不着，会有一种恐惧的感觉，第二天还会因为熬夜对自己失望，这个应该怎么改变？

答：睡不着觉的时候不要强迫自己进入睡眠状态。可以尝试一些辅助睡眠的方法，比如听一听白噪声等类型的音乐。

问：没有因为疫情产生多大焦虑，倒是因为每天被困在家里无聊而焦虑，虽然心里知道该多学习，但是提不起精神去学，也不想动，不想讲话，不知道该做什么，这种情况该怎么改善呢？

答：找一些自己爱做的事情。控制好作息时间就是调整状态的最好方法。

参考资料

[1] 宋玉萍,孙宏伟,王艳郁.支气管哮喘与情绪的研究进展[J].中华行为医学与脑科学杂志,2006（12）.

[2] 神经官能症：来源于科普中国。神经官能症是旧称，现在统一为神经症，是一组精神障碍的总称，包括神经衰弱、强迫症、焦虑症、恐怖症、躯体化障碍等，一般症状有恐惧、焦虑、强迫、躯体不适及神经衰弱等，患者深感痛苦且妨碍心理功能或社会功能，但没有任何可证实的器质性病理基础。病程大多持续迁延或呈发作性。

第三节　应对非常时期的应激反应：心理着陆技术①

一、学习心理着陆技术的教育意义

隔离期疫情信息发布的病例数字每天都在变化，我们的心情也在变化，时而平稳时而紧张，这种变化是正常的。一线的医疗人员争分夺秒地抢救病人，身心都很疲劳，还要承受没有足够防护所带来的风险。被确诊和被隔离的患者及武汉同胞感到无助、无奈，在网上发布消息求助，他们的焦虑是非常真实的，也需要实在的帮助。另外，我们非疫区的普通大众经常刷新消息，也可能陷入持续的焦虑情绪中。

本讲的主要内容是如何在不安的状况下安心下来，目的是为大家提供一些在家里将情绪稳定下来的具体做法，即心理着陆技术。

这一节学习内容的教育意义如下：

第一，了解心理弹性的概念，明白当前自身的应激反应是环境所致，是正常的、普遍的。

第二，学习求雨者的故事，明白家庭中情绪的联动性，这对我们调节自身情绪具有重要意义。

第三，介绍心理着陆技术的操作步骤，从实践的角度为大家提供缓解焦虑情绪的具体办法，帮助大家顺利度过疫情时期。

二、当前非常时期的应激源

1.心理弹性的概念

心理弹性是指人在压力状况或者应激状况当中能够恢复到正常状态的一种能力，是一种能够帮助个体缓冲或抵御应激、危机或创伤条件的消极影响，促进良好适应和茁壮成长的积极心理品质。

2.应激源的类型

就当前疫情而言，应激源有以下几类：

---

① 本节内容来源于 2020 年 2 月 6 日北京林业大学学生心理健康中心新冠肺炎疫情防控系列讲座之项锦晶老师的微课，文字由本中心咨询师何赏赏整理。

①可能存在病毒的环境。

②心理病毒：担心、不安、易激惹。

③被隔离所造成的心理压力：根据马斯洛的需求层次理论，人有五大需求，如图 2-3 所示，疫情使我们的安全需求受到威胁，而被隔离使我们担心食物的供给是否充足，也就是生理需求受到威胁。

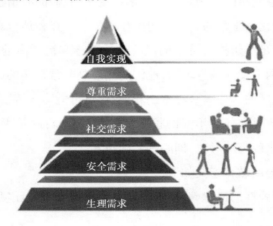

图 2-3　马斯洛的需求层次理论

三、应激源对我们的影响

1.被隔离的生活

感觉剥夺实验告诉我们，在被剥夺视觉、触觉、听觉，只需要安安静静地躺着的情况下，被试者很难坚持下去。面对疫情，我们采取自行隔离的办法，生活中的刺激一下减少了，反而觉得不适应。

2.情绪压力

疫情信息充斥着我们的生活，没有选择地去看，其实会使我们更加疲惫。如图 2-4 所示，我给大家讲一个求雨者的故事。

故事发生在中国古代的农村，当地的居民遇到了非常严重的干旱，所以村民非常焦虑、不安、恐慌，于是他们派人到很远的地方找来求雨者。

求雨者到来之后，发现整个村子都是混乱不堪的，牲畜濒临渴死，农作物枯萎，整个村子里的人也受到这种气氛的影响，个个烦躁不安，急切地围着他看如何求雨。他说："请在村头给我一间茅屋和三天时间，任何人都不要打搅我。"就这样，

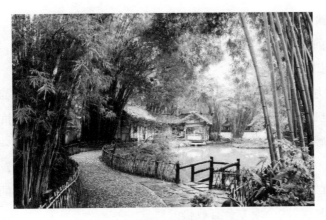

图 2-4 求雨者故事中的茅草屋

求雨者住进了他的小屋,等到第四天早晨的时候,天果然开始刮风下雨。村民好奇他是如何办到的,求雨者说:"我什么也没有做。"

面对村民们的质疑,求雨者解释说:"我本来已经习惯了风调雨顺自然和谐的生活。当我来到你们的村子,却感觉到了混乱与不安。这里的生活节奏已经紊乱了,远离了自然正道,而我也受到影响,心神不宁,失去了本来的和谐,这时,我又能做什么呢?于是,我向你们要一个安静的场所来调整身心,重新恢复与道的联系,当我恢复了自然与和谐的时候,有了这种转变和调整,有了合乎自然的心境和状态,我们失去的雨也就回来了。"

我们的情绪是会随着外部环境的变化而波动的,这个故事告诉我们内在的稳定性需要一个相对安静的环境,当内在安定下来时,应对外部压力的能力也会增强。家庭中孩子的情绪是与家长的情绪联动的,父母如果焦躁不安,对孩子的消极影响会非常大。所以家长要努力稳定内在的情绪。

四、心理着陆技术

1.核心思想

心理着陆技术的核心在于回归自己的身体,专注于平静,而从应激事件暂时地离开。其做法是投入某项活动中,而且需要保持,要睁着眼睛去注意此时此刻呈现在眼前的这个世界。在应用时,要专注于此时此地,而非过去或未来。比如,注意身边的环境是什么样的、周边有什么东西、声音是什么样的等。

2.具体步骤

• 开始之前,先进行身体的扫描活动,无论是站着、坐着或躺着,从上往下进行身体的扫描。

• 把注意力放在身体的各个部位,先关注头部,从头皮至额头、眼睛、嘴唇、牙齿、下巴,当有任何感觉出现的时候,不要去评判,也不要对抗它,只是去关注这种感觉的出现,关注几秒钟。

• 把注意力放在脖子,感受脖子的感觉,以及颈部、肩膀、前臂、小臂、手心、前胸、后背等部位的感觉。焦虑的人通常会感觉注意力在前胸的位置上,当你关注的时候,这个地方会有放松的感觉。

• 关注腹部、盆腔和臀部。

• 关注大腿、膝盖、小腿、脚踝以及双脚。感受双脚踩着大地、接触大地的感觉,很稳定。这个扫描过程帮助我们感受到身体哪些部位可能有些紧张,慢慢放松下来。

3.精神着陆的做法

(1)环顾四周,描述一下你看到了什么

在家里的时候,可以跟家人玩纸牌游戏(如算 24 点,见图 2-5)、成语接龙等。另外,还可以描述日常的活动,可以描述周围的颜色。

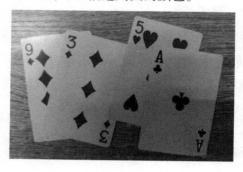

图 2-5　纸牌游戏

(2)具体化的想象

想象此刻有一个温暖的太阳正在照射着你、温暖着你,你正在舒服地坐在那里或躺在那里,从而感到放松。

（3）安全声明

告诉自己你现在的环境是安全的，你在哪里、今天是几号、星期几等，活在当下。

（4）集中注意力做事情

中医当中有情志疗法，叫思胜恐。比如说做一些有中等难度的数学题等，帮助我们应对焦虑、不安、恐慌。

4.身体着陆的做法

感受脚后跟紧紧地踩在大地上的感觉，提醒自己你正在脚踏实地地与大地相连。身上可以带着帮助你着陆的物体，每次情绪触发的时候就去触摸，这种感觉是很真实的。

5.抚慰性的着陆

对自己说一些善意的话，想象自己关心的人的样子或者想象一个比较安全的地方，想象期待等。尽力而为，量力而行。事件带给我们反思，反思之后我们会用行动去创造更好的生活。

五、本节微课的课后问题解答

问：着陆技术是否与冥想类似？冥想好像可以在平时休息时去做，着陆技术只需要在情绪不稳定的时候去做吗？但是，我本身对冥想和着陆技术了解不多，老师可以推荐一些书或者其他方式进一步了解这个吗？

答：着陆技术与冥想的不同之处在于，应用着陆技术的时候是睁着眼睛的，冥想通常闭着眼睛，关注内部状态，而心理着陆技术更关注外部环境，实际上是用感官感受当下真实的世界，确认整个环境是安全的。着陆技术通常在焦虑情绪影响到生活的时候才去做，主要目的是将我们与消极情绪隔离开，有点像转移注意力，把注意力集中于能做的事情或任务上面。看看自己手上有没有任务清单或期待，如果还没有，现在开始拟一份，然后看看在家中能够做哪些。

问：前期的焦虑不安缓解了，现在在家中待得烦躁，怎么应对呢？

答：这个问题比较普遍，因为我们现在还不确定什么时候能够解除隔离。应对这种情况需要看，你目前在哪里、多大年龄，你手上有没有要做的事情，把能做的事情先做起来。如果还不能缓解焦虑，欢迎致电心理援助热线。还可以望望窗外，感受自己。从一些自己喜欢的事情开始,保持 15~20 分钟,然后再感受一下。

问:只在进行着陆技术时心理平静,停下来后更不安了,做不下去别的事情怎么办呢?

答:如果做完着陆技术之后平静了,停下来之后可以进入下一阶段。比如说专注于某件事,一个任务完成后开始下一个任务。家里其实有很多事情可以做,建议根据你的年龄和性别,平时能做什么就去做什么,如果还不能缓解提问中的这种状况,可以拨打热线与咨询师聊一聊。

问:安全着陆技术强调关注此时此刻,不过我有点疑惑,与负性情绪保持距离很好,不过该怎么把控,会不会不自觉地去压抑、隔离这种情绪?

答:心理着陆技术的使用前提是负性情绪已经明显过载了,此时如果还继续待在这样的情绪里,对我们的生存是不利的,所以此时需要停下来,转向环境里安全的、客观存在的事物,先保障当下是稳定的、安心的。如果你希望探索负性情绪,可以在疫情结束之后,在安全的物理环境和心理环境中,与一个可靠的咨询师,一起去探索。如果说这个时候,不自觉地压抑和隔离,也是适应性的防御机制,当老虎已经在你跟前的时候,还不跑,更待何时呢?

问:请问日夜黑白颠倒了怎么办?因为事情多得做不完而焦虑怎么解决呢?

答:①日夜黑白颠倒,估计不是你一个人,我也已经连续有三个晚上睡不着觉,一般在下午补觉。我的解决办法就是白天多干活,包括运动,睡前听音乐,比如胡笳十八拍等纯音乐,10 点后把手机放到客厅,关灯,还睡不着的话就做身体扫描,放松身体,或者找催眠音乐来听。

②事情多得做不完,事情是永远做不完的,只要我们还活着。有点焦虑可以让你做得更快、更好。如果焦虑已经超出你的承受能力,你就看看,第一,事情是否太多了;第二,时间管理是否没做好。如果你在武汉,你是医护人员,我就没招儿了,因为所有医护人员都在拼命与时间赛跑抢人,只有祈祷与祝福。

问:刚刚您讲的这些内容都非常好,我身边有些朋友遇到一些困惑,想请您给一些建议,情况如下:朋友在线下培训机构工作,现在因为疫情的原因,线下课程转为线上,因为临时更改,朋友从大年初二、初三开始几乎每天都工作 15 个小时,精神高度集中,而且还要面对很多家长的不理解,甚至要面对家长特别难听的话语,这样的情况您有什么好的建议吗?

答：这位朋友现在的工作量显然是超载了，如果他是负责专业教学，需要有其他工作人员帮他处理与家长的沟通事宜。把教学和家长沟通分开。来自家长的不理解，建议由培训机构的负责人统一沟通。做一次公开讲座安抚家长情绪。

第四节　复工复学后的积极心理培养[①]

一、了解复工复学后的积极心理培养的教育意义

疫情后期，公司开始复产复工，学校复学，疫情过后，如何重新步入正常的生活轨道是很多人正在或即将面临的问题，例如，再次步入正常的工作、学习、生活轨道是否能够尽快适应，在面临新的工作、学习挑战时是否能够良好应对。希望通过本节内容的讲解，大家能有一个比较好的心态迎接新的工作、学习任务。

学习本节内容的教育意义具体表现如下：

第一，了解复工复学后的再适应，化解习惯化与去习惯化的矛盾。

第二，对疫情的重新思考，意识到生命的脆弱后更加积极乐观地面对生活。

第三，掌握培养积极心理品质的方式。

二、复工复学后的再适应

在熟悉的工作、学习环境中，人们对事物都有一种习惯化的动作，长时间待在家里反而会不习惯。例如，假期大学生回家，刚开始几天父母很开心，再过几天父母就可能会开始"嫌弃"，催促孩子回学校，这可能是因为孩子回家打乱了父母正常的生活和作息，进而容易造成亲子冲突。另一方面，长时间上班或上课之后也会萌生休假或回家的想法。这是希望对熟悉环境进行去习惯化，想追求新鲜刺激，或者因为环境带来一些压力想做一些改变。在家上网课或者线上办公与在学校或工作单位既有区别又有联系。一方面，在家不受时间、场合的限制，状态比较随意、不拘谨；另一方面，注意力不够集中，工作效率或学习效率下降。

---

① 本节内容来源于 2020 年 5 月 15 日北京林业大学学生心理健康中心疫情后的心理建设系列主题讲座之金灿灿老师的讲座，文字由本中心咨询师何赏赏整理。

那么面对接下来的复工复学,我们应该怎么办?首先,调整好心态,积极准备复工复学。其次,进行有效的时间管理,先做最紧急和最重要的事情,有效地协调和平衡时间。虽然复工复学会产生习惯化和去习惯化的矛盾,但总体而言,人们倾向于待在熟悉的环境,偶尔需要短时间的调剂。例如,要求有网瘾的孩子整天上网打游戏而不学习,反而会降低孩子上网的兴趣。当兴趣变成一个压力或者不得不做的事情时,反而内心就没有那么渴求了。

三、对非常时期的重新思考

疫情带来很多影响,尤其对患者及其家庭而言是重大打击。普通人群可能没有受到像感染病毒那样大的影响,受到的影响主要是工作和生活上的不便,比如长时间不能正常工作或上学、购物、外出游玩等。虽然疫情的负面影响很大,但反过来想,我国政府能够当机立断地采取疫情应对措施,很好地控制住了疫情,我们对此应该感到幸运。生命是脆弱的,疫情使我们更加珍惜生命,一家人能够团聚就是很幸福的事情。

2008 年汶川地震之后,我去汶川实地调研了两次,发现当地人的人生态度有明显转变。在子女教育、储蓄等问题上,他们表示不会想很久以后的规划,觉得人生无常、生命脆弱,面对大灾时人不能够掌控自己的命运,他们更愿意享受当下,享受现在能够得到的东西。也就是说,大灾难会让人的心态发生变化,失去之后才会懂得平时拥有的是难能可贵的。生命脆弱、世事无常让人们认识到自己的渺小,这种认识可能会使人更加积极地生活。

另外分享一个课上的实验,让同学把身上的现金掏出来给我,并告诉同学钱就不归还了,接下来问同学内心是什么想法。很多同学都说"为什么收走我的钱啊""这都什么老师啊"。然后我把钱归还给同学并询问同学的心情如何。他们会感觉如释重负,像去了块石头。类似的事情在日常生活中也很常见,比如手机、钥匙等物品失而复得,什么东西都没损失但是心情很满足。如图 2-6 所示,最开始我们走一条平路,突然掉到深坑里,接着从深坑里爬出来走跟原来一样平的路,其实就是比喻心情从一开始的平稳到事件使我们变得焦虑沮丧,最后问题解决回到原来的状态,看似从最

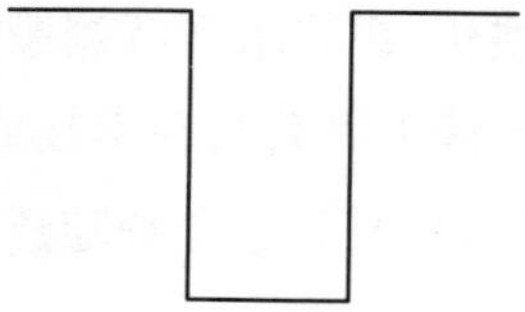

图 2-6　路线

开始到后面没有什么变化,实际上从坑里爬上来的过程就是幸福感或满意度获得的过程。

四、如何培养积极的心理品质

1.学习乐观

著名的存在主义心理学家弗兰克尔原本是精神科医生,第二次世界大战期间被抓到纳粹的集中营中,遭受压迫和虐待,可以说环境极为恶劣,很多人不堪受辱,觉得没有希望都自杀了。他的父母、兄弟、妻子都死了,自己也经历了两次几乎必死的状态,但是他最终坚强地活了过来,并在第二次世界大战结束后创立了意义疗法,也就是存在主义心理学疗法的一种。他曾经说过:"人所拥有的任何东西都可以剥夺,唯独人性最后的自由——也就是在任何情境中选择自己的态度和生活方式的自由,不能剥夺。"在集中营时,他的行为受到了太多限制,但是外人控制不了的是他的想法和思想,弗兰克尔凭借积极信念坚持并活了下来。

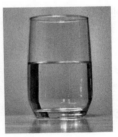

图 2-7　辩证认知——半杯水

具体而言,我们可以培养一些积极的思维方式,也叫合理认知或辩证思维,比如"东方不亮西方亮""失之东隅收之桑榆"等。如图 2-7 所示的半杯水,从积极的角度看,还有半杯水,真好,还能解渴;从消极的角度看,会认为只剩半杯水了,喝完就没有了怎么办。面对疫情,我们也可以尝试这种辩证思维方式。疫情本身给我们的生活带来了各种各样的影响,但是也会有一些积极的影响,比如说长时间待在家里增进了家人之间的感情。

此外,行为方式可以更积极一些。走路昂首挺胸,保持微笑,用积极的身体姿势调整内心的状态。说话方式变得积极,比如,孩子作业完成得不好,家长就用严厉的、否定的语气说:"你怎么回事啊,教你 800 遍了还不会,不行重来。"这时的心情是焦虑的、沮丧的,如果调整为"这次做得还可以,比上次好多了""能不能再精益求精""再试一次好不好"这种温和的、积极的说话方式,孩子可能更容易接受。另外,调整到规律的睡眠方式,保证足够的睡眠时间,规律饮食。

2.充实生活

通过写日记梳理当下的想法和心情,尤其是把负面情绪写在日记里,既可以宣泄又可以在事后进行理解与反思。日记不是一定需要每天写,隔段时间进行一次总结也有积极的作用。另外,还可以写自传,将自己过去的成长经历、重大事件记录下来。人总有一种未来会比现在更好的心态,写下现在的感受,将来回头看可能觉得过去不如现在成功,对未来的态度就会更积极。尽可能地发挥和使用自己的优点和长处,尤其是二三十岁之后,所谓的个人能力和素质基本定型,只能通过经验增加优点和长处。另外,可以写感谢信,在心情难受的时候拿来看,或者回忆三到五件值得感激的事情,想到曾经有人帮助、关心自己,就有理由继续努力地生活。

3.做有意义的事

幸福到底是什么?研究发现,幸福并非只是快乐,还包括认为自己做的事情有意义。比如,买了一款新手机,人会感到快乐而不是感到幸福,因为新产品引起的兴奋长则一周短则三五天就结束了。钱财可能给人带来烦忧,困苦有时候反而是更有意义的,能预示未来利益与幸福。弗洛伊德说,追求快乐是人的本能。我们的大脑也总是寻求快乐,多巴胺的分泌就是快乐的体现。弗兰克尔说,人的最大动力来自对生命意义的寻求。如图2-8所示,快乐和有意义正是幸福的两个方面,在某种程度上有意义比快乐更加重要。

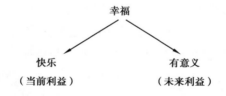

图2-8　幸福的两个方面

具体来说,我们可以通过积极地参与公益组织,比如做社区服务志愿者、垃圾分类指导人员等获得幸福感,只要内心觉得自己做的事情是有意义的,那就是幸福的。不过,有意义的事情并不一定要大公无私。为小家庭谋幸福、为子女做规划对很多人来说也是有意义的事情。儒家有言:修身,齐家,治国,平天下。个人看来,我们先把自己的事情处理好,再帮助他人、服务社会,可能是一个更好的状态。

参考资料

[1]蔡颖.心理弹性与压力困扰、适应的关系[D].天津:天津师范大学,2010.

第三章　非常时期环境适应

⠿

　　人的发展与环境息息相关。2020 年年初，一场疫情突如其来地闯入我们的生活，身边的环境也随之发生巨大的改变。互联网时代，我们每天都会收到来自四面八方的有关疫情的信息，每个人都处在信息的漩涡中，那我们该如何面对环境的改变？如何识别海量信息的真伪？如何缓解疫情带来的恐慌，从容生活？本章我们会从"利用环境改善身心状态""社会公共危机事件中的网络谣言的心理效应与识别""避疫与休闲"及"慢回归：非常时期后的心生活"四个方面，为大家解析相关内容，回答大家的疑惑。

第一节　利用环境改善身心状态①

一、了解非常时期身心变化的教育意义

　　在目前抗击新冠肺炎的社会环境下，我们的身心处于比较特殊的状态。面对疫情，我们可能会感到焦虑紧张，频繁地看手机或电脑，查看有关疫情的最新消息。我们可能会恐惧害怕，担忧周围环境有病毒，担心自己或家人、朋友被感染。我们可能会感到枯燥无聊，每天待在家里，还要做家务，觉得生活单调无趣。除此之外，我们的睡眠、饮食、运动频率等很多生活习惯都发生了变化。总而言之，面对疫情，我们的身心状态发生了很多变化。

　　针对以上情况，本节帮助大家认识和理解我们身心状态的变化，让大家学习改善自己及家人的身心状态的方法。

　　这一节学习内容的教育意义如下：

　　第一，了解非常时期身心变化的特点，明白环境对人的身心状态具有重要影响。

---

　　①　本节内容来源于 2020 年 2 月 12 日北京林业大学学生心理健康中心新冠肺炎疫情防控系列讲座之田浩老师的微课，文字由本中心咨询师何赏赏整理。

第二,学习如何利用环境改善身心状态,通过理解环境、利用环境、创造环境放松身心,从而变得更加坚强,顺利度过非常时期。

二、非常时期身心变化的特点

1.普遍性

大家也许注意到了,在谈及身心状态变化的时候,本文用的是"我们"。之所以用我们这个词,是因为这些身心状态的变化是比较普遍的。在疫情环境下,基本上所有人的身心状态都会受到影响、发生改变,无论是研究病理学、生理学的医生,抑或是研究心理学的心理学教师和心理咨询师,面对疫情都会有一些不适。

2.联系性

把身、心放在一起,谈身心状态,而不是单纯地讲心理状态,是因为身体状态与心理状态紧密联系。例如,很多研究发现,消化系统、心血管系统与心理状态有很大的关系。容易焦虑的人也容易肠胃不适;容易发怒的人也容易患冠心病等心血管疾病。在当前疫情压力环境下,人们不仅会有心理压力,同时也会有身体、生理状态的改变,包括睡眠、饮食等方面的改变。每天八九点起床,吃两顿饭,蓬头垢面地刷手机,这些都是非常时期的常态。

3.情境依存性

之所以在身心后面用状态一词,而不是谈身心疾病,是因为对大部分人来说,疫情对人造成的影响是较短时间的状态改变,而不是心理特质或本质的改变,不会造成长期的身心疾病。身心状态的一个重要特点是它的情境依存性。当疫情情境存在时,我们受之影响;疫情情境消失时,我们恢复常态。所以,用状态一词,代表了身心改变的短期性和情境依存性。

三、环境与身心状态的关系

1.身心状态的变化与环境密切相关

面对身心状态的变化,抑或身心状态的不适,我们当然可以从自己入手,使用一些办法进行自我调整。例如,调整认知、调节情绪、改变行为、适量运动、改善睡眠,这些都是调整身心状态的有效办法。但是,我今天想说的,是另一种方案,另一个角度。那就是环境的角度。也就是说,我们可以从环境与人的关系的角度,去理解当下身心状态的变化。

毫无疑问,我们的身心状态与环境密切相关。甚至可以说,我们身心状态的改变就是应对环境变化的产物。环境改变了,我们自然也要改变。这是一种适应机制。环境中的危险引发了恐惧,不确定性带来了焦虑,信息超载、杂乱导致了烦躁,环境枯燥、单一造成了无聊和孤独。反过来说,我们的恐惧、焦虑、烦躁、无聊等身心状态的改变,是对环境变化的一种反应,也是对环境变化的一种适应。毕竟,在当前情况之下,作为普通人来说,抗击疫情的唯一特效药就是"不准出去丸"。总之,我们身心状态的变化与环境密切相关。

2.身心状态的变化具有环境依存性

顾名思义,环境是指人存在于其中并能够对人产生影响的那些因素。从环境的分类来说,环境包括自然和生态环境、社会和人际环境、信息和虚拟环境。在当下疫情防控时期,我们身处的环境发生了较大的变化,这给我们带来了一些麻烦。

首先,自然环境方面,活动空间受限,接触自然界花草树木的机会大大减少,甚至呼吸自然空气的机会都大大变少。

其次,社会环境方面,面对面的人际交往极具缩减,我们每天能轻松面对、不必防范的恐怕只剩家人。

最后,信息环境方面,主要有以下四个特点:

- 重要。疫情信息与我们的生命安危、生活质量等息息相关。所以,我们必须了解。

- 超量。我们每天有来自各种渠道的超量信息,这些信息有的需要浏览,有的需要回复,有的需要系统分析研究。这大大超出平时的信息量,导致巨大的认知负荷。

- 单调。超量信息都指向同一关键词——新冠肺炎。单调重复的信息就像在我们眼前摇动的钟摆,异常枯燥无聊,难免心生厌倦。

- 信息模糊。由于疫情复杂,我们的基础研究和知识储备不足,很多关于新冠肺炎的信息都是模糊的。例如病毒的来源是什么,传染途径有哪些,疫情拐点何时到来,诸多重要信息存在不确定性。

信息环境的这四个特点意味着,面对当前疫情,我们不能不知,但又常常不得而知。信息很重要,不了解我们不放心,但是获得的信息又不能让人放心。所谓得非所愿,愿非所得,这构成了一个信息困境。如此一来,疫情环境造成的结果是很多负面情绪纷至沓来,我们常感到焦虑、烦躁、担忧、害怕。

以上从三类环境分析了环境对人身心状态的影响,主要提到的是环境的负面影响。但是,环境对人产生何种影响取决于人对环境的认识,取决于人如何理解环境。更确切地说,取决于我们如何认识和理解环境与人的关系。这是我们分析当下问题的关键所在。

环境与人是对立统一的关系,具体体现在两个方面:一是环境对人既有积极的影响,也有消极的影响;二是环境对人有影响,反过来人也有利用和创造环境的能力。

四、利用环境改善身心状态

1.理解环境

中国文化很注重事物的动态发展和辩证关系。中文里有很多词语和谚语故事,例如危机、塞翁失马等,都是描述人与环境的辩证关系。非常时期的环境改变,让我们对自己、对他人、对生活有一些新的发现。例如,我们感觉平时工作忙得不可开交、累得要死,恨不能放个长假,天天窝在家里。现在呢,我们的愿望实现了。但是我们似乎并不觉得待在家、有大把自由时间会很舒服。这就说明,平常忙忙碌碌的工作生活也不是太差,甚至挺好。

环境变化也是一面镜子,让我们得以发现平常不太注意但值得注意的一些问题。例如,中老年的信息获取并非来自权威媒体,而主要是微信群、微信朋友圈中的熟人口口相传。例如,"凌晨全市要喷洒消毒药粉啦,大家不要出门啦"。很多老人朋友圈都会转发这类信息,让你怀疑全天下父母都在一个群里。所以,这段时期是个机会,我们可以提醒父母注意甄选信息,选择官方信息渠道。我相信,经历过这种考验,社会会变得更加理智,个体会变得更加坚强。

2.利用和创造环境

这里重点说说自然环境。心理学家做过很多实验,发现一个重要事实:相比钢筋水泥的人工环境,自然环境对人的身心健康更加有利。自然环境中的花草树木、山川河流、阳光空气,给人提供了丰富的感官刺激,让人感受天地之宽广、生命之神奇,非常有利于放松身心。此外,多项研究表明,生活在绿化率高的地区,人们的生活满意度更高,焦虑和抑郁症状更少。

当然,在目前的非常时期,我们没有条件接触纯粹的自然环境。但我们可以尽量利用家里的自然环境要素。例如,可以在家种植花草、园艺植物。此外,一些包含自然元素的影片也可以起到类似的作用。例如,中央电视台记录频道就有很多高质量自然类影片,对我们放松身心、调节情绪非常有益。当然,感受自然环境的力量,不仅仅是这些视觉要素,舒缓的音乐、优美的舞蹈也可以起到类似的作用。

除了利用现有环境,我们还可以创造环境。这一段时期,大家能够熬过来,一定是自己开发了很多新活动。网上有很多室内的亲子活动,我们也可以与家人一起种花、打球。它能让我们和家人度过很多欢乐时光。当然,创造环境并不意味着都是制造新的。其实,重新发掘旧的,也是一种创造。回忆过去的美好时光,并不代表我们老了,而是让我们更有情怀,更加懂得珍惜。还有那些尘封的旧书、旧物件,以及许久未联系的老朋友,都是值得重新获得的宝贵资源。

五、总结与分享

第一,我们身心状态的变化是对环境变化的适应性反应。当环境发生重大变化时,人们容易出现焦虑、恐惧等情绪。适当范围内的身心状态变化,具有很强的状态依存性,可以随着环境变化逐渐恢复。当身心状态改变超出个体的承受能力时,则需要寻求专业的支持。

第二,人与环境是对立统一的关系。体现在两个方面:环境对人既有积极影响,也有消极影响;环境对人有作用,人对环境也有反作用。这是我们利用环境改善身心状态的基本依据。

第三,基于对环境和人关系的理解,我提出的主要建议:理解环境,尤其是负面环境因素对我们的意义。利用环境,尤其是利用积极的环境因素。还要充分发挥人的能动性,创造环境。总而言之,身处当下疫情环境之中,我们的身体和活动受限,但是心可以野一点。心存天地间,自然会风光无限。

在疫情期间,因为闲着无聊,我和孩子找出朋友送的花的种子。这粒种子最开始就是一个红球,我们把它拿出来放在阳台上。在这十几天里,这粒种子每天都在发生变化,每天都在长大,如图3-1和图3-2所示。从这一株花里,我感受到的是生命的变化、生命的成熟。正如那句话所说,"没有一个冬天不可逾越,没有一个春天不会来临。"我们现在最需要的是耐心,我愿意跟大家一起静待春来,静待花开。

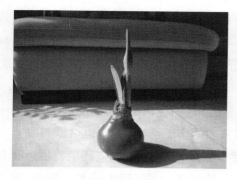
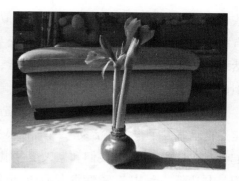

图 3-1 花的生长 1　　　　　　　　　　图 3-2 花的生长 2

六、本节微课的课后问题解答

问：当非常时期结束，恢复正常时，环境也发生了变化，那在心理层面是否也有某些方面需要调节呢？

答：非常时期，我们的身心状态发生了变化，而当非常时期结束，回归正常后，我们的身心状态也会恢复正常。当然，这需要一个过程。这个过程或短或长，它跟疫情持续的时间长短有关系。一般情况下，这个调整过程是自动完成的。需要注意的是，身心状态的恢复可能会出现过度补偿。例如，疫情结束后，每天出去疯玩，每天去吃火锅。所以，当环境恢复正常时，我们也要注意心理的恢复动态，尽量适度调节。

问：有些人感冒发烧之后还照样去公共场所而且坚决不去就医，请问这些人是什么心理呢？

答：我想这与认知或人格有一定关系，可能性有多种。有的人在观念上不认为感冒发烧是问题，自己就能恢复；有的人共情能力较弱，感受不到别人怎么看、怎么想，以及会对他人造成什么影响。一般情况下，这可能不是太大的问题。如果自己觉得是问题，或者希望做出一些改变，可以寻找专业人员进行心理咨询。但是在当下非常时期，必须从制度上强制规范行为。

问：我现在已经麻木了，心理变化也没有波动，对疫情也不再关注，是什么情况？

答：祝贺你！你和多数人一样，进入了应激反应的相持阶段。目前，疫情发展基本进入高峰时段，人的适应反应也到了顶峰。所以，相对于疫情初期的焦虑、紧张，目前的心态会比较稳定平静。但是要注意，心态平静了，行动不可放松，该做的防护措施一样都不能少。由于时间关系,不能回答更多问题。目前有很多疫情时期心理自助手册,大家可以抽时间阅读一些。

参考资料

[1] 王晓俊.城市·植被与人类身心健康[J].中国园林,1995(1):35-38.

[2] 高岩.北京市绿化树木挥发性有机物释放动态及其对人体健康的影响[D].北京:北京林业大学,2005.

[3] 《抗新冠肺炎心理自助手册》编委会.抗新冠肺炎心理自助手册[M].北京:世界图书出版公司,2020.

第二节　社会公共危机事件中的网络谣言的心理效应与识别①

一、了解网络谣言的心理效应与识别网络谣言的意义

我们所面临的新冠肺炎疫情,互联网上的信息繁多,但也存在信息良莠不齐的情况,并且部分内容属于未经证实的消息,也就是所谓的网络谣言。这些网络谣言会对我们的心情和情绪造成影响。因此,我们有必要识别网络谣言,从而厘清网络谣言所造成的负面影响。

本次讲座将教会大家如何识别网络谣言,并且降低网络谣言对我们产生的影响。

学习本节的教育意义具体如下:

第一,明确谣言的定义及其影响因素,从更加科学的角度全面了解谣言,正确识别谣言。

第二,从传播谣言的动机入手,厘清谣言对我们的影响。

第三,学习识别谣言的方法,以减轻谣言对我们产生的负面影响。

二、谣言是什么

不同研究者对谣言的定义是不一样的,谣言通常被认为是没有任何事实根据的描述,并带有诽谤性和攻击性的言论或者社会舆论。还有一些研究者认为,不要把谣言当成负面的,它实际上是一个客观存在的社会现象。在这个意义下,谣言被

---

① 本节内容来源于2020年2月13日北京林业大学学生心理健康中心新冠肺炎疫情防控系列讲座之金灿灿老师的微课,文字由本中心咨询师杨婷婷整理,金灿灿老师进行了最后确认。

定义为不是官方的、缺乏真实的依据或者没有经过确认证实的言论,并不涉及对谣言积极性的评价。这是一种比较客观的定义。本次讲座中涉及的谣言实际上涵盖了以上两种谣言。

谣言的传播有什么特点呢?我们来看一个经典的心理学研究。著名的社会心理学家奥尔波特,他曾经做了一个实验,要求甲对乙描述一幅图片,再让乙对丙描述这个图片,以此类推。结果发现传递到第五个或第六个人的时候,有70%~80%的信息已经跟之前完全不一样了,或者已经丢失了。比如,最开始是一个超人的样子,最后很可能传成猫头鹰。因为在这个过程中,每个人都可能按照自己的理解,对这个图像添油加醋,删减合并。以上这个例子是谣言的传统传播方式。

谣言对我们的影响力会受哪些因素制约?谣言的影响程度和谣言的重要性、敏感性以及模糊程度成正比,和官方的权威程度与公众的理性程度成反比,也就是说这个谣言对我们来说越重要、越敏感、越模糊,谣言的影响力越大。官方的权威性越强,公众理性越强,谣言的影响力就会受到制约。用公式表示如下:

$$谣言的影响力 = \frac{谣言的重要性 \times 敏感性 \times 模糊程度}{官方权威性 \times 公众理性}$$

比如,新冠肺炎疫情关系到我们每个人的生命和健康,有关信息对我们来说都很重要,同样也非常敏感,所以有关这方面的谣言影响力相当大。至于模糊性的问题,有句俗话叫三分真七分假,就是对模糊性的描述。这些谣言有一些事实根据,但在这个根据基础上又假造、增删和模糊了一些东西,就会让人觉得,似是而非,好像很有道理。这种情况对我们的影响很大。同样,官方权威性和公众理性的影响也很大,这在后面谣言识别的时候再详细介绍。

现在是一个网络社会,相对于传统社会来说,谣言的传播速度也就成倍地增长,俗话说谣言会一传十、十传百,但在网络上,假设一个微信群里面有100个人,向外传播的速度就变成了一传百、百传万了。因此,我们要保持接受的心态,要接受网络上的不确定言论,以及谣言增多的现状,而且这一现象将会长期存在,在当前的社会公共危机事件下会表现得尤为明显。当然,随着疫情的结束,谣言可能会自然消退。就算还有谣言,它的影响力也会明显下降。因为重要性和敏感性就没有那么强了。

三、传播谣言的动机

在特定情况下传播谣言有以下几种动机。

1.表达恐惧和不安情绪的副产品

在不确定情况下，人们希望获取相关信息，从而确保认知和情绪上的清晰性。心理学经典实验表明，人在意识到灾难来临时，更愿意同他人在一起，相互帮助和安慰。告诉被试即将接受电击，其中一组被告知可能会比较痛，另一组被告知不太痛，结果发现第一组被试更愿意在进入实验前待在一起。这其实是一种对不确定事件的应对方式，因为人们感受到了威胁和焦虑，这进一步激发人们的合群需求。聚在一起的结果提供了社会比较的机会，大家可以交流和比较，以此做出决定，寻求"认知上的清晰"，以此了解发生了什么；同样这种交流和比较也在引导寻求"情绪上的清晰"，从而更好地理解我们现在的情绪。但是，相互交流的另一个作用就是容易传播谣言，即大家所说的闲言碎语。

2.偏好熟人信任系统

中国三个大的社会信任系统有政府、专家权威、人际信任（尤其是熟人信任）。从社会心理学中的态度改变或说服的角度来看，我们更愿意相信与我们背景相似、利益趋同的熟人的话语。熟人的消息似乎更加可信和灵通。非典时期曾经有一个调查发现，很多人不太相信官方消息和媒体报道，而更愿意相信身边的人有没有案例，相信熟人的口耳相传。

3.炫耀和自我抬高

一些人为了吸引眼球，散布各种号称第一手消息或者内部消息的消息，但这些消息往往是未经确认的，也许有些确有其事，但更多的是胡编乱造。

4.对他人或社会的攻击性行为

少数人出于敌意或者报复，发布引发攻击、诽谤他人或引发社会恐慌的信息。比如，有新闻报道，个别得不到及时治疗的患者或疑似患者，对医生、护士实施人身攻击。他们还很可能采用相对隐蔽的方式，在网上传播谣言。另外，也有对社会不满的人借由社会公共事件散播谣言，甚至无中生有地造谣，引发恐慌。再有就是别有用心的人出于政治目的散播谣言，危害社会稳定。

5.利益驱使

在日本福岛核泄漏事件发生的时候，疯传食盐可以消毒，很多人抢购食盐，新冠肺炎疫情开始的时候，方便面、大米也卖得很快，这里面有很多出于利益的考虑，商家就此可以卖出积压商品，甚至随意涨价。有的谣言说某些超市的员工集体性发热，事后被辟谣，并不能排除这是出于恶意商业竞争的目的。

6.从众心态

很多人总有一种人云亦云的心态,一些新的消息,不符合常识的消息,也的确吸引人的眼球。看见大家发朋友圈,自己也跟着发,其实是被群体无意识影响了。这部分人缺少独立判断的能力,比如在疫情期间,有消息说 2020 年 2 月 13 日是地球重力最小日,可以把扫把立起来。朋友圈中有很多人上传了立扫把的照片。其实无论在哪一天你想立起扫把来都是可能的。这特别像多年前,很多人都收到过这样一封信,大意是接到这封信后必须要写十封信传出去,不然你的家庭会遭遇灭顶之灾等,在后面还举出了好几个耸人听闻的例子。具备一些科学精神和独立判断能力就不会上当。

四、谣言的心理效应引发的后果

1.积极方面

- 对不确定环境下,识别谣言可以帮助我们明确认知,辨认情绪。先前的实验可以阐释这一点。
- 规范某些组织或既得利益者的行为,例如对某基金会未经证实的传言进行约束。

2.消极后果

- 个体心理层面:谣言会让人变得情绪化、恐慌、紧张、焦虑、抑郁。
- 人际层面:谣言让讽刺、攻击他人变得更容易,增加对武汉人、逃离的武汉人或湖北人的攻击。
- 行为层面:可能引发抢购风潮以及群体性事件,导致社会不稳定。

五、如何识别谣言和解决谣言的负面影响

1.随时间成熟得以解决

对未经确认的消息,我们别着急相信或转发,可以再等一等、看一看。第一种情况是,过段时间自然有相关人士辟谣;第二种情况是,自己经过多方了解确定信息的真实性;第三种情况是,随时间的变化,这个消息自然不被关注了。

2.政府或官方的辟谣

并非所有的谣言都能在第一时间被政府或官方辟谣,原因有两方面:第一,政府或官方会辟谣的一般是构成一定影响的事件;第二,有些事件在政府或官方辟谣

之前需要一定时间的调查核实。

3.增加相关知识

有时候信谣是因为我们不具备相关知识,比如有的人觉得空气里面充满病毒,于是封闭门窗。如果我们了解病毒传播的途径,喷嚏和咳嗽飞沫可以飞多远,停留多久,就不会如此恐慌。

4.与过去的经验做对比

经历过非典的人可以将过去的经验作为借鉴,在这样类似的情境下,作为参考。

5.培养认知理性

（1）看有没有公章

以官方或权威机构名义发布的消息,一般有公章,至少是文件上方有红色抬头的文件,没有的话可以保持高度怀疑的态度。

（2）看微信公众号

亲子公众号讨论飞沫可以飞多远,旅行公众号讨论用什么药物都可能有问题。当然,这里面可能还有些推广的软文也需要识别。

（3）看文章语气

专业人士的口气是习以为常的,语气看似比较淡漠。各种感叹号、语气词、形容词充斥其间的话需要警惕,如"每天喝碗绿豆汤,治好了多年绝症!!!""他每天做了这种事,导致悔不当初……（标题党）"。文章的语气绝对,"一定""必然"等语句充斥其间,大概率是有问题的。通篇讲的是个人经验,也要持怀疑态度。专家说话是讲证据的,这些证据通常是大样本的表现或实验室证据,很少用特殊案例,虽然特殊案例有时也能说明一些问题。

（4）看专家和证据

专家什么名头,姓甚名谁,具体什么致病物质,有何毒性、什么致病机理,是否符合我们的认知,这些都应该清楚。经常会看到报道说某匿名专家或业内人士说如何如何,匿名固然是保护隐私,免于担责,但同样也是谣言的一个特征。比如"从事多年临床工作的老专家说"之类的话要高度存疑。

（5）视频、音频也可能作假,只是成本更高

对音视频的嫁接、选取片段、张冠李戴、拍摄表演性视频都有可能。

结语：谣言一直会有,但并不可怕,关键是会识别,就不会对我们产生大的影

响。希望大家在这次事件中都不信谣,不传谣。总的来说,注意持续地学习相关知识,充分调动旧有经验,培养理性认知。闲得无聊可以做家务、看娱乐节目,有点追求的可以看看书、学习或者在家办公。这段既艰难又有纪念意义的时间一定能度过。

六、提问及回答

问:家里有长辈过度担心疫情,相信了夸大事实的谣言,天天长吁短叹,该怎么劝慰长辈?

答:不同年龄段的人,他受到的教育程度或是拥有知识的丰富性是不一样的。

老年人可能受教育水平不是特别高,容易受到周围人的影响。在劝解时,和他分析周围小区有没有感染新冠肺炎的人,他可能更相信这种东西。

年轻人,一般都有一些知识储备。更容易接受科学和疾病的传播方面的新信息,在劝解时告诉他与此相关的科学的信息,就能够打消他的这种疑虑。

我们要把防控做得严一些,心态放得平稳一些。从统计学和流行病学的角度来讲,防控严密,得这种病的概率是非常小的。如果他更相信身边案例,可以让他看看大概率的情况。从全国的疫情动态来看,这个情况是在下降的。这应该能够在很大程度上打消他的担心。如果还是解决不了的话,可以让他拨打北京林业大学的心理咨询热线,找心理咨询师获得心理支持。

参考文献:

[1] 奥尔波特:美国心理学家,由其编写的《谣言心理学》是西方早期谣言研究的代表作之一,他解释了谣言歪曲的基本模式,并剖析了谣言传播的心理机制,分析谣言在社会中的传播和防治。

[2] 郭小安.当代中国网络谣言的社会心理研究[M].北京:中国社会科学出版社,2015.

[3] 怎样快速判定微信朋友圈的谣言[N].京江晚报,2014-09-15.

第三节　避疫与休闲①

一、疫情之下倡导更多休闲娱乐的教育意义

大家留意一下新闻,或许会发现全世界除了疫情以外,其他的事情似乎都已停

---

① 本节内容来源于2020年2月14日北京林业大学学生心理健康中心新冠肺炎疫情防控系列讲座之朱建军老师的微课,文字由本中心咨询师王姬整理。

顿下来。如果人们持续关注疫情及与疫情有关的事件,那么这些事情会在人们的心中不断发酵,消极影响不断扩大,从而又会给人们的心理带来新的压迫。

此次疫情中,涌现出了很多应对压力的方法和思考角度。而本节内容从心理学角度为人们提供一个新的视角,来缓解疫情期间过度信息输入所带来的不适。用有益身心的休闲与娱乐方式充实避疫生活,不失为一种新体验。

学习本节内容的教育意义具体如下:

第一,适度地关注疫情,既有助于个体获得保护性信息,同时又能避免过度关注带来的心理损害。

第二,保持良好心态、利用闲暇时间培养专注力,在避疫期间关注心理学知识,不仅能够提高个体的免疫力,还能锻炼更强大的内心品质。

第三,尝试读一读古文,在没有外界干扰的情况下感受文学的魅力,同时提升自己的文化底蕴。

二、关注疫情的不同程度及其影响

对疫情适度地关注是应该的。如果人们不去关注疫情,那么在遇到一些健康问题时,就不知道该如何预防、如何解决。因此,适当关注,能够帮助人们规避风险;但过度关注,会给人们带来新的压力。用心理学方法缓解压力,肯定是有效的。持续关注疫情,哪怕关注的只是如何让自己少受疫情影响,同样也是一种关注,就可能会带来一些负面的影响。实际上,在现在这个时段,大家对疫情保持适度但不要太多的关注才是较好的做法。可以把一些精力放在其他事情上,转移注意力。如此,只要心理世界不那么消极,也就不需要用过多的方法去化解困扰。大多数人的职业并非医生,在这个时刻并不需要前往一线。对从事普通职业的个体,待在家中别出门就是在对社会做贡献。在这一段时间里,大家可以尝试在家里做一些让自己感到快乐并且有意义的事情。

人的潜意识中可能会有一种感觉:现在的这个传染病如此危险,有那么多人得病,还有那么多医生在受苦,我们宅在家活得很开心,会产生内疚感。其实,这种内疚感是不合理的,因为在家中隔离的人产生内疚感,并不会减轻一线工作者的工作量,也不会减轻已经被感染者的痛苦,这种不合理的内疚感更是没有必要的,不如安心在家享受隔离。

三、心理学与避疫

1.心态与免疫力的关系

现在,大家都很关注如何提高自身免疫力的话题。提高免疫力的方法多种多样,其中一种就是主动调节心情、心态。如果个体长期处于紧张、焦虑或恐惧的状态,又或者是待在家中就会感到烦恼不适,这本身就在削弱个体免疫力。

什么样的心态对人的免疫力有益?要从古代的文人墨客那里学习和借鉴,可以去读一读《孟子》,或者文天祥的《正气歌》。《孟子》特别强调浩然之气,而《正气歌》则正气磅礴,在这样一种浩然正气中,人们的免疫力自然会增强。这种身心愉悦的状态,能够改善个体的心态,好的心态才能够有更好的身体。另外,从免疫学的角度来看,如果个体处在一种非常和平放松、愉悦的心情下,免疫力会增强,整个身体的运转状态也会更良好。所以选择勇敢,选择快乐。

苏轼曾经有一首诗,其中有一句这样写道:"因病得闲殊不恶,安心是药更无方。"意思是说,"现在,因为我得了病,所以,反而有闲工夫了,这也不坏。我只要安下心来,这种安心就是药,我并不需要其他药方了。"这两句诗很适合大家现在的处境。不过这里所谓的"因病得闲",并不是因为谁得了病,而是为了防止病毒传播,所以人们得了闲。这是更幸运的事情。宅在家,只要安下心来,就是最好的良药。

2.注意力与休闲时间的关系

历史上,有过很多开始不好,后来却有积极结果的事件。有一本文学名著叫《十日谈》,它的创作背景便是如此。据说,当时因为瘟疫流行,人们四处逃避瘟疫。很多人到了乡下或者山里,和现在的情形很像。在这个时间段,大家闲来无事,便互相讲起故事。这些故事汇集在一起,被编纂成书籍,即为《十日谈》。俄罗斯著名诗人、作家普希金曾经有一次乘坐马车赶路,因途中下起暴雨,便躲进一个村庄避雨。在这期间,他写了大量的诗歌和各种剧作,这被认为是普希金一生中最高产的时期。高产的原因其实很简单,因为没有多余的事件分散他的注意力。

在日常生活中人们会有各种各样重要的事情,但事情一多人就容易变得心浮气躁。在这样的状态下处理事务,人的专注力降低,事件完成度会下降。疫病其实是逼着大家待在家中,停下来,无法去做平时的工作。而这同时,也给了人们一个机会,有了很多时间,去做一些平常没有时间做的、想做而不是被迫去做的事情,能够做回自己。

3.心理学在避疫期间的自我运用

从事心理学方面工作的人,可以利用这个机会做自我分析。比如,学习过意象对话的心理学专业人士,就可以在家里做意象疗法。没有学习过心理学的人,可以在家里做一些手工、画画,从而以娱乐身心的形式帮助自我成长。进行娱乐活动的前提是要减少手机的浏览时间。手机中大多是关于疫情的信息,有些信息也难辨真假,唯有主动限制自己在手机上的阅读时间,才能够获得自由,去完成其他的事情。

疫情期间,由于外在原因,大家无法出门而拥有了更多自主的时间,心理学上可以用容器这个词形容这种状态。沙盘就是一个容器,在沙盘疗法中,来访者将沙具放在沙盘里,就等于把其内心中一些重要元素放置其中。对疫情之下被困在家中的个体而言,家就是个人在现阶段的容器,无论是和家人一起做游戏还是自己一个人的活动,都可以说是在做心理学中的沙盘治疗。

四、阅读古文作为一种避疫期间值得推荐的休闲之事

还有一件比关注疫情更有意义的事值得大家做一做。那就是读古书,感受传统文化。因为古书很适合在安静的时候品读。由于古书的文言文记载形式,对现代人来说,阅读会略显费力。不过,读古书有一个方法可循。如果阅读者能够大致看懂整篇文章的内容,就尽量在不翻阅翻译的情况下将它读完。只有感受古文本身的文字,才能够在阅读的过程中领略到直击内心的语言之美,进而体会到美本身的价值。

不同时代的古文是不一样的。大多数人可以从一些阅读起来较为轻松的文本入手。像《论语》《孟子》,还有《诗经》。《诗经》中存在一些生僻字,相对不太好懂,因此结合注释能够降低它的阅读难度。在《诗经》中,"风雅颂"的"风"这一部分记载了展现老百姓喜怒哀乐的民谣民歌,体现了古代劳动人民的纯净质朴。读古书还有一个很好的选择,就是唐诗宋词。读唐诗宋词,并不会占用大量的时间,同时简单易懂的描述也非常适合读者进行想象。更通俗一些的阅读选择可以是章回小说,诸如《红楼梦》《水浒》《三国演义》。如果以上图书实在引不起你的兴趣,你也可以阅读现代文学,如金庸的作品也是不错的选择。

记得在 2003 年非典隔离期之后,中国的文物价格开始飙升。因为有一些较富裕的人在隔离期间选择了传统文化来丰富自己,他们对文物的兴趣使之后文物价

格开始上涨。这说明即使商人没有生意往来,也仍然会在休闲期间进行自我学习,将学识变现。无论何种行业,什么身份,都应当充分利用隔离时间充实自己。大多数人没有经济实力收藏文物,但现在人人都手握着更多的时间,能够去欣赏。趁着隔离期未结束,让生活过得更开心、更有收获,同时也可以让个体自身沉淀得更有素质、更有文化。

五、本节微课后的相关问题解答

问:老师是怎么度过这段时间的,都做了什么?

答:我很难有这么多的空闲时间,所以我非常庆幸可以待在家里给社会做贡献。我最想做,而以前没有时间做的事是写东西。所以,我最近正在写一本书,有关用心理学方法提高身体健康的书。最近,我对中医也很有兴趣,研究了跟中医有关的书,读了一些过去名医的方子。我觉得挺好玩的。我现在对我自己的要求特别低,我老婆做饭也做得很好吃,吃得香,睡得着,每天写书稍微写一点点就可以。所以很轻松,没有压力。我觉得最重要的是有好多平常忙起来的时候,没法去思考的东西,现在静下来了,可以思考得更清楚一点。

问:留恋假期,以后开学了怎么才能不厌学?

答:大家打游戏好像很少有人说厌游戏,但是上学却经常容易厌学。不过对付厌学,有一个简单的方法,就是在学习的过程中多鼓励自己。在学习中有任何一个小小的成功,都要夸夸自己。人是需要鼓励才能够进步的,在学习上多鼓励自己,你就不会觉得学习是件很烦人的事情;对学习多一点好感,你就能够学得更好;学得更好了,你会更有成就感;有了成就感,你会更开心,会更喜欢学习。这样就不会厌学了。心理学上称之为正强化。我觉得多少会有点儿用。

问:自己在分析自己的梦时,却想到了两种逻辑上冲突的解读结果,不能确定哪种解读更准确,内心很纠结,这大概是为什么?

答:梦本身用的并不是人们日常的逻辑。所以,梦有两种逻辑上冲突的解读,这种情况是很正常的。有三种甚至四种解读都是很正常的。梦本身是一个可以有双关、多关的东西,它更像一个艺术品,而不像一篇论文。论文必须精确,必须只有唯一真实的结果。而梦像一个寓言、一个神话,是可以有多种解读的,所以,首先要知道这是正常的。其次,这个解读不能用逻辑得出来的,因为逻辑你可能怎么说都能说得通,而是靠感受得出来。你把这个梦的解读告诉那个做梦的人,让做梦的人自己去感受,去体会,去问自己的心。如果这个梦的解释,跟做梦者全部的内心,或者至少跟内心中的某一个部分比较贴切,那他/她会有一种感觉的,他/她会觉得这个解释说到心里去了。如果说一个梦的解释,跟做梦者内心中的几个层次都有关系,那可能释梦人的另一种解释说出来之后,听者也感觉对,哪怕这两种解释在逻辑上不一致。说明这两种解读方式都对:一种解读反映了内心中一个子人格的心理;另一种解读反映了另一个子人格的心理。

问:在疫情刚开始的时候自己是非常焦虑和害怕的,随着长时间在家,因为想放松心情,开始看书、画画、练字,现在都不主动关心疫情了,没有情绪波动、不再紧张了,这样正常吗?

答:正常,而且你是大家的榜样。但是不要出门,要待在家里继续这样不紧张、没波动地享受你的生活,另外,至少关心学校给你发的通知,学校告诉你,哪天该回去上课了,你不要说没注意到。我觉得只要做到这几点的话,那你的状态不但是正常的,而且是很好的,我今天讲这个课是希望大家都能够进入这种状态。

参考资料

[1] 沙盘疗法:来源于 BIO 国际组织教材编写组编的《心理咨询与治疗基础》。沙盘游戏疗法是指将一些模型(玩具)摆放在特定的容器(沙盘)里构成一些场景(作品),从而充分表现自己的内心世界,把一些内心冲突和不良情绪无意识地释放和投射在沙盘中,进而活化自我痊愈及成长的力量,达到治疗的目的。

第四节　慢回归:非常时期后的心生活①

一、了解慢回归,非常时期后的心生活的教育意义

可能有人会好奇,什么是慢回归?或许还有人会问,心生活是什么意思?相信大家都能感觉到,疫情发生,我们每个人的生活都受了影响。在这个非常时期,我们每个人都面临三大挑战:潜在危险,生活不便,心理压力。在非常时期,大家都想尽快让生活回到正常状态,但是从疫情中到疫情后的转变,从来无法一蹴而就,更不会瞬间完成。本节内容主要分享疫情后的慢回归,以更加饱满的状态感受疫情后的心生活。

———————

① 本节内容来源于 2020 年 5 月 11 日北京林业大学学生心理健康中心疫情后的心理建设系列主题讲座之吴宝沛老师的讲座。

这一节学习内容的教育意义如下：

第一，了解为什么从非常时期到日常状态的转变会是一个缓慢的过程。

第二，认识缩短非常时期到日常状态转变的过程可能带来的问题。

第三，探索什么是疫情后生活的慢回归，学习如何做到慢回归，成为更好的自己。

二、非常时期到日常状态的转变是一个缓慢的过程的原因

冬天拖得太久，许多人都在心里呼喊：春天快来吧。想必大家都希望无论是社会还是个人，都尽快从非常时期转入正常状态，这是期待已久的回归。没有谁想要在非常状态中待上一万年，那不是人的正常生活，他们不需要，更不渴望。他们要劳动，要工作，要生产，要创作，他们想要更丰富多彩的生活，更精彩纷呈的社会。他们还说，"越快越好，我们已经耽搁了几个月，有些小公司都破产了，有些人的生计都艰难了，我们不能再拖延了"。这种急切的心情、昂扬的斗志，早已在很多人的心里蠢蠢欲动，就像春天的种子发芽后要破土而出了。时不我待，急如星火，他们等不及了。这是很多人的心声，其实也是我的想法。

虽然很着急，可我意识到，从疫情中到疫情后的转变，从来无法一蹴而就，更不会瞬间完成。一句话，从日常状态落入非常时期是一个过程，同样从非常时期转入日常状态也是一个过程，而过程本身需要时间，需要耐心，需要转变。它有自身的规律，有自身的步调，就像一匹桀骜不驯的烈马，它性子执拗，喜欢按自己的心思做事。假如你强迫它听你的，就会激起它的不满、它的反抗，最终落得成事不足败事有余的局面。这恐怕并不是你想要的结果，其实也不是我想要的。

为什么从非常时期到日常状态的转变会是一个缓慢的过程呢？因为我们有了新习惯，而数月间养成的这些习惯，很难在朝夕之间轻易改变。举一个例子，我经常要去学校办公，家里小，还有一个淘气鬼，所以宅在家就什么都做不了。而要去学校就得申请，还得提前一天申请，不然就进不了校门。每天清晨，我睁开眼睛看世界的第一件事，就是拿起床头的手机，打开学校的微信号申请。整个动作一气呵成，流畅无比，因为申请得多了，已经成了跟穿衣吃饭差不多重要的事，快要变成一种本能了。假如有一天因为特殊原因忘了申请，我就会不舒服，心情烦躁，好像丢了什么重要的东西一样，格外别扭。还有，出门戴口罩也成了习惯，假如哪天出门没戴，总感觉脸上不对劲、不完整。

　　无论是申请入校还是戴口罩，都是疫情带给我的新习惯。虽然才几个月，但好像已经变成了我自身的一部分，让我觉得自然而然，少它不得。其实，除了这些看得见的习惯之外，我们内心里恐怕也形成了某些看不见的习惯。比如，对发烧者、感冒者的敏感介意，对疫情灾区民众的偏见歧视，这些看不见的习惯一旦形成，恐怕也不会很快消失。

　　人类的本能总是走得比理性更快。他们的身体更容易高估危险，在某种意义上说，这是一种进化而来的适应机制。我在香港中文大学读博期间，有一阵子阅读了很多跟怕病有关的文献，对这方面比较熟悉。简单地说，人类倾向于把没病的人当有病的，而不是把有病的人当没病的。他们宁肯错怪，也不放过。这当然不是准确认知，毕竟最好的结果是，把有病的当有病，把没病的当没病。可惜这只是理想，在现实生活中，人类的判断经常犯错误，要么把有病的当没病，要么把没病的当有病。这很常见。问题带来了这么两种错误认识，哪一种更常见呢？很多人凭自己的直觉就知道，当然是把没病的当有病。为什么？这个逻辑其实很简单。我们只要对比两种错误认识的代价就可以了。把没病的当有病，最多虚惊一场。可是，这么做的好处就是避免碰到有病的，也不太容易染病。相反，假如把有病的当没病，代价就大多了，自己被传染的概率会很大。你误以为人家好好的，其实他是病毒携带者。这个风险太大了，很多人承担不起。两害相权取其轻，相比之下，还是把没病的当有病更安全。某个人到底是有病还是没病的判断之所以带有模糊性，一个重要的原因在于，症状跟疾病之间不是一个完美对应的关系。比如一个人发热咳嗽，可能是肺炎，也可能正常，你无法根据简单的线索判断一个人有病没病。同样，一个人即使不发热不咳嗽也可能患新冠肺炎。拿新冠肺炎举例，无症状的感染者其实也存在，这就是典型的例子。

　　当然，怕病的心理很多人都有，但人与人之间到底有何不同。研究发现，那些认为自己容易生病的人更怕病，换言之，这些人也更容易基于过度防御而对他人形成偏见。这一点也容易理解。毕竟，打铁需要自身硬。假如你认为自己不容易生病，甚至百病不侵，根本就没必要怕病，怕是为了安全。假如你足够安全，就没必要怕了。担心自己和家人的安全受影响，才会介意自己接触的是不是新冠病毒的携带者，才会在乎对方是不是来自疫情重灾区，然后战战兢兢、过度反应。我们认为没有必要，通常是因为自己不怕，自认为身体棒不怕万一的感染。

　　一方面，我们在疫情中形成了很多新习惯；另一方面，疫情给我们带来了新冲击,形成了很多坏心理。过于怕病就是一大体现。除此之外,疫病还会增加我们的从众倾向,让我们变得保守刻板。听到这里,估计很多人都会微笑点头。为什么?因为这恰好也是他们在疫情中观察到的现象。那么,为什么疫情会让人变得更顺从呢?这涉及一个重要的决策逻辑。设想一下,假如你是一个旅行家,来到一个十字路口,恰好你手上也没有地图,请问你怎么知道往哪儿走?简单啊,看看其他旅行者往哪儿去,就跟着呗。这个回答简单正确。当我们有明确的方向时,我们追随自己的内心;当我们面临种种不确定时,我们追随众人的选择。前者叫走自己的路,后者叫听别人的话。

疫情,恰好带来的就是种种不确定。所以,疫情期间,抢购各种偏方的闹剧不时上演,那就是人性的一部分,毕竟,我们面临太多的不确定性,谁也不知道这场疫情有多厉害。谁也想不到,就是这么一个小小的新冠肺炎,居然把整个世界折腾得够呛,美国确诊超过一百万人,全世界多达三百万人,累计死亡二十万人。在这种情况下,盲目随大流,不算什么问题,甚至还挺好,虽然偶尔也会带来小小的烦恼。就像在抢购闹剧中发生的情形,人们容易受暗示,信谣言。假如一个人快要淹死了,他甚至会伸手去抓柔弱的稻草。面临种种不确定情形,人心就是这般沉浮不定,随波逐流。在某种意义上,它甚至可以说是非常时期的正常心理。

可是,假如我们要从非常时期回归日常状态,就不能这样了。我之所以提出慢回归这个概念,就是要指出,从非常时期转向日常状态并不能一蹴而就,需要有耐心。要知道,我们必须改变过去几个月养成的新习惯,它们似乎变成了我们自身的一部分,同时,我们必须面对非常时期形成的坏心理,它们或许对适应非常时期有帮助,但却会妨碍我们更好地面对日常生活。比如,过于怕病能让我们安全地度过非常时期,可也让我们失去了很多机会,我们原本可以通过与他人交流而获得重要的社会资源;又如,随大流让人安心,可这是以丧失自主和独立为前提,相当于让众人帮自己做决定,假如要面对那些复杂的问题,或需要创新才能解决的难题,这时候就会捉襟见肘,狼狈不堪。

三、缩短非常时期到日常状态转变的过程可能带来的问题

前面我们一直在谈论一个问题:由疫情回归日常是一个怎样的过程?这是一个缓慢的过程,至少在心理上是这样,它需要除旧布新,需要自我更正。《论语》里有这样一则故事,子夏做了莒父的地方长官,问孔子如何处理政事。孔子的回答

是,不要急于求成,因为欲速则不达。很多时候,你想快,反而到不了目的地。我知道也能理解,有很多人特别想尽快摆脱疫情,回归日常。我也曾有过类似的想法。可后来我意识到,人的意念走得太快太急,不一定是好事。无论是疫情结束,还是恢复正常,都是一个过程。假如我们要刻意缩短这个过程,很可能会丧失一些重要的东西,还会遭遇始料未及的问题。

首先,作为非常时期,疫情就像一面镜子,照见了你平日里不为人知的一面。它可能同时放大你的缺点和优点,假如我们不能充分利用这段闲暇时间做自我反省,恐怕以后就很难有同样的机会了。倘若疫情过后,你跟疫情期间没有任何变化,我不认为这是什么好事。因为这只能说明,这一场疫情没有搅动你的内心、触及你的灵魂,你看待世界的目光依然陈旧,你面对自我的心态依然固着。换句话说,假如几个月的疫情暴发并没有让你学到什么东西,那么这场疫情对你而言就没有任何意义。它没有刺激你,让你更完整、更深入地认识自己,它只是你生命中的匆匆过客,没有给你带来任何改变。这是你的悲哀。

其次,有希望难免有失望,希望越大多半失望也越大。有一个著名的幸福悖论:很多追求幸福的人恰恰过得不幸。当然,一种解释是,这些人是因为不幸才追求幸福。但我想说的是另一种可能,那就是正因为设定了一个虚幻的幸福标准,才导致了真实的不幸感受。毕竟,有标准才有不达标,而且也只有在有标准的情况下,不达标才有可能。我翻译过一本书,名叫《深渊》,从进化的角度讲抑郁。作者罗森伯格在书里讲了这么一个心理学发现:越是看中幸福的人,越不可能找到幸福。换句话说,追求幸福反而导致不幸。罗森伯格的解释是:设定了过高的目标,更容易导致失落,而失落带来痛苦和痛苦的反思。因此,假如我们认为自己可以很快从"非常"回归"日常",就容易乐观过头,认为几个月的疫情影响可以一扫而空,自己马上就能生龙活虎、焕然一新。倘若事情真的如此就好了,天遂人愿,心想事成。可惜,更可能的情形是,疫情何时结束我们并不知道,疫情何时宣布结束我们也不知道,我们同样不知道的是,自己是否为疫情结束做好了准备,从而一帆风顺地过渡到日常状态。在心理咨询中,每当咨询快要结束时,有的来访者的状态就会变差。她已经对咨询产生了依赖。有没有可能,哪怕我们不情愿,事实上,我们也已经对疫情中的生活方式产生了依赖呢? 完全有可能。毕竟,习惯不容易养成,也不容易消除,无论是习惯咨询,还是习惯疫情。

相反,假如你有了慢回归的心理准备,能意识到转变从来不容易,就能更容易接受回归过程中出现的波折,也更能承受得住。从某种意义上说,这就是一种道家无为的智慧,不刻意追求快速转变,在这个以快为好的时代里尤其难能可贵。你相信,转变可以自然而然地到来,假如你做好了准备,它就可以更快地到来。而做好准备的一大体现,就是不刻意追求快。这也体现了儒家的忧患意识。对你而言,安逸的日常生活其实也潜伏着死于安乐的危险。假如,在疫情面前,你不得不警觉,不得不忍耐,不得不坚韧,不得不顽强,那么,一旦切换到日常模式,你很可能就缺少足够的动力去保持警觉、保持忍耐、保持坚韧、保持顽强。"贫贱不移"固然不易,"富贵不淫"其实更难。

四、慢回归的内容

慢回归既是道家的无为,也有儒家的有为。无为就是不刻意求快,有为便是要做好准备。不低估转变的困难,便是做好准备的表现。说到这里,一个重要问题出现了,我们该如何做好准备呢?换句话说,慢回归的内容是什么呢?按照存在主义的说法,我们生活在三重世界中:客观世界、人际世界和自我世界。客观世界说的是现实世界的物理层面,这不是本节内容的重点,重点在于人际和自我这两大世界。回归的含义,在我看来,并不是要变得跟从前完全一样,而是要变为更好的从前,换言之,超越从前。超越就体现在人际世界和自我世界的更新和建设上。

疫情期间,很多人备受压抑,觉得不开心。原因很简单,人类天生的社交本能遭到了抑制,无法呼朋唤友,不能闲来小聚,生活失去了很多味道。人与人的物理距离增大,心理距离也增加了。另外,我们内心还有自主的需要,还有胜任的渴望,这些通常要通过工作来展现,而工作通常在工作环境里才能顺利展开。家是生活的地方,在家里办公不是不可能,而是很难避免干扰,很难做到心无旁骛,不受打扰。心理学家达西和瑞安提出了自我决定论,认为人类只有满足了三大基本心理需要,才能成为自己心灵的主人,实现自我决定。哪三大需要?第一,自主;第二,胜任;第三,关系。毫无疑问,疫情突如其来,我们的这些需要都受到了抑制,无法充分实现。我们也只有在更新人际世界和自我世界时,才能实现这些心理需要。你或许需要问自己一些问题:我能跟其他人保持良好的关系吗?我能跟父母、朋友、恋人、领导、同学或同事保持和谐的关系,有了问题能及时沟通,问题能有效解决吗?在我跟他人的关系中,我经常扮演什么样的角色,这是一个平衡的角色吗?

我想要怎样的关系,现在我又有怎样的关系? 我在自己的人际关系中给别人带来了什么,别人又给我带来了什么? 我有没有找到适当的边界,既能做自己,也不会冒犯别人? 我有可以谈心的朋友吗? 在我遇到困难时,有没有谁能帮助我? 类似的人际关系问题还有很多,我们都可以问自己。

趁着疫情还没有过去,我们也不妨探索自己的自我世界:我是一个什么样的人? 面对疫情,我表现出了哪些品质? 这次疫情,让我对自己有了哪些新认识? 疫情打乱了我的人生规划,我可以做怎样的调整? 面对疫情,哪些事我能控制,哪些事我无法左右? 面对无法左右的事,我是否做好了心理准备,准备接受一时间我尚不具备扭转乾坤的力量的事实,也接受自己无法更改现实的无奈? 我期待自己拥有怎样的品质? 假如疫情结束了,你认为它带给你的最大变化是什么? 假如没有这次疫情,你觉得自己会有怎样的不同? 我对命运和人生的限制有了哪些新理解? 倘若疫情打击了我们盲目的自信,使得我们不再沉迷于自己的全能,因为它到底只是一个幻觉、一个假象,那么它至少使你学会了面对现实,面对限制,承认世界的不完美,也承受自己的非全能。两千年前,孔子的弟子记载他的言行,在《论语》中写道:子绝四,毋意,毋必,毋固,毋我。翻译成白话就是,要杜绝四种毛病,不凭空臆测,不武断绝对,不固执拘泥,不自以为是。倘若我们也能向孔子看齐,借助于疫情的敲打,杜绝自己身上的毛病,从而建设一个更健全的自我世界,让自己能更勇敢地睁开双眼,面对现实,立足自身,修养身心,锤炼品性,从而使自己在疫情后焕然一新,那么我要恭喜你:因为你已经走在了慢回归的康庄大道上。

了解我们的局限恰好能突破我们的局限,面对世界的限制才能超越世界的限制。疫情作为一个重要的生活事件,简单地把它归结为坏东西,只会让我们对它避之唯恐不及。既然疫情来了,来到了我们身边,它就已经成为我们生命的一部分,成了我们这一辈子最重要的一段人生遭遇。倘若以后当我们回首往事时,丝毫没有体会到这场遭遇对我们的触动,没有感觉到它给我们带来的崭新变化,我想我们一定会遗憾,遗憾有那么好的学习机会自己却没有把握住。一个真正的聪明人,会利用生命中的一切来丰富自我,提升自我,从而超越自我,完善自我,因为对他来说,一切的遭遇,无论顺逆、荣辱,都可以是滋养生命的养料,打磨性格的磨石。

君子温润如玉,而玉却是被粗糙的石头打磨出来的。孟子说,“天将降大任于斯人也,必先苦其心志,劳其筋骨,饿其体肤,空乏其身,行拂乱其所为,所以动心忍性,曾益其所不能”。苏轼说,“古之立大事者,不惟有超世之才,亦必有坚忍不拔之志"。成大事多半要忍辱负重,百折不挠,正如影片《东瀛武士》中上地完雄的老师在他想要自杀之时当头棒喝说给他听的那句话,"能忍人之不能忍,必能成人之不能成"。这是什么? 这就是意志力。面对艰难的意志力,面对困苦的意志力,面对逆境的意志力,面对灾难的意志力,一句话,这是面对生命中阴影的意志力。像疫情这样的阴影,也许在某年某月的某一天,还会再降临到我们头上,承受它,转化它,这是我们的宿命,也是我们的使命。

精卫填海,愚公移山,中国人自古就有坚强无比的意志力,"不信鬼神不信仙,敢教日月换新天"。在中华民族伟大复兴的道路上,一定是崎岖坎坷,充满内忧外患,倘若没有"嚼得草根、百事可做"的初心不忘,矢志不渝,我们怎么坚持下去,最终走向属于自己的辉煌? 国家如此,个人亦然。在我们每个人眺望远方、追逐梦想的过程中,倘若不能历经风雨见彩虹,百战归来奏凯歌,不能借助像疫情这样的逆境磨炼意志,增强勇气,提升智慧,我们又怎能披荆斩棘,一往无前?

慢回归,简单地说,就是回归本性,回归初心,变成更好的自己,这是一个永无止境的过程,不进则退,不学则废。无论是疫情前、疫情中还是疫情后,都是这个伟大创造过程的一部分。我们借此完成自我更新。倘若疫情能促使我们留意自己的人际世界和自我世界,用心建设,使得自己内外兼修,不断进步,那么这场生命中的遭遇战我们就算是赢得漂亮了。希望我们每个人都能成为胜利的战士。

第四章　非常时期与家庭建设

⁘⁘⁘

　　由于疫情期间居家隔离的要求,我们无形间增加了很多与家人相处的时间。一方面,我们能够有更多珍贵的时间陪伴家人,增进感情与相互间的了解;另一方面,可能也会因为长时间、近距离相处产生一些摩擦。那在疫情期间,我们该如何与家人沟通?什么方法可以帮助家庭成员增进感情?在疫情期间,居家生活能够做什么事情?本章我们会从"非常时期的家庭联结""封闭环境中利用家庭游戏进行心理调适"及"非常家庭关系下的'家情结'"三个方面,为大家解析相关内容,回答大家的疑惑。

第一节　非常时期的家庭联结[①]

一、非常时期强化家庭联结的教育意义

　　突如其来的疫情影响了我们每个人的日常工作和生活,现阶段除了那些在一线奋斗的"白衣战士",大部分人都已经开始了居家办公模式。有些人可能会说,待在家里的时光是漫长而无聊的,而恰恰这样的日子对在一线奋斗的人来说,却是一种奢望。由此可见,同样一场疫情,对每个家庭的影响都不同。

　　非常时期对每个家庭的影响是什么,在这样的影响之下,如何提升、促进我们的家庭关系将是本节课的重点。

　　学习本节内容的教育意义具体表现如下:

　　第一,了解非常时期对各类家庭的影响,有助于更有针对性地寻找提升家庭联结的方案。

　　第二,剖析家庭生活的各个方面,从而开发更多促进家庭成员亲密性的活动。

　　第三,了解亲密关系的本质,有助于个体改善自己和他人的亲密关系。

---

　　① 本节内容来源于 2020 年 2 月 11 日,北京林业大学学生心理健康中心新冠肺炎疫情防控系列讲座之丁新华老师的微课,文字由本中心咨询师王姬整理。

第四,了解提高家庭成员互动质量的方法,促进家庭成员之间的联结。

二、非常时期对家庭的影响

家庭的种类可以简单分为受疫情直接冲击或奋斗在疫情一线的工作人员家庭和普通民众家庭。非常时期对家庭的影响可以进一步分为利、弊两个方面。

利主要表现在可以和家人朝夕相处,这能够加深彼此的联结。用一句话对此事的影响进行总结就是:危机虽然会威胁生命和健康,但同时它也是自我成长和进步的机会。

弊主要表现在很多事情暂时无法做,像走亲访友等外出受限。

三、丰富家庭生活、享受居家时光

1.家庭饮食方面

一家人可以一起享受做美食的过程,用心准备一日三餐。这方面的重点在于大家要一起参与,将这一活动变成家庭活动。例如一家三口可以一人负责一餐。

2.家庭环境方面

一家人可以一起做一些整理、清洁工作;也可以一起为家中添置一些花草、宠物。

3.家庭休闲娱乐方面

除了看电视、玩手机之外,还可以做一些家人能够共同参与的活动,像下棋、唱歌。这种幸福时刻除了能够带来快乐,还能够带来意义感。对电子设备的使用,应当规定在固定的时间段,把控好时间。

总的来说,非常时期的居家生活要做到"起居有常""饮食有度",每天都能够有吃、喝、玩、乐、动、学等活动形式。

四、健康亲密的家庭联结

在美国心理学家亚瑟·阿伦的一个实验中,主试要求陌生人两人一组,彼此提问并回答36个问题,回答之后凝视对方4分钟。结果30%的人在聊完36个问题后,表示自己与对视者的关系,已经超过了他们人生中和其他人的任何一段。有35%的人在提问并答过36个问题后,已经开始约会,甚至有一对成了夫妻。

1.亲密关系的本质

亲密关系的本质是一种情感的联结和交流,这个互动使得个体爱与归属的需要得到满足,两人之间形成了一种安全的依恋关系。

2.亲密关系的特点

亲密关系具有如下 3 个特点,取其英文单词首字母可简称 ARE。首先是可亲性(accessibility),即"当我需要你时,你能在我的身边";其次是回应性(respondence),即"你能够给予我一些情感的回应和支持,包括关心和安慰";最后是投入性(engagement),即"我愿意投入这段关系之中,为之付出,并愿意珍惜与陪伴"。

五、高质量的家庭相伴

促进家人之间的关系,增强家庭成员之间的联结可以使用如下几个小技巧。

1.和家人分享更个人的话题

可以将平时与闺蜜、朋友交谈的话题与家人一起分享。试着问问父母长辈,他们年轻时的梦想和心愿,或者可曾有过什么遗憾等。

深度的交谈能够加深家庭成员之间的了解,从而促进个体的家庭认同感和归属感。

2.和家人一起做游戏

游戏无须考虑参与者的年龄,因此,可以在网络上搜索一些互动型游戏,和家庭成员一起做。

3.更好地管理自己

放假回家待了几天之后的大学生很容易遭到父母的嫌弃,这种抱怨与不满的背后,更多的是父母希望自己的孩子能够更好地管理自己。

因此,即使家中的小孩,也应该学习做一个有责任心的人,按时作息,适当地运动、娱乐,并不忘与父母交心。

4.联结的同时也要有边界

在非常时期,家庭冲突会放大。如疫情刚开始时,出现的年轻人劝诫长辈戴口罩的情形,就像中老年人劝诫年轻人穿秋裤一样。中老年人和年轻人之间,对信息存在不同的看法。彼此之间都应该多一些理解和尊重,求同存异,和而不同。

家庭是一个系统。任何一个人的变化都会给系统带来相应的变化。"家和万事兴",作为最小的社会单位,营造一个温馨有爱的港湾,就是在对社会做出自己的一份贡献。守护好自己和家人,建立与家庭的深度联结,就是此刻能做的最好选择。治愈了家庭,也就治愈了世界。

六、本节微课的课后问题解答

问:停课不停学,中小学生马上就要进行校内课在线学习了,应该怎样适应在线学习与教师面授课的差异?

答:这次疫情促进了线上教育工作的发展。这是一个新生事物,每个人都在学习。老师和学生都在学习慢慢地进入这种状态。也许网上授课的效果并不太好,但重要的是孩子能回到正常的生活轨道,在该上课的时间起床、听课。在这种新的学习模式下,我们也要鼓励孩子努力学习、专注做事。同时,也提醒孩子注意用眼卫生。

参考资料

[1] Johnson S. Hold me tight[J]. *Psychology Today*, 2009, 42(1): 72-79.

[2] 亚瑟·阿伦实验中所使用的 36 个问题:

①如果可以跟世界上任何一个人共进晚餐,你会选择谁?

②你想出名吗? 以什么样的方式出名呢?

③在打一通电话之前,你会先组织一下语言吗? 为什么?

④你心中最完美的一天是做哪些事呢?

⑤你上一次唱歌给自己听是什么时候? 上一次唱给别人听又是何时?

⑥如果你可以活到 90 岁,并能在 30 岁后让体态或大脑保持在 30 岁的状态到死,你会选保持体态,还是大脑呢?

⑦你曾经预感过自己会怎么死亡吗?

⑧举出 3 个你与你对面这位的共同点。

⑨人生中,你最感激谁?

⑩如果能改变你是怎么被抚养长大的,你想改变什么?

⑪用四分钟跟你对面这位分享你的一生,越详细越好。

⑫如果你明早一觉醒来发现自己获得了某种能力,你希望是什么能力?

⑬如果一颗魔法水晶球能告诉你有关你自己、你的人生、你的未来的任何事情,你会想知道什么?

⑭你有已经梦想了很久、想做的事情吗? 你为什么还没去做?

⑮你人生中最大的成就是什么?

⑯一段友情中你最珍视的是什么?

⑰你最珍贵的一段回忆是什么?

⑱你最糟糕的一段回忆是什么?

⑲如果你知道你会在一年后突然死去,你会想对现在的生活方式做出哪些改变? 为什么?

⑳友情对你来说代表什么?

㉑爱与喜欢在你的人生中有着什么样的地位?

㉒轮流分享你觉得你的恋人应该具有的五项好品质?

㉓你的家庭亲密温暖吗? 你觉得你的童年有比别人幸福的方面吗?

㉔你跟母亲的关系怎么样?

㉕用"我们"做主语造三个肯定句,比如"我们都在这个房间里"。

㉖完成以下句子:"我希望我能与一个人分享……"

㉗如果你会跟你对面的人变成亲密好友,分享一下你觉得对方必须得知道的事情。

㉘告诉你对面的人你喜欢他什么:老实回答,说一些你通常不会告诉刚认识的人的答案。

㉙与你对面的人分享人生中很尴尬的一刻。

㉚你上一次在别人面前哭是什么时候? 上一次自己哭是什么时候?

㉛告诉你对面的人你已经喜欢上他的什么?

㉜有什么人或事对你很重要,是不能随便开玩笑的?

㉝如果你将在今晚死去,没有任何再与他人交流的机会,你最后悔没有把什么事情跟别人说?

㉞你家着火了,里面有你所拥有的一切事物,在救出你爱的人、你的宠物后,你还有时间最后再冲回去一趟拯救最后一样东西,你会救出什么? 为什么?

㉟你家庭中的所有人里,谁的死会让你最难受? 为什么?

㊱分享一个你私人的问题,并向你对面的人询问他会怎么处理,之后再请他回答,对于你的这个问题,他有什么看法?

第二节　封闭环境中利用家庭游戏进行心理调适①

一、封闭环境中利用家庭游戏进行心理调适的意义

面对突如其来的新冠肺炎疫情,所有人的生活节奏和假期计划都被打乱了,大家的工作和学习都陷入了停滞或半停滞的状态。有人会利用这段时间充实自己,也有人将大部分时间用在看电视、睡觉、玩手机上。而有的人在打发时间的同时,也感到了乏味、空虚、失落、烦躁和焦虑,甚至是对疫情的恐慌。封闭的环境打破了大家原有的生活规律,本来一家人难得团聚在一起,也可能因为"长期相处"而产生或大或小的家庭矛盾。那么,在疫情之下我们还能做些什么? 什么样的活动能帮助我们调节因为疫情而产生的心理不适?

本节内容就是基于此选定的,目的是希望读者通过学习缓解因长期相处所产生的家庭矛盾,通过家庭游戏调节因疫情而产生的心理不适。

学习本节内容的教育意义具体如下:

第一,了解家庭游戏并将之运用于家庭生活中,有助于缓解家庭矛盾。

第二,有助于形成家庭生活中平等、民主的氛围,有益于家人之间的情感交流。帮助我们更好地对抗疫情所造成的不适感。

二、为什么要做家庭游戏

1.长时间的休息打乱了我们的工作、生活节奏,也容易放大我们的负性情绪

由于疫情的发生,大家的工作、学习都进入了停滞或半停滞状态,于是我们就有很长时间关注自己的状态。当身上有些微的乏力、口干、咽痛或者咳嗽,我们可能就很容易想到自己是不是感染疾病了。这种过多的向内自我关注,会把我们躯体上和心理上的负性感受进一步放大。因此,游戏就是一个帮助我们把注意力转移到外部的很好的途径。

2.认知神经科学告诉我们,与他人交互的游戏有利于心理调适

已有的核磁共振研究表明,人脑在活动的时候由多个脑区协同工作,它们形成

---

①　本节内容来源于 2020 年 2 月 18 日,北京林业大学学生心理健康中心新冠肺炎疫情防控系列讲座之杨阳老师的微课,文字由本中心咨询师杨婷婷整理。

了不同的脑功能网络。人脑包含两个较大的脑功能网络,一个叫执行控制网络,另一个叫默认网络。当人们在处理外界信息时,例如在工作、学习或者游戏时,需要通过推理、计划、操作等认知加工方法解决某个特定的任务,此时执行控制网络就主导了人的思维活动。而当人们把注意力投向自己内心深处时,例如走神、放松或者胡思乱想时,默认网络就会主导人的思维。人脑总是在执行控制网络和默认网络这两个网络之间来回切换,这也可以被理解成两种模式:一个是注意力向外的模式,一个是注意力向内的模式。研究表明,抑郁症患者负责内向思维的默认网络活动更活跃。有研究者认为这是抑郁症患者产生很多关于自身负性思考的一种神经机制。因此,如果我们将注意力更多地投向外部环境,朝着某一目标去思考和活动时,负责关注我们内心的网络就会受到抑制。此外,也有研究表明,当人在做与他人互动的游戏时,负责人脑目标定向以及理解和揣测他人如何思考的脑区会明显地激活。此外,在这类游戏中表现较好的和表现不好的人的脑激活模式存在差别。后者的脑内,其偏向自我关注的脑区会更活跃一些。我们可以推测,伴随着人们在交互式游戏中变得越来越熟练时,负责工作的活跃脑区也会从偏向自我关注的脑区逐渐转向关注目标和他人的脑区。

3.心理学家维果茨基认为,人类的心理是在活动中形成的

从个体发展的角度来看,高级的心理机能起源于社会,是在与周围人和环境的交往过程中产生和发展起来的。伴随着婴幼儿时期不断成长、成熟,我们与他人和外在环境的交互也变得越来越复杂,我们的心理各项功能也在这种变化中不断成长和完善。幼儿时期的我们缺少与社会直接交流的机会,但又渴望参与成人的社会活动,这时,游戏就是帮助我们发展高级心理机能的主导活动。例如,小孩子的玩过家家,其实就是一种假装游戏,是在孩子不能真正进行社会交往时,模仿大人创设的一个虚拟情景,用来进行社会化的提前练习。疫情中的我们待在家里不能出门,但又渴望恢复正常的社交活动,这很像我们小时候的状态。因此,游戏能使我们的需求以一种特殊的方式得到满足,它能够让我们的心理活动保持在平衡状态。

4.家庭游戏会对家庭氛围产生积极影响

家庭氛围,是指家庭成员在长期相处中形成的一种成员间以及成员与外界间表现出的相对稳定的精神状态、处事态度以及交往风格。家庭氛围可以分成不同的类型,例如经常吵架争执的冲突型,父母对孩子管教比较少的放任型,家庭成员相亲相爱、相互尊重的民主型等。家庭氛围对家庭成员的认知思维模式、情绪表达方式等很多方面都会产生影响。对于家庭的情绪氛围,有研究表明积极的家庭情绪有助于家庭成员的情绪调节。家庭情绪氛围也会影响成员的亲密关系,并决定其是否会产生孤独感。因此,在极易引发个体恐慌、焦虑情绪的疫情之下,如果能以好的状态开展家庭游戏,那么家人就能在游戏中体验到快乐和温暖,这样的氛围也有助于情绪调节。

三、家庭游戏适用人群

1.封闭环境及其特点

封闭环境是指空间上的封闭,特指因为疫情不能随意外出而所处的居家环境。在此环境中,我们可以随意使用家里的各种物件、道具,也可以收看、收听电视广播节目,可以使用互联网和电子产品。它唯一特殊的地方在于在此环境中的人不能或者很少能与外界的自然环境或社会产生直接接触。虽然这不是绝对意义的封闭,但还是给人们的生活和心理状态带来了各种影响。

这样的封闭居家环境有一个最大的特点,就是在此相对狭小空间里的人都是家人,大家有天然的亲密联系,在此基础上大家能很自然地开展一些游戏。

2.家庭游戏目的

①消除躯体和心理上的紧张、疲劳和焦虑。

②增强家庭成员间的亲密感。

3.适用人群

适用于两名或两名以上成员一起居住生活的家庭。可以根据家庭特点选择不同的游戏内容。

四、如何进行家庭游戏

1.家庭游戏的两种级别

游戏的方法有两个级别,分别对应游戏调节心理的两种机制(即家庭游戏的两个目的):一是基础版,所有家庭成员一起参加,按照游戏原本的规则进行;二是进阶版,有助于增进家庭成员之间的感情。

进阶版的家庭游戏参考心理学的游戏治疗。在游戏中,参与者的注意力是集中在游戏活动本身的,但在不知不觉中,却会进入某种意识状态,这种感觉是无法通过语言交流获得的,尤其是当一家人一起进行游戏时。在游戏中,我们独自体验到的东西会像与自己进行了一次对话一样,因为我们亲身参与了探知自我的游戏。而在游戏中强调体验的分享,这会把潜藏的体验提升到我们的意识层面。

因此,我们在进行进阶版的家庭游戏时,需要遵循几个流程。第一是明确关系;第二是确定目标;第三是参与游戏;第四是分享总结。

2.在进行家庭游戏时家庭成员需要遵守三大原则

①平等性原则,要求家庭成员在游戏中暂时放下固有的家庭身份和关系,转变成一种自然、平等的游戏参与者关系。

②目标性原则,是指游戏之前,参与者需要一起商定目标,即当大家在游戏时,所有人必须朝着实现目标的方向努力。例如,一家三口做深蹲游戏,大家商定好三个人一共要做100个深蹲,当最后还剩20个深蹲时,可能大家都觉得累了,这时一家人为了完成目标,就需要去分担一下任务。比如,爸爸举手说"我完成十个",然后,孩子也举手说"我完成八个",那妈妈只用完成两个。这样的形式把普通的锻炼变成了游戏,家人在参与的过程中能体会到合作完成目标后的喜悦。对复杂游戏来说,目标可以制订得更细致和复杂,例如,可以分为第一阶段目标、第二阶段目标等。在完成目标的过程中,大家要记得遵守平等性原则,解决问题时注意讨论协商。

③开放性原则,是指一家人在做完游戏后要总结和分享,而且要把在游戏过程中对自己以及其他家人的感受坦诚地表达出来。表达的过程也需要是平等的,负向情绪和正向情绪都应表达出来。

3.游戏类型

给大家推荐几种游戏,它们都很适合在家庭中开展。大家可以用基础版的玩法和家人放松娱乐;也可以参考进阶版的玩法,注意游戏中的体验与感悟,以及和家人的交流与分享。

①纸笔游戏。用纸和笔就可以完成。例如:

合作绘画:拟订题目由家人一起合作完成绘画。

你画我猜:一人负责绘画,其他人猜测画的内容。

这类游戏适合培养家人的默契,并且从心理学上讲,绘画所表达出来的形式和内容很适合用来进行心理分析。画好之后,一家人可以坐下来一起回顾绘画的过程,探讨绘画时的想法和感受。

②手工游戏,例如,拼图、搭积木、变废为宝、针线的手工游戏等。这些游戏对

于道具的要求不是很高,很容易转变为合作性的家庭游戏。

③肢体运动类游戏,例如放松训练、瑜伽、舞蹈、太极、做操等。这些活动需要学习和示范。结合我们的游戏原则,可以把这类健身活动转变为游戏,在活动筋骨、强身健体的同时,达到家庭游戏的效果。

④言语游戏,例如接歌词、成语接龙。

⑤桌游棋牌类,例如主题类大富翁、棋牌类游戏。我们可以尝试改变它们原有的规则,设定一些需要全家人一起参与完成的规则和目标。

⑥视听游戏,例如利用电视、平板电脑等电子产品观看影音视频。这和简单地看电视、玩手机不同,进阶版的游戏强调分享。例如,一家人可以按顺序轮流给其他人播放自己喜欢的视频节目,并说明自己为什么喜欢。

⑦表演类游戏,例如剧本杀,结束后可以坐下来好好和家人回顾和分享一下自己的感受。

4.家庭游戏与家庭关系

家庭是我们逃离疾病疫情压力的避风港。中国科学院心理研究所的一项最新研究强调,家庭就是我们心理的调节剂。研究发现,家的感觉可以帮助人们抵御生活中常见的自我威胁。创建健康的家庭亲密关系,家庭成员之间相互坦诚地交流是最重要的手段。而游戏为家人之间提供了一个分享与交流的平台,这有助于形成良好的家庭关系。当我们想到家的时候,如果涌上心头的是"安逸、舒适、温暖、愉悦",那这些让我们踏实的感受会转变为力量,帮助我们渡过一道道难关。

五、本节微课的课后问题解答

问:麻将是否可以当成家庭游戏?

答:麻将是可以的。首先,按照我刚才提到的,如果我们只是以基础版的玩法来进行的话,麻将其实也是一个全国人民老少咸宜的游戏,也属于我提到的桌游棋牌类的一种。进行基础版游戏,大家按照它原有的规则进行就行了。但是我要强调的是,原有的麻将其实是一种竞争性游戏,而对家庭游戏来说,合作类游戏的效果会更好一些。所以,我们不妨尝试,如果想用进阶版的玩法来打麻将,可以让大家协商制订一个新的规则。打麻将的四个人不能按照原来的规则取胜,而必须得达到某一种条件之后才能和牌。如果要达到某一种特殊的条件,可能需要打麻将的几个人相互协作,才能保证每一个人达到预定的目标。那样,我们就把一个竞争性的游戏转变成了合作性的游戏。这其实是符合我刚才说到的一些原则和目的的。

问：对一个像您前面提的"冲突型"或者"冷漠疏离型"的家庭氛围，在这样的基础环境下，发起这样的游戏并且说服家庭成员参与，好像初始就很难介入，有什么可能性或者方法呢？或者说对这种家庭氛围，家庭游戏会是最好的方式吗，似乎更适合基础氛围更好的家庭？

答：这确实是一个问题。基础氛围好的家庭更容易像我提到的那样去开展一些游戏，而且效果也会比较好。基础氛围不是太好的家庭需注意，家庭成员在参与游戏之前，最大的一个前提其实是自愿参与，如果成员连参与游戏都不愿意的话，那游戏肯定是无法开展的。但是假设，大家都有进行游戏的意愿，可以尝试从一些简单的游戏开始。例如，我刚才提到的一些简单的运动，它本身也包含了活动身体的目的，同时以游戏的形式来开展。在这个过程中，参与者就已经融入一个游戏的氛围里，只要在进行游戏时遵循之前提到的原则，在这个过程中他们就一定会有收获。因为简单的游戏，规则也相对简单，对人的要求和限制也比较少，所以参与者会更容易参与进去。如果基础家庭氛围不太好，但又直接开展一些比较复杂的游戏，例如需要重新创建规则的游戏，那执行起来就会比较困难。可以考虑循序渐进地从简单游戏开始。

问：封闭的小区群，如何在群里开展游戏活动呢？

严格来说，封闭的小区群不满足我对"封闭环境下的家庭"这样一个进行家庭游戏环境的限定，但这也是一个很有意思的问题，我尝试回答一下。目前，封闭的小区也需要通过一些活动来调解一下乏味的生活，但是大家又不能见面，所以就只能通过网络来进行。本身有一些手机的智能应用小游戏是可以邀请好友一起参加的；除此之外，我提到的合作绘画、你画我猜、分享视听节目、成语接龙等游戏都是可以在小区群里进行的，根据大家的参与热情，也可以考虑加入一些新的游戏规则和目标，让大家在游戏时更有乐趣。总之，合作类游戏比竞争类游戏更有助于消除负性情绪，因此大家可以在游戏前先制订一个需要合作才能完成的目标。

第三节　非常家庭关系下的"家情结"①

一、了解非常家庭关系下的"家情结"的教育意义

在疫情非常时期,我们发现有很多由于特殊时期和家人之间的关系与以往的相处模式、环境不同之后产生了一系列问题,各种各样的亲子关系也出现了一些复杂或问题化的发展倾向。本节内容主要探讨在特殊时期的非常状态下,我们的家庭关系出现了什么样的问题,如何去解读,以及这样一种状态在疫情之后对家庭关系又会带来什么样的影响。

学习本节内容的教育意义具体表现如下:

第一,从血缘的生理特点解读非常时期的家庭矛盾。

第二,了解血缘关系在非常时期的呈现和变化。

第三,学习修复在疫情过程当中可能被损伤的家庭关系的方法。

二、血缘心理特点

首先,在我们的血缘关系当中,无论是在理念、意识、看法层面还是在感觉层面都存在两种血缘关系:传统血缘关系和现代血缘关系。举个例子,如今 20 岁孩子的爸爸妈妈,都接受过现代文明教育,因此他们会有现代文明的一些家庭观念。但不管接受多高等的教育,文化都会在人的身上烙上传统的、持续性的血缘关系烙印,在我们自己的孩子身上也会如此,传统的血缘关系和现代的血缘关系同时存在。这二者既有相同点,又有冲突、矛盾点。一旦冲突和矛盾出现,就会通过我们的行为表现出来。传统的血缘关系是一个纵向的血缘关系,而现代的血缘关系是一个横向的血缘关系。在传统的血缘关系当中,强调更多的是长者。比如,我们要尊重长辈,尊重父母。每个父母心中都存在这样一个固着的家庭观念,即作为孩子,应该服从、尊重父母,听父母的话,而作为父母,应当爱护孩子。但同时,接受现代教育的父母也能感受到现代血缘关系。现代血缘关系强调的是平等。这两种血缘关系在家长身上是并存的,但这种并存又易被忽略。比如,在孩子说家长不尊重

---

①　本节内容来源于 2020 年 5 月 12 日,北京林业大学学生心理健康中心疫情后的心理建设系列主题讲座之雷秀雅老师的讲座,文字由本中心咨询师王姬整理。

自己的时候,现代血缘关系马上就会跳出来,说"我怎么不尊重你,我特别尊重你"。其实在纵向关系当中,我们是以老人、以长者为中心的,当孩子稍微对我们表现出一些不敬的时候,因为平等可能会更多地要求彼此之间的民主和公平,而这时传统血缘关系会冒出来去抵制。在教养孩子的过程当中,我们本身就是一个矛盾体,孩子作为我们的下一代,在接受我们的教养和管理时,也是纵向血缘关系和横向血缘关系冲突并存的矛盾体。

心理学有一个实验,当亲人之间发生矛盾和冲突时,个体血液的沸腾程度、愤怒值,相当于一个人在杀人时对对方的仇视度。因此,和睦、平等、尊重、有爱的血缘关系一旦出现敌对复杂状况,在程度上比平常说的路人,或者说一般朋友要更加激烈,更加严重,情绪化也会更加突出。

把以上所说的概括和总结起来,就是现代人的血缘关系不像过去(家庭当中只要没有财务纷争就会很和睦),如今血缘关系存在两极,既是纵向的又是横向的,我们既要讲究尊重老人,又要讲究爱护孩子;我们既强调孝道,又主张民主。这种冲突、两极式的血缘关系并存的状态很容易让我们的血缘关系在特殊的环境中出现矛盾(见图4-1)。

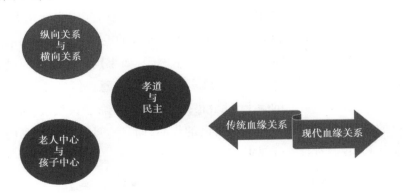

图 4-1　血缘心理特点

一般情况下,孩子18岁进入大学之后,一年寒暑假大概只有一个半月和家长长时间地相处,而2020年这个特殊契机使得家长不能出门上班,不得不和孩子在封闭的家庭空间里,一起待上三四个月甚至更长时间,同时,我们也知道血缘关系是没有办法选择的,因此,非常容易发生矛盾。血缘关系的两极特点:首先,生理层面的无法选择;其次,现代血缘关系是二元并存的,既是纵向的又是横向的。这些冲突性血缘关系的并存,是我们容易产生家庭矛盾的一个很重要的原因。

三、血缘关系在非常时期的变化

首先,一般状态下,家庭对每个个体而言都是非常复杂的。在单位除了同事之间的工作联系之外,人和人之间会有很清晰的独立性,界线很容易划分。但一进入了家庭,由于血缘关系的存在,无论是在经济、生理层面上还是在心理层面上,去划分、界定家庭成员的界线都是非常困难的。在疫情期间,我接到过这样一个案例,一个研究生打来电话说他爸爸妈妈平时会小吵小闹,一旦吵架的话,爸爸或者妈妈可能会跑出去。疫情期间有一次爸爸妈妈吵架,爸爸夺门而出,他开始担心爸爸没戴口罩,妈妈也开始担心因此痛哭流涕。这里,除了彼此三个人之间的牵挂之外,还有由爸爸夺门而出引发的不安,不听劝阻时的那种愤怒。一个人的某个举动会带动整个家庭进入混乱的问题状态,也是家庭界限不清导致的。因为我们既是我们自己,又是家庭混合体的一部分,所以才会引发这样的问题。

在非常时期,对家人相互间的关注,有两个起重要作用的心理效应(见图4-2)。一个是"审美疲劳效应"。我们长时间在一个密闭的空间相处时,我们会把家人当成他人去审视,对于他人,我们会出现长时间的审美疲劳。不过我们对自己很难产生审美疲劳,对他人却很容易产生审美疲劳。在和家人长时间密集性相处的过程当中,有时候,我们会把家人看作他人,于是开始挑家人的毛病,这就可以用审美疲劳效应去解读。另一个是"照镜子效应"。举个例子,如果别人跟你说,他脸上长了一个小痘痘,你会觉得没什么,不会有过多的关注和在意。但是如果照镜子的时候,发现小痘痘长在了自己的脸上,就会很在意。我们经常会说演员、主持人,很少去看自己的作品,倒不是说他不喜欢自己的作品,而是一旦看自己作品的时候,就会挑毛病,因为我们对自己的要求会更苛刻一点。

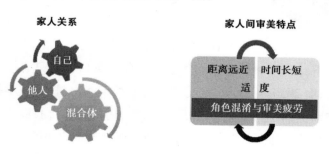

图 4-2　血缘关系在非常时期的变化

前面,我们谈到在家庭中,我们无法划分自己或者他人,我们会把父母、孩子作为自己的一部分,在照镜子时就会把自己和家人连接起来,出现角色混乱,分不清是她还是自己。我曾接触过一个案例,来访者不能够接受孩子身上一丁点儿的毛病,有一点儿毛病都会觉得好丢人,这正是因为"照镜子效应"。会对自己要求很高,还会把家长或者孩子当成自己一样去看待,对他们的要求会比对其他人的更苛刻。

当然我们不排除,会有一部分家庭在非常时期依然能够维持非常好的亲情联结,但出现矛盾的家庭占到 80%~90%,甚至更高,这说明家庭成员之间的和平共处可能是有限的。但是当家庭矛盾、冲突等问题出现之后,如果问题得到了解决,这也许能让我们整个家庭关系有质的飞跃。那么,如何弥补家庭中已经出现的裂痕,如何让我们的家庭朝向一个健康的方向发展,这是一个重要的话题。

四、家人情绪语言及选择性在乎

当我们想要改善家庭关系,为家庭做点什么的时候,一系列的困难可能就摆在了我们的面前,而当我们去梳理这些困难的时候,我们需要理解一个很重要的名词——情绪化。家庭矛盾除了刚才所提到的,还包括经济上的原因引发的矛盾和冲突,这就不是心理层面能够解决的了。在家庭矛盾中,我们觉得很难受,原因在于我们曾经在情绪化的状态下伤害了家庭成员的感情。那么,我们的情绪化会在家庭中表现出什么样的状态呢?

每个个体即便是生活在一个家庭当中的成员,他的情绪特质都有自己的独特性,比如在情绪控制和情绪表达上的差别。在我处理的众多家庭关系当中,基本上都是在情绪状态下产生的矛盾,伤害了彼此,让双方关系产生了裂痕。而我们往往会以自己的情绪感受性去感受对方,去解读对方的情绪表达。比如,一个特别温柔的妻子,说话也慢条斯理,情绪表达也比较平和,但是丈夫处在一个非常激烈的状态,他表达情绪时快言快语,妻子就会很害怕,她会以自己的情绪特点去解读丈夫的情绪,她想丈夫是气成什么样才会有这样的情绪表达,其实丈夫只是有一点小的不满意,只是他的表达方式较为激烈。如果在情绪状态下去回应,必定会引起大吵大闹,所以不用去回应,躲开就好。

情绪化语言存在两种情况:一种是气话,这是一种感性状态下的语言,是非理性、经不起推敲的,所以没必要去记住;另一种是承诺,比如在情绪特别好或者喝了点酒的亢奋状态下的承诺,同样也是没必要在乎的。虽然这些也是真正的语言,但它们带来的效应是会让人伤心、难过、失望、生气甚至愤怒。家人之间,彼此伤害就是由于情绪化,情绪化状态在家人中表现较为突出的两种是伤害和感动。但是,无论是伤害还是感动,都不用太过较真儿,情绪化状态下做出来的承诺是不可信的。比如恋人或者夫妻,男方在非常爱女方的时候说的甜言蜜语,那只是一种情绪,是荷尔蒙的作用,这个时候男方在语言上给女方很多的承诺,但那只是一种情绪化的表现,如果女方在那个时候被感动了,但只有感动,这种承诺很少会兑现。同样,如果我们的亲人在情绪化的状态下给我们造成了伤害,说"我怎么养了你这么个白眼狼的孩子"或者"我怎么会出生在这样的一个家庭"等很伤人的话,在发生之后,一定要把它忘掉。因为情绪化语言都是一过性的。虽然我们说情绪是真的,但同时它是不理性的。情绪化会伴随着行为影响到关系,因此再给大家出一招,就是选择性在乎(见图 4-3)。如果家庭内部都处于一种情绪化语言相互较真儿的状态,就无法构建和谐的家庭关系。因此不要较真儿,不要在乎,稍做一些理性的思考,人一旦平和下来,实际上是很容易相处的。

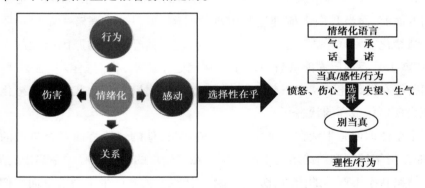

图 4-3 家人情绪化语言与选择性在乎

如果在疫情状态下,因为封闭的家庭空间,我们跟亲人产生了一些不愉快,这些不愉快一定是在情绪状态下,用不恰当的语言伤害了对方,我们应当理性地梳理这些言语,在之后恰当的时候向对方道一声歉,或者也可以用我们自己独特的方式表示歉意,这样,家庭关系的建设就可以朝着良性方向发展。

五、提问与回答

问:当家庭成员中,比如妈妈非常固执,自己做错了也要说成对的,而且她情绪化时说的话非常让人伤心,我当孩子就常寒心,我常常都是理性对待,左耳进右耳出，不去在意她那些话，但是时间长了，这种观念和思想上的碰撞，让我很无力，不知道怎么办才好，我不想为了避免争吵，一直去认错。家庭成员中有很固执的人，沟通也无效，那我们应该去做些什么，来避免激发对方情绪化？我一直在用转话题的方式，不过我也很累，很想知道大人是怎么想的，为什么要刀子嘴豆腐心。是人格特质还是后天环境造成的？那我为什么就不爱情绪化，做事都与她相反。

答：这个问题可以从两方面来回答。第一，既然知道了是妈妈在情绪化状态下说出的话，而且形成了一个习惯性的举动，她会一直讲，我们就没必要太在意了，因为在意是没有用的。再者，关于性格的讨论，每个人的性格都不同，对情绪化的表达也会存在差异，因此，我们无法用自己的情绪特质去要求他人的行为。

第二，家庭成员之间是无法选择的。当我们觉得和对方沟通比较困难但又不得不跟对方沟通的时候，我们可以进行高频次、低程度的沟通。比如打招呼，在平时是属于原则上而非心理上的问题，而在情绪化状态之下的打招呼，我们可以频次高一点，例如，向妈妈说"你东西做得真好呀"，但是不要做深入的接触和交流，这样能够避免我们在情绪状态下对亲人造成伤害。

第五章　非常时期的心理建设

新冠肺炎疫情的发生使人们感到焦虑不安,内心会被疫情的发展态势所牵动,生活中产生了诸多与疫情有关的问题,此时做好心理建设,给自己能量与信心抗击疫情至关重要。如何在疫情期间进行心理建设? 2003 年非典的防治中有什么经验与启示? 本章我们会从"安于不安:非常时期的心理建设""非常时期的心理应激干预——SARS 防治中的启示和经验""非常时期公众关注的心理问题及其解析"及"超长假期后,大学生该如何收心"四个方面,为大家解析相关内容,回答大家的疑惑。

第一节　安于不安:非常时期的心理建设①

一、进行非常时期的心理建设的教育意义

心理学可以分为微观和宏观的心理学,即个体心理学和为天地立心、为生民立命、为往圣继绝学、为万世开太平的大心理学,这种大心理学听起来不太像心理学,更像一种生态学、一种人文生态学。

面对新冠病毒的肆虐,人们开始感到不安,此时保持一种良好的心态能够更好地应对疫情。本节内容针对当前疫情,从宏观的角度及世界的层面讲述如何做好心理建设,目的在于从叙事的角度看到例外故事,帮助大家获取抗击疫情并战胜疫情的信心。

学习本节内容的教育意义具体表现如下:

第一,通过对比人文生态学与人类生态学的差异,帮助大家更好地理解人与自然的关系,从积极的层面看待人类文明。

第二,从微观寄生和宏观寄生两个方面阐释人与病毒的关系,尊重自然、保护

---

① 本节内容来源于 2020 年 2 月 17 日,北京林业大学学生心理健康中心新冠肺炎疫情防控系列讲座之李明老师的微课,文字由本中心咨询师何赏赏整理。

自然才能维持与天地之间的平衡。

第三,疫情故事具有多面性,大家不仅要看到问题,还要心怀希望,最终才能战胜疫情。

二、非常时期带来的人文生态学反思

1.从人类生态学角度看病毒

人文生态学就是从人文的角度去看关系,而不是把人单纯地视为一个生物体去看人与自然的关系,后者是人类生态学;人文生态学更多的是把人看作一种文化存在的一个承载者,去看人的主动性。从人类生态学的角度讲,把人视作一个生物种群,作为生物种群的人在整个进化史上占据非常短暂的时间,就像我们今天面对疫情,很多专家讲消灭病毒,从人类生态学的角度讲,人才是病毒,人的进化过程短得多而且"邪恶"得多。毋庸置疑的是,在人类存在以前,病毒已经存活很久了,而病毒的演化速度赶不上人类繁衍的速度。对病毒来说,人类是一个"变异"特别快的病毒群体。

生物进化史上可以看到,人作为生物种群的时候就不很安分,本来在树上挺好,在温暖的地方和病毒相安无事,建立了很好的关系,病毒不会饿死,人也不会病死。但是人老想越界,我们的祖先从树上下来,来到草原,引起生物种群的变化,进而我们可以看到传染病也在发展与变化。慢慢地,人与病毒在草原上相互适应。后来人类掌握工具,在不断进化的过程中,逐渐占据食物链的顶端,因为人类可以利用工具与比自己身体大很多倍的生物进行搏斗,通过团体作战经常获胜。对很多生物而言,人类是短期内数量膨胀、滥用资源的"病毒"群体。所以以从人类生态学的角度看,我们在害怕病毒的时候,病毒也在怕我们,因为我们繁衍的速度快得多。

2.从人文生态学角度看人类的越界行为

当我们从主动的、社会心态及行为、心理学的角度去思考人与自然的关系,可以发现人类会为了利益、权力在地球上做一些并非完全为了生存的越界行为。

历史上存在四大瘟疫区:一是地中海因为航船在港口传播老鼠、跳蚤等携带的病毒;二是蒙古国的大规模扩张,在战争期间,前进速度较快的信使像神经网络一样曾成为病毒的载体,将病毒流传到很多地方;三是商业活动和城市化、丝绸之路等曾传播病毒;四是技术进步、交通发达使病毒传播渐趋国际性,例如历史上蒸汽轮船一天之内可以将病毒传播到很远的地方。其实,人类作为文化载体,也有积极的一面,比如说封建迷信。

封建迷信其实是对疫情应对的集体记忆,虽然说不清为什么。举个例子,1921年在哈尔滨发生过一次严重的鼠疫,死亡率很高。究其原因,是因为外地人不了解、不愿意去遵守一些"禁忌"。1911 年,清政府不允许闯关东,后来因为管得不严,关内的人会到关外去,那时候比如满族有一个风俗,土拨鼠不能用陷阱捕抓,只能用箭射杀,外地人违反规则曾造成大面积鼠疫传播。后来疫情的爆发引起国际关注,针对疫情建立了国际旅行的检验检疫制度,使疫情能有效控制或隔离,从而建立了人与自然新的平衡。这也是人文生态学的一个贡献,但是这种平衡关系是不可能永远维持下去的。随着人类的发展,关系终将会被打破,所以后来又暴发过几次瘟疫,但是都没有造成特别严重的后果。比如说 2003 年 SARS 病毒,世界卫生组织统计全球死亡 919 人,花费大概 350 亿美元。这次的新冠病毒有一些延续性,人与自然的关系面临一个打破、重建的过程。

3.对新冠病毒的反思

这次疫情会让很多人联想到乱吃蝙蝠的那些人,蝙蝠在东北被视为"大仙儿"不能随便吃,这是封建迷信的说法,其实,云南地区也存在类似的禁忌,比如有老鼠聚集性死亡的房子不能随便住,实质是为了躲避瘟疫。欧洲曾出现大面积鼠疫,究其原因发现携带着鼠疫杆菌的跳蚤会藏在羊毛衣服里,于是形成在外面不穿羊绒制衣的禁忌。祖上传下来的禁忌在某种程度上是一种集体记忆,通过维持恐惧维护人与自然的平衡。现代旅游业的发展,游客可能只在某地待几天,连触犯了当地的"禁忌"都不知道,造成新瘟疫的传播。过去医疗比较落后,瘟疫经常发生,人对自然的敬畏之心就比较强,对禁忌遵守、维护的人也比较多。瘟疫出现得少了之后,人类出现类似百无禁忌的行为,而事实上,这只是医学进步带来的幻觉。

总之,人与病毒之间的平衡在一定程度上也取决于人类的生活方式。举一个积极的例子,1666 年,英国伦敦发生过一次特别严重的火灾,而这场火灾导致了疫情的终止。过去伦敦城的房子都是稻草做的,老鼠会在房顶生活,而老鼠身上的跳蚤会掉在屋顶下睡觉的人们身上,疫情一直停不下来。火灾后换成砖石结构的房子,疫情得以终止。对我们而言,病毒是看不见、摸不着的,人类史上的"禁忌"虽然接近神秘主义,但其实是有用的。当我们把人类视为文化主体时,人类因为掌握着文字和记忆,可以根据禁忌、社会心态等有效地应对病毒造成的困扰。

三、微观寄生与宏观寄生

微观寄生指寄生生物会在宿主身上繁殖，换句话说宿主就是病毒生活的家园，每个人身上都携带着很多病毒，严格来讲，如果人类将身上的病毒都消灭了，那人类也无法存活；宏观寄生则指寄生者不会在宿主身上繁殖。两种寄生方式的寄生者与宿主都是和谐共生的关系，要有平衡且需要宿主提供保护。

人类文明从奴隶制到封建制再到现代的进步，也是寄生关系各种表现形式的迭代过程。理论上，任何生物不管是作为个体的存在，还是作为社会单元的存在，都是更大的单元的构成部分。我们的身体上有各种微生物，而我们又需要生活在集体中，有家庭、社区、单位等。从这个意义上讲，从世界的角度看我们对疫情的恐慌感也不需要这么强烈，我们也是"病毒"，目前只是在重建一个新的平衡。

一方面，我们消耗和浪费的能力都超过任何一个物种，但是我们又是很多东西赖以生存的宿主，所以无须过于内疚；另一方面，变异的病毒以全新的面貌出现在人类眼前，我们依然很脆弱、无力，因此不应自傲，仍然要保持敬畏之心。

人和自然之间并不是简单的你和我的关系，换句话说，天地不怎么需要人，但人离不开天地。人对天地的敬畏与谦卑是重建平衡的重要条件。庄子说"日以心斗"，对网上的信息不必过分关注，保持谦卑之心需要相信政府、相信专家。东方文明希望共生共处、西方文明倾向于攻击消灭，理论上两种路径都可以，最终目的是安心。根据东方和谐共处的思维方式，认为相攻则两败俱伤，所以东方人倾向于了解病毒的习性、在行为上规避，这是更可取的方式。

四、问题故事与希望故事

《黄帝内经》里北宋李冰在编撰时补充了五运六气，曾写过每一年随着气候变化可能出现什么、如何应对等，十分符合事物发展的规律。大家要保持积极的心态，随着气候变化，等天暖和了，疫情慢慢就过去了。

更重要的是，我们除了关注以英美哲学为主导的全球化视角，还应关注北欧、印度、中国传统等视角。通过文化传承，我们可以听到多种故事，发现疫情既引出问题，又是人类践行文明的机会。疫情故事的多面性使我们既能看到问题，又能看到希望，这也是叙事疗法的一个态度。

疫情一方面让很多同胞受难,另一方面让家人待在一起的时间长了,创造了各种智慧的陪伴方式。亲子关系、夫妻关系等都因为疫情隔离产生的更多陪伴时间而发生变化,人们之间也增强了联系,真实的关切多了很多,从这个意义上说,人类文明可能进入新的文明形式,疫情诱发的社会问题也将有利于政府的改进。总之,不仅仅要看问题故事,希望今天讲的例外故事也能够给隔离中的你一点点启发,生活过得更安心一点。

五、本节微课的课后问题解答

问:您讲到看到故事的多面性,请问问题故事和希望故事之间可以做价值大小的比较吗? 有没有比较的标准?

答:一个人或一个群体,在面对一个问题的时候往往不会完全被动。毛主席说,"哪里有压迫,哪里就有反抗"。从心理学的角度来看,面对疫情我们不会毫不在意,会存在恐慌,而恐慌的背后是因为我们有一些东西不想失去,比如对生命的热爱、对生命的关切。美国心理学之父詹姆斯认为,价值就是你所在意的一切。当你看到故事的多面性,就有更多的主动性或力量,去面对问题。

问:李老师您讲到提倡保持积极向上的精神状态,但万一落在自己身上,还能保持积极向上吗? 看到武汉有的家庭死那么多人,我无法保持积极向上,请问有没有什么办法?

答:病毒落在自己身上,其实更需要积极向上。当我们生病时,如果因为病情变得恐慌,那么我们的身体、心理就都生病了。正如《菜根谭》所言,"天地不可一日无和气,人心不可一日无喜神"。人心有美好的东西,保持低强度、高频度的正向刺激,所谓"喜神"是一种心理技术上的应用,而非说教。如果遇到困扰无法走出来,可以寻找专业的心理援助。

问:现在各个部门都把这次疫情比喻为战争,各处挂横幅预示很强的战斗意识,像那种全民斗争,钟南山院士也把武汉比作英雄的城市。在这个大环境中,"战斗"势必会让大众有所谓的"创伤"出现,请问如何避免创伤呢?

答:创伤恐怕很难避免,我们只需要在自己的能力范围内培养一种浩然正气。创伤也是自然的一部分,如果我们非要说自己是对的,别人是错的,就会进入另外一种战斗,无非是一种价值选择,能够照顾、倾听、陪伴已经很好了。

参考资料

[1] 梁万年,黄若刚,赵锐,等.SARS 病毒及其流行特征[J].中国全科医学,2003,6(7):527-530.

第二节　非常时期的心理应激干预
——SARS 防治中的启示和经验①

一、从 SARS 中得到的启示和经验,对新型冠状病毒防治的意义

近年来,突发社会公共危机事件不断发生,尤其是 2003 年传染性非典型肺炎(SARS)的爆发流行,严重危害人民健康甚至影响社会安定。SARS 不仅传染性强,病情发展快,而且人们对其生物学特点、传播途径、致病机制等知之甚少,故对公众群体健康构成极大的威胁并使其产生巨大的心理压力,是一种典型的突发性社会公共危机事件。

本节内容就是基于当我们面临这次的新冠肺炎时,我们可以从 SARS 防治中获得哪些启示和经验设定的。

学习本节内容教育意义具体如下:

第一,了解在重大疫情出现时人们的典型心理反应,更加了解自己的心态,有助于减少不必要的恐慌情绪。

第二,了解 SARS 与新冠病毒的区别与联系,帮助我们科学有效地抗击疫情,减少盲目行为。

二、重大社会公共危机事件出现时的典型心理反应

当人们在面对重大疫情、灾难时,由于长期接收和传播负面信息与情绪,人的心理状态很容易发生改变,会产生非常强烈的心理应激反应,其中典型的心理反应有:

- 产生恐慌、焦虑、害怕和担忧等心理,在这种担忧中一个非常典型的表现是担心自己和家人被传染。这是一种相对轻型的表现。
- 出现强迫行为,再严重一点会出现躯体化的行为或是疑病症状,这是一种比

---

① 本节内容来源于 2020 年 2 月 10 日,北京林业大学学生心理健康中心新冠肺炎疫情防控系列讲座之王广新老师的微课,文字由本中心咨询师杨婷婷整理。

较典型的心理应激反应。
- 由于被隔离所引起的疑虑、恐慌、愤怒、孤独、寂寞、无助等情绪。
- 医护人员的情绪反应,医护人员工作压力和焦虑情绪,以及医护人员家属的焦虑、抑郁等情绪问题。

三、面临重大的社会公共危机事件,人们会出现三个心理反应周期

(见图5-1)

①冲击期。人们会出现震惊、恐慌和不知所措。
②防御期。人们力图恢复平衡,修复认知但又有一些茫然无措。
③解决期。人们会采取各种方法解决问题。

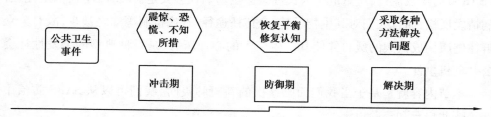

图5-1　三个心理反应周期

四、新型冠状病毒与 SARS 的比较

- 都属于冠状病毒,相似程度为80%。
- 相比 SARS 病毒,新冠病毒传染性高,说它比 SARS 狡猾是挺中肯的评价。
- 新冠病毒相比 SARS 倍增时间更短。

五、SARS 时期和新型冠状病毒的信息传播比较

- SARS 时期:信息传播渠道相对单一;互联网技术尚未普及;以主流媒体报道为主;社会正能量信息居多。
- 新型冠状病毒:信息传播渠道多元化(主流媒体、微博、微信等);互联网技术普及+4G 通信技术。

六、"负反馈效应"

在疫情发作后,人们处在恐慌震惊期,第一反应模式就是进行信息收集,因为在面对不确定的威胁时,人们只有获取更多的信息,才会觉得自己是安全的。在信息收集时会面临两种不同的信息,分别是正面和负面信息。正面信息会给人们提供向上的正能量,而人们在大规模接收负面信息时,会恐慌和震惊,由此会想收集更多的信息来减少自己的恐慌,但越多地收集负面信息越会带给我们四种结果(见图5-2)。

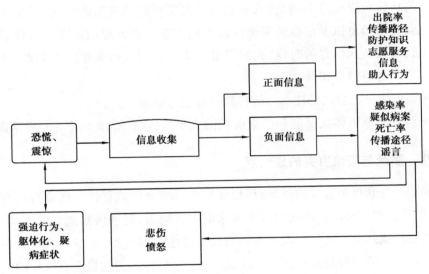

图 5-2　负反馈效应

- 负面情绪反应强度大、持续时间长,如过度的紧张、焦虑、恐惧、抑郁、忧伤、愤怒、缺乏耐心、沮丧、惊慌等。
- 躯体化倾向,如头昏、头痛、血压不稳、消化系统紊乱、肢体不适、饮食障碍、睡眠障碍、女性月经不调等。
- 强迫症状:什么东西都害怕有毒,洗手的频率和时间迅速增加,造成双手脱皮、龟裂等。
- 患抑郁症的人原本就比较悲观,现在更觉得活在世上多灾多难,连呼吸空气都会得病,心情低落,觉得无望无助,容易哭泣,忧郁症状加重,甚至出现自杀意念。

七、根据 SARS 的经验，我们可以借鉴的几个方面

负面信息中非常重要的一条是谣言或是不准确信息,这种信息会带给人们更大的焦虑和恐慌感。根据 SARS 的经验,我们可以借鉴以下几个方面:

- 消除对病毒的不合理和错误的认知观念。例如,SARS 是人类不可克服的怪病;感染 SARS 是很不光彩的事情;对 SARS 的恐惧是无法解除的等,都是不合理和错误的认知观念,要消除这些对病毒不合理的认知观念。
- 减少上网看这类消息的频率。因为在面对重大疫情灾难的时候,长期传播与接收负面信息和情绪,人的心理状态是很容易发生改变的,一次性地看到海量信息以及信息的复杂性是人们产生焦虑的原因。因为当我们接收到海量负面信息的时候,我们很难分清楚真假。那么正因为如此,才引发了焦虑恐惧和担忧。
- 我们应该把自己的注意力转移到感兴趣的事情上去。
- 对有严重躯体化反应和严重症状的人来说,应该寻求专业的心理帮助。

八、制造与疫情有关的成长点

制造一些和疫情有关的成长点,把这次新冠肺炎疫情看作一次难得的成长机遇,帮助我们把这种经验转化为应对未来的一种能力,促进认知能力的发展,提高我们的心理成熟度。这是一次让我们重新反思生命的过程,也是一次让我们反思如何更好地生活、如何提高我们生命质量、如何过好每一天的机会。这样的反思有利于提高我们的生命质量。

让我们养成良好的行为习惯,克服我们以前曾经有过的一些顽固的陋习,如随地吐痰、吃野生动物。也是我们反思如何维护自然平衡,尊重自然界其他的生命,意识到:维护自然平衡,尊重自然界的其他生命,就是保护人类自身,也使我们更深刻地认识到,无知和弱小并不是生存的障碍,傲慢才是。

这个事件可以让我们反思或学会要根据环境条件的变化做出改变。重新建构自己的生活方式。也可以帮助我们认识自我,感受自我,学会自我激励和自我调控。

九、预防新冠病毒的措施

- 保持一米以上的谈话距离;

- 打喷嚏要用纸巾捂住口鼻；

- 不随地吐痰；

- 实施公筷吃饭和分食；

- 勤洗手；

- 疫情期间不要接吻；

- 少吸烟或戒烟，因为吸烟会破坏呼吸道的固有防御屏障（如纤毛等），降低呼吸道抵抗力；

- 经常漱口，特别是去过人员密集的场所或医院后，因为当病原体进入上呼吸道后，先要在黏膜上附着，才能与人体细胞膜融合或被吞入，漱口有可能促进病原体排出体外；

- 消毒，尤其是对被飞沫等污染过的物品和场所；

- 勿用手挖鼻、揉眼或接触口腔；

- 常开窗或人工通风；

- 去医院、人员密集场所或自己有咳嗽等症状时应戴口罩。

结语：在疫情期间，我们多做一些利他的事，多思考我们能为别人和自己做什么。心理学调查表明，个体为正义和高尚事业付出的人力、财力、物力和精力，往往会获得非常大的情感满足。

十、本节微课的课后问题解答

问：医务人员也感到恐慌怎么办？

答：医务人员也是人，碰到这样的事件也会感觉恐慌。其实，人们的恐慌源自对未知的恐惧感。如果有足够的知识、技能和防护措施，以及治疗中累积的成功案例，这些都能减少不确定性，降低恐慌。

问：家长如何安抚孩子恐慌心理？有没有一些自我心理疏导的书籍或文章？

答：情绪是具有传染性的。从社会群体传染给家长，再从家长传染给孩子。所以，家长首先就要稳住，以坚定、乐观的态度对待问题。适当的游戏、一起读书都可以缓解孩子的焦虑情绪。

问：老师，如果明知道接触错误信息更加焦虑，但是不自觉地想要看手机怎么办？

答：其实，手机已经是我们生活的一部分了，人类到今天为止，已经被手机、信息、游戏异化了。我的建议是拿起手机,但要适当戒断负性信息。可以网上捐助、志愿服务,做些有利于他人的行为。

问:老师您好,我想请问一下:有些可能感染病毒的人隐瞒病情导致死亡,到底是什么心理原因?这种情况是信息传播问题,还是患者自身的认知错误?

答:这次新冠肺炎的欺骗性强,更狡猾。开始阶段症状轻,会让人丧失防范。这个案例应该是患者自身认知的问题:一是没有认识到这个疾病对自己的危害性;二是没有意识到这个疾病对他人的危害性。

问:王老师好,怎样通过疫情隔离期间来促进自我认知?

答:尝试回答自己一些问题,在疫情面前,我是一个什么样的状态?是一个什么样的人?有什么样的心理优势?有什么样的缺点?无论如何?无论你发现了什么,都要尝试接纳自己。接纳自己的优点,也接纳自己的不足。接纳才是成长的关键,为自己的成长指明方向。

参考资料

[1] 马洪萌,周玲.武汉新型肺炎|科学抗疫,这些心理防护小贴士请收好[EB/OL].(2020-03-05)[2020-03-25].

第三节 非常时期公众关注的心理问题及其解析①

一、疫情中普通人最关注的心理问题

北京林业大学学生心理健康中心开展的13讲"疫情防控期心理健康讲座",每次讲座都有听众提问环节。在对800多个问题进行整理后,我们将问题归纳为四大类,具体内容如图5-3所示。

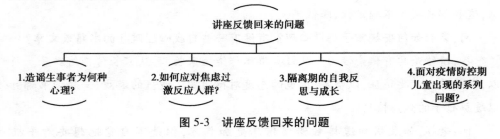

图5-3 讲座反馈回来的问题

---

① 本节内容来源于2020年2月20日,北京林业大学学生心理健康中心新冠肺炎疫情防控系列讲座之雷秀雅老师的微课,文字由本中心咨询师何赏赏整理。

概括起来为:第一类是为什么会出现造谣者,人们又为什么会信,即造谣者为何种心理;第二类是关于疫情中大家存在的压力,如何缓解压力以及过度的焦虑反应;第三类是隔离期的自我反思与成长;第四类是家长关心较多的,如何面对家庭封闭式生活,如何应对疫情对孩子的负面影响。关于第三个问题,本书前面已经有许多相关的讲解,这里我们就不做陈述了。

这里,我们不仅要感谢热心听众的积极参与,同时,他们提出的问题也会让我们进一步了解疫情时期普通人更关心什么问题。

这一讲学习内容的教育意义如下:

第一,通过学习,我们能清楚理解和应对那些自认为无法处理的心理困惑,实际上是你、我、他都关心的共性心理问题。

第二,通过学习,我们能进一步理解和消化原本已经思考过的问题,这对我们来说很重要,因为我们对问题的朴素思考和专业解析,两者之间有机结合才能够取得良好的学习效果。

二、造谣生事者为何心理?

疫情期间谣言四起,比如,微信群经常会出现,"政府会在下午三点实行空中喷洒消毒水,大家请不要出门了""×××说话了"等,为此,关注疫情的权威网站专门设置了一个"辟谣专栏"。

1.谣言的传播主体

谣言的传播由三个关键词组成:造谣者、传播平台、信谣者。

信息化时代,各种媒介使得信息传播的速度之快,是我们无法想象的。这也是谣言为什么这么多的主要原因之一。网络、电视、广播、报纸、杂志等,这些媒介在给我们的生活提供便利的同时,也为谣言的快速传播搭建了平台。

谣言止于智者。这种与实际不相符的信息为什么会有人相信呢? 信谣者的核心心理其实是安全感较低。抛开文化因素,只谈安全感,之前,大家对疫情发展普遍不了解,信心不足,所以安全感比较低,随着疫情加重而安全感降低、随着疫情减轻而安全感增加,这是一种正常反应。如果一个个体本身安全感比较低,那就会容易信谣,所以谣言会流传也是由于这类特殊群体的附和,被广泛传播。

2.造谣生事的心理

谣言从概念上,指没有事实依据的谎言,还指非科学、非理性思维的主观臆想。

　　谣言是以自己的期待编制的主观说辞,抛开心理不谈,谣言有很大一部分是出于利益,包括经济利益、出名的利益等。

　　下面我们再看一下造谣者的心理状态:一类造谣者相信自己的谣言;另一类造谣者不信谣,而是以利益为出发点。对这类以追逐利益为目的的造谣者,我们在此就不做详细分析,这更多的是法律方面的问题。

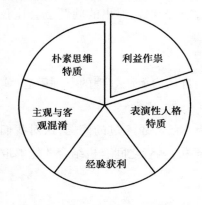

图 5-4　造谣者心理因素解析图

　　自己造谣且相信,这类人的心理究竟是一种怎样的反应呢? 图 5-4 详尽列举了 5 个方面的原因。

　　第一,利益因素还是有的。可能是经济利益,也可能是想出名,这些都不排除。

　　第二,他们的思考方式。朴素的、感性的、直接的思考方式很容易臆想出非事实的东西,谣言是他们非科学的、非理性的思维方式导致的。

　　第三,由于造谣且信谣者将自己的主观想象与客观世界相混淆,没有办法梳理清楚主观臆想的东西与客观存在的东西,也正基于此,他们很"真诚"地传播谣言,别人也容易相信。

　　第四,此类群体从小到大有一些经验获利,即从小到大的成长经历不断"验证"自己的信念,比如感觉老师会批评自己,然后不想上学,在妈妈的要求下去学校了,结果老师真的批评了自己。归因的时候不去考虑作业完成情况、课堂注意力集中情况,只考虑先前"感觉"到了老师会批评自己。这种从自身经验出发的习惯,也是造谣且信谣群体的重要特质。

　　第五,具有表演性人格特质。这类人群非常渴望吸引别人注意力,然后就编造一些浮夸但不存在的东西获取别人的关注度,当关注引起的喜悦与满足感增加,又会激励自己编造更多的谎言,久而久之,这种表演性的特质让人产生越来越多的谎言。

三、如何应对焦虑过激反应人群?

　　我们在本书第一章中,根据人在非常时期,个人与事件的关联度和对待事件的心理反应强度两个纬度,将人群划分为 A、B、C、D 四类人群。本章针对与事件的关联度低而心理反应强度高,即 B 类敏感型人群进行心理机制解析与应对。

1.非常时期敏感型人群的表现

我们来举两个例子,第一个是一名 23 岁的女孩说,妈妈对疫情反应过度敏感,焦虑不安的状态让人无法正常生活,比如妈妈经常在被子上喷消毒水然后晒,频繁地清洗外出的衣服,并常常失眠等。第二个是一名在读研究生,疫情期间出现一系列躯体化反应,先是失眠、感到头痛发烧而实际体温正常,紧接着出现饮食上的问题,经常怀疑自己被传染了新冠肺炎。

这两个例子就是敏感型人群比较典型的两个案例。现在疫情开始好转,大多数人的焦虑感随之下降,而此类人群的焦虑过激反应丝毫不受疫情背景的影响。

2.焦虑敏感型人群的心理特点

如何解析此类人群的心理呢? 他们的心理机制可以从三个层面分析:一是从他们的心理特质层面;二是从他们的焦虑反应特质层面;三是从他们的情绪和行为表现层面进行分析。

(1)心理特质层面

首先,此类人群的感觉更敏感。心理学研究表明,我们一般人的感觉(如视觉、听觉、触觉),对信息的获取程度并没有太显著的差异。但是感觉特别敏感的人群,由于感觉上的敏感会直接导致更高水平的焦虑。现在有一个名词叫作感觉统合失调症(以下简称"感统失调"),就是感觉器官和知觉加工之间形成了一种不和谐的状态。感统失调的孩子经常出现高度的敏感反应,在情绪上更容易比别人感到不安。

其次,他们的思维比较活跃。思维活跃指比别人想得多,容易把一些非现实的东西当成可能发生的东西去猜测,而这种猜测又容易产生恐慌不安。每当不愉快的事情发生时,会把事情往最坏的情况去想,这种消极的态度很容易让人产生焦虑。

最后,是现实感弱。现实感比较弱的人容易把事情理想化,把想象的东西放在现实中去寻找。在现实生活中去寻找理想化的东西,更容易烦躁不安,甚至感到失望。综合以上三个方面,也就不难理解敏感型人群的过激反应了。

(2)焦虑反应特质层面

这类人群焦虑的频率比一般人高和焦虑强度比一般人大。

（3）情绪与行为表现

这类人群相对于一般人，会表现出过度恐惧、焦躁、不安，也很容易出现躯体化反应，在行为会出现异常过度的谨慎，如不停地量体温、不停地消毒等过激行为。

3.焦虑敏感型人群的应对

关于如何应对焦虑应激反应，给大家一些建议。

首先，应对的前提是要了解焦虑应激反应是一种个性特质。比如说我是这类人群，那么我的焦虑是因为我的个性特质，遇到危机事件，我的不安、恐惧会比别人更强烈，想到的东西会更多。了解了这些，会明白自己的焦躁不安是因为个性，从而试着接纳自己的个性。如果有焦虑应激反应的是别人，那作为身边的人要耐心地等待，要相信他/她对自己的过激反应有一定的平复能力。如果马上介入，反而更容易让这类人群自认为自己的过度反应是正常的、客观的。

其次，是应对者自身的调整。如果我们不能理解敏感型人群为什么会有如此的反应，很容易产生情绪问题。如果站在对方的感受性上去理解，可能愤怒就没有了，心态平和之后才有可能产生等待。具体而言，当你的亲人产生焦虑应激反应时，不要去及时回应，可以先有一个物理距离的观察。在这个过程中，既给焦虑者自身一个成长的空间，也给观察者真正的客观评估问题的空间。给予焦虑者情绪上一个高度的理解。情绪本身没有对与错，当你理解焦虑者的不安、恐惧时，你就理解了焦虑者。

最后，不要试图用语言去说服。我们说服别人时，都是站在自己的主观感受上，这种说教只能产生矛盾，产生敌对情绪，不仅不利于问题解决，还可能激化矛盾。因此，要学会引导和陪伴家人，通过自我调节保持与亲人之间的距离感。如果以上方法无效，出现一些病理性的症状，那么建议寻求医疗帮助，不要恐惧就医。

四、儿童的反应特点及其应对

1.儿童的年龄划分

这里，我们把儿童的概念放在了 0~18 岁。三个典型年龄段划分为 0~6 岁、7~10 岁和 10~18 岁，如图 5-5 所示。其中，以 10 岁为中值，因为 10 岁左右的孩子逻辑思维基本形成了。

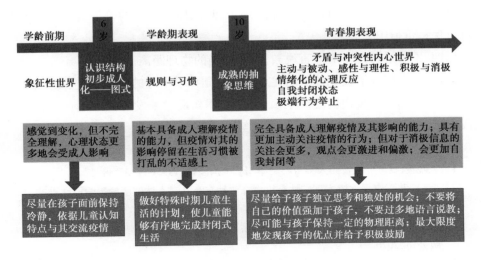

图 5-5 儿童的反应特点及其应对

2.0~6岁儿童的疫情反应与应对

0~6岁为学龄前阶段,他们基本上生活在想象世界中,现实与想象世界还处在混淆的状态,而疫情对学龄前的孩子影响不大,真正影响孩子的是家长的反应。孩子可能将病毒想象成一个朋友、一个怪兽、一个动画人物;如果家长有一个良好的状态,实际上疫情对学龄前孩子的影响是不大的。

3.7~10岁儿童的疫情反应与应对

7~10岁是学龄期阶段,这个年龄阶段的孩子很容易接受规则,对疫情的理解能力与成人相似,只是病毒打乱了孩子的习惯和规则。比如不能上学了,不能和小朋友玩了,这个时候家长如果能帮助孩子做一些居家生活的规划,孩子就能适应这种封闭式生活。要注意的是,规划不能是自上而下地家长要求孩子做什么,而是跟孩子协商,然后调整规划,这样对孩子是有利的。

4.11~18岁儿童的疫情反应与应对

11~18岁是青春期阶段,这个年龄段孩子的问题在疫情期间会更多表现为:愤怒情绪。因为,亲子间长时间、近距离接触让双方都不太习惯。青春期孩子很容易自我封闭、易冲动、理性又感性、充满矛盾和冲突。对青春期孩子,家长应该从以下方面引导和教育孩子。

第一,要给孩子独立思考和独处的机会,不要过度干扰。

第二,家长要克服自身的过度焦虑,相信孩子。

第三,不要将自己的价值观强加给孩子,尝试理解孩子的价值观,如果理解不了可以保持价值中立。

第四,不要进行过多的语言说教,保持适当的物理距离。

第五,最大限度地发现孩子的优点。观察到孩子不好的东西,就会产生消极情绪,消极情绪的相互传递就会产生亲子矛盾,不如反过来发现孩子的优点,给孩子积极反馈,从而形成良性循环,家长不妨努力一下。

参考资料

[1] 王晓俊.城市·植被与人类身心健康[J].中国园林,1995(1):35-38.

[2] 高岩. 北京市绿化树木挥发性有机物释放动态及其对人体健康的影响[D].北京林业大学,2005.

[3]《抗新冠肺炎心理自助手册》编委会. 抗新冠肺炎心理自助手册[M].北京:世界图书出版公司,2020.

[4] 李旭东,黄悦勤.感觉统合失调的研究进展[J].中华儿科杂志,2001(9):64-66.

第四节　超长假期后,大学生该如何收心①

一、了解超长假期后大学生该如何收心的教育意义

受非常时期的影响,大学生在 2020 年度过了一个超长的假期,在这段时间大学生都在家中线上进行学习,很多同学表示对线上的学习不适应,也对未来的开学产生焦虑。随着生活逐渐步入正轨,经历过超长假期后,大学生该如何调整心态,适应学习生活,是本节探讨的主要内容。

学习本节内容的教育意义具体表现如下:

第一,了解什么是假期综合征和开学综合征,有什么具体表现。

第二,具体探索产生假期综合征和开学综合征的原因。

第三,掌握应对假期综合征和开学综合征的具体措施,让大学生在超长假期后更好地投入到学习生活中去。

二、什么是假期综合征和开学综合征

在过去的几个月,我们度过了一个非常特别的假期,因为我们在家中上课,天

---

① 本节内容来源于 2020 年 5 月 13 日,北京林业大学学生心理健康中心疫情后的心理建设系列主题讲座之杨智辉老师的讲座,文字由本中心咨询师杨婷婷整理。

天在家里和家人一起度过,所以在这种情况下,这个假期就显得很特殊。并且,很多同学反映在家里上网课的压力比在学校上课压力更大。在这个漫长而特殊的假期中,我们的心态是松弛还是紧张呢?这里涉及假期综合征、开学综合征这两个概念,我们需要了解"为什么在此期间,我们的心态和学习状态都和原来在学校正常上课的时候不一样"。很多同学反映在家上网课,虽然是天天在家里,但课程安排非常紧凑,有时候还要补课,周末经常会有各种各样的活动。而老师们因为看不到学生,会布置更多的作业来"抓住"学生。所以,有很多同学会觉得上网课反而更累,而老师们也会觉得同学们在家上课,肯定不认真听,因此老师和同学之间,处在一种紧张的状态当中。由于在家上课是一种独立的、不跟同学在一起的状态,所以上网课的时候会感到不适应。家里的环境让同学们无法集中注意力,特别容易走神。我们有这样一个经验,如果在教室上课,坚持几个小时通常问题不太大,但在网上上课可能过几分钟我们就会走神,想去刷一刷微博,看一看新闻,做一些分散注意力的事情。同时,由于我们不知道其他同学是怎样的学习状态,部分同学就会特别担心自己被落下,不在一起上课缺少参照物,不知道应该和谁进行对比。这个时候,我们可能和班里或者年级里最优秀、最用功的同学去比较,由此就会产生焦虑,尤其是担心考试成绩和结课论文。

在特殊的超长假期后,生活逐渐步入正轨,大学生应该如何收心?下面我们谈一谈刚刚提到的假期综合征和开学综合征。

假期综合征是指在长假之后,生活习惯难以调整的一种心理问题。在节假日期间,由于过度的疲劳、过度的放松或是暴饮暴食,所引起的身体,尤其是眼睛和消化系统的不适的总称。它既是我们身体的疾病,同时也是心理的疾病。如果学生不习惯早起,没法集中注意力学习;上班族不愿意上班和工作,工作时没有精神等,那些都可以称为假期综合征。假期之后,同学们返回到了校园里,或者是现在的云开学就会出现开学综合征,即过完假期之后,学生对规律的校园生活无法适应,对在家但是要上课的生活也适应不过来,容易出现各种生理或心理问题。其主要症状是情绪低落、心慌意乱、浑身疲劳和注意力不集中,还会有作业完成被动、失眠、理解力变缓、记忆力变弱、迟到、缺乏兴趣等一系列的表现,如果出现这类症状,就可以称之为开学综合征。

目前,我们的这种特殊情况是处在假期综合征和开学综合征结合的时期,在家中线上开学,有许多课程要上,考试、论文、汇报等有诸多学习任务。此外,还要参加各种线上的活动,提交各种各样的作业。因此,我们在这个特殊的时期,既可能是假期综合征,又可能是开学综合征。所以我们就需要深入地了解假期综合征和开学综合征。

三、假期综合征和开学综合征产生的原因

1.不合理的假期安排

①理想与现实的差距。很多人在放假开始的时候会有很多设想,如"要看很多书""锻炼身体""学习一门新技能"……但实际上,每次带回去的书往往原封不动地又带回学校。同时,这样过多的想法往往又会给自己带来很大的压力,让自己处于负性情绪状态中。

②时间安排不合理。自由掌握的时间多了,选择学习的时间就少了,假期变得放任自由,终日无所事事。未能平衡学习、娱乐和休息时间。

2.不合理的生活习惯

"白天睡不醒,晚上睡不着""学习没状态,心理没着落""夜猫子"熬夜、睡懒觉、饮食不科学、暴饮暴食、玩乐过度。在假期期间首要的一条就是保持作息规律,保持和正常上班、上学一样的状态。

3.不明确的学习目标

制订过高或者过低的目标。因为在假期中是处于一个放松状态的环境中,较难坚持高强度的时间安排,所以我们应该指定一个相对合理的计划。这个计划是处于既是开学又是假期的特殊时间,我们需要有一半时间是学习的,另一半时间可以安排锻炼、做美食或者和家人交流。

4.不端正的心理状态

对假期期望过高,把假期时间看得"非同一般"。在假期开始之初,我们会制订各种计划,如我要锻炼身体、我要看很多书、我要学习一门新技能……但我们发现在假期里很少可以坚持下去,当我们没有完成计划时,会给自己很大的压力和内疚感,进而这种强烈的负性情绪会产生假期和开学综合征。

5.不在意料之中的疫情

在这次超长的假期中,引起开学或者假期综合征的很重要的原因就是疫情的发展。在疫情发展的开始阶段,我们大家都是非常紧张的,每天都有几千的新增病例,那么在病例增长的情况下我们很难静下心来学习。

四、应对假期综合征和开学综合征的措施

1.制订计划与目标

(1)制订计划:计划先行,重在落实

- 计划每天的学习时间。除了每天的上课时间外,还要规划好完成作业的时间,以及完成课外学习任务的时间。建议做一份学习时间表贴在书桌上,提醒自己什么时候该做什么,不拖延不拖拉。并且在时间规划上以整块时间为主,例如一天当中分为三大块的时间:上午、下午和晚上,根据自己的课表划定出一块上课和学习的时间,在整块的时间里要求自己必须要全身心地集中注意力来学习,严格控制玩手机和走神的时间。当专心学习半天以后,剩下的半天就可以安心地用来娱乐。
- 规划整个学期的计划。针对这个特殊的学期,规划好这学期要做的事情。

(2)制订目标:目标明确,方向准确

- 日常学习的目标:把长远的目标切割成细碎的目标。
- 整个学期的目标:根据目标的完成情况不断调整计划,让计划与目标更加契合,更加可行。

2.调整生活和学习方式

在当前状态下,学生的成绩更容易出现两极分化,自制力强的同学可以利用这段没有人打扰的时间,尽情地投入学习中,效率会更高;自制力比较差的同学,因为没有人管他,也没有同学做对比,成绩就会更差。那作为学生来讲,我们应该如何应对这样的情况呢?

(1)调整生活方式

合理作息,保证睡眠;科学饮食,搭配合理;积极锻炼,劳逸结合;了解"新规",尽快适应。

由于常态化疫情防控的需要,一段时间内学校会出现新的规定。如:在校需戴口罩、人员交流时保持距离,可能会给学生的学习、生活、运动带来不便。在这种情况下我们需要调整好心态,从认知层面去思考这些规则的好处。为什么我们所有人都要遵守这个规则? 当我们从内心接受这个规则的时候,负面情绪和感受自然而然就会消失。

(2)调整学习方式

疫情期间,普遍采用网络授课形式进行教学(学习地点等不受约束;自律性也

较弱)。一旦回到学校进行正常的课堂教学,学习方式、作息时间也需要马上调整,做好网络授课与课堂教学的衔接。

3.管理时间,提高效率

做最重要的事情,不要试图把所有的事情都做好,可以把我们要做的事情使用"时间管理四象限处理原则"(见图5-6)排出优先级,重要紧急的事情优先做。制订合理的学习计划,不要违背自己的生物钟。根据学科特点安排学习时间,将最重要的事情放在最佳感觉的时间去做。执行力是第一生产力,想到要做到,还要马上做好。

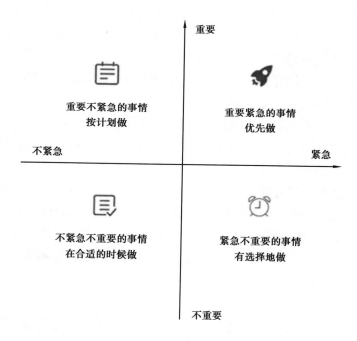

图5-6 时间管理四象限处理原则

4.集中注意力,专注于此时此刻

(1)选择良好的学习环境

为什么在家庭环境中上课我们会觉得烦躁呢?很重要的原因就是我们无法在家庭环境中集中注意力。因此,为保证注意力集中,我们不仅需要从自己入手,还需要从环境入手选择一个适合自己学习的环境。比如,学习桌上非常干净,除了学习用品没有其他东西,你坐在学习桌前不需要进行任何整理就可以开始学习。这样的环境就是适合我们集中注意力的环境。如果条件允许,还可以有专门的一个书房；如果条件不允许，可以在卧室安排一块学习区域。

（2）积极的自我暗示

积极的自我暗示可以帮助我们专注，如告诉自己："在接下来的一个小时里，我可以专注地学习。"

（3）行为管理，避免过多的额外刺激

上网课时，如果你有电脑就千万不要用手机上网课。并且要把你的手机调到静音，放到自己看不见的地方，将电脑、微信和 QQ 提醒调至静音，并将窗口缩小到后台，避免图标的闪动。

（4）运用科学方法提高信息加工的效率

- 感官同用：使自己身体的各个部位都以同一件事为目标。
- 深度加工：在看书和看资料时，边看边做笔记，对重点内容进行画线、标注等，将思考的问题和想法及时写在纸上或录制语音加以保存。

（5）冥想

研究发现，冥想显著提高了持续性注意、执行注意和选择性注意分配等多种注意能力。如果自己本身是一个注意力容易分散的人，那么我们可以做一些冥想去提高注意力和执行力。

（6）有意识地培养自控力，及时强化

需要注意的是，我们不要把自己逼得太紧。在专注的学习时间段之余，我们需要给自己留出时间段来奖励自己，这时不需要有内疚感，可以非常光明正大、心安理得地去刷手机、看视频，做一些自己想做的事情。

5.保持社交，增强情感交流与社会支持

社交对每个个体来说都是很重要的，它可以增强我们的情感交流和社会支持。受疫情影响，我们虽然保持了物理距离，但一定要缩短心理距离，这能够让我们和其他人（如室友、同学等）紧密联系在一起。

人际距离的适当增加有利于个体获得自主感和安全感，但是过远的人际距离，会导致个体的孤独感和无力感。因此，在保持安全距离的情况下，要多和老师、同学、朋友沟通，保持良好的人际互动，使自己融入集体中，获得更强的安全感。例如，同学可以在有条件的情况下，多参加班会、宿舍交流会等，并且在有可能的情况下，打开摄像头，让大家能够相互见到，这本身其实就是一种支持。

6.建立返校复学的理性认知，积极面对

面对复学，同学们要对全国甚至全球的疫情发展趋势有所认识，做好相应的心理预期。返校并不意味着一切完全回归正常,而是开始往正常方向走。因此,如果能提前有相应的心理预期和预判的话,那么我们对学校的防控措施也许就能积极响应、配合,并且减少抵触、反感、不愿意执行等情绪。

(1)理性认识返校后校园疫情防控

复学时,学校对疫情还是会有一些基本的防控、登记、检查等环节和流程。如进出宿舍区需要测体温,去餐厅需要严格保持错峰就餐、1 米安全距离等。为了让同学们更好地适应,建议同学们做好心理预演,进行自我赋能。

(2)科学认识新冠肺炎,保持理性、客观思维

病毒虽然可怕,但人类依然有科学有效的措施来应对。当我们对如何防护新冠肺炎有了更科学的认识,在头脑中形成理性客观的思维,就已经成功做到了"复学护心"的关键一步。

非常时期
个体心理援助篇

　　非常时期，打好心理战，已经成为时代所需。这其中，除了应对大众共性心理问题的讲座和宣传外，应对个性化问题的心理咨询也是非常重要的工作。非常时期，一个个体出现心理问题，不仅仅是其个人问题，而且也可能是一个家庭、一个单位、一群人甚至整个社会的问题。本篇，以我们在疫情防控期接到的众多案例中较为典型的案例为原型，为大家呈现疫情时期个案心理咨询的求助问题特点及其专业应对，希望我们的努力能为我国社会危机事件心理援助的发展助力。

第六章 面对过度情绪反应的个体心理援助

⠿⠿

对身处疫情之中的人们来说,适度的恐惧不安、担心紧张是必要的。但是总会有一定比例的人群,他们出于或主观、或客观的原因,比一般人表现出更多的情绪上的反应。本章,我们就为大家列出四种疫情时期典型的过度情绪反应案例,包括"焦虑与恐慌情绪""躯体化反应""疑病反应"及"抑郁情绪",使大家可以了解疫情中,个体过度情绪反应的特点及其专业应对。

第一节 焦虑与恐慌情绪

一、疫情下焦虑与恐慌情绪的研究综述

1.核心概念

众所周知,焦虑和恐惧不同。面对即将到来的危险或威胁,如果你感受到了紧张不安、忧虑烦恼等复杂的情绪,属于焦虑情绪。换句话说,当你感觉有一件不好的事将要发生(实际没有发生),可自己又无能为力、难以阻止的时候,你就遭遇了焦虑。相比之下,假如你已经面临具体的危险而只是感到担惊受怕,没有反复纠结、不断撕扯,你遇见的就是恐惧。

对一般人来说,适度的焦虑恐慌情绪,有利于调动人体各方面的力量,达到解决问题的目的。当焦虑的严重程度和事件的客观严重程度明显不符,或焦虑感持续的时间过长,并对正常的生产生活产生了严重影响时,焦虑就变成了病理性焦虑,称为焦虑障碍,若符合相关诊断标准,就会诊断为焦虑症。假如一个人长期受到焦虑的困扰,建议寻求专业人员的帮助。

2.疫情下的焦虑恐慌情绪

(1)疫情下焦虑的具体表现

自新冠肺炎暴发以来,社会各界都密切关注着疫情的走向。在通信技术如此发达的时代,民众也十分快速地了解到了疫情资讯。疫情对人们生命安全的直接威胁,本就令人不安;当前不确定的趋势,更是增加了恐慌,致使大众普遍陷入焦虑

恐慌情绪。具体表现如图 6-1 所示。

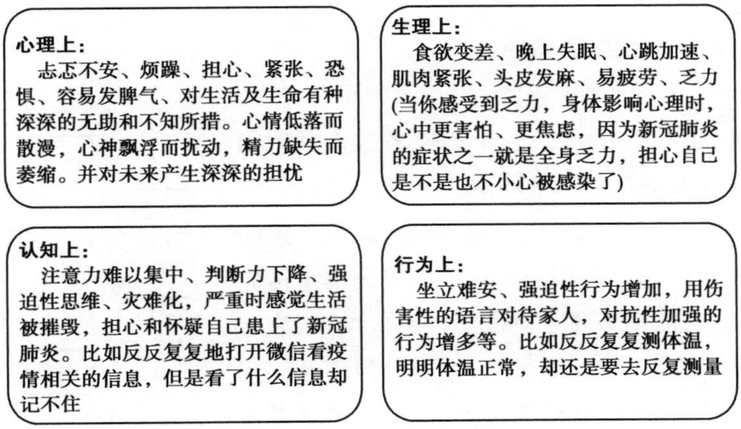

心理上：
　　忐忑不安、烦躁、担心、紧张、恐惧、容易发脾气、对生活及生命有种深深的无助和不知所措。心情低落而散漫，心神飘浮而扰动，精力缺失而萎缩。并对未来产生深深的担忧

生理上：
　　食欲变差、晚上失眠、心跳加速、肌肉紧张、头皮发麻、易疲劳、乏力（当你感受到乏力，身体影响心理时，心中更害怕、更焦虑，因为新冠肺炎的症状之一就是全身乏力，担心自己是不是也不小心被感染了）

认知上：
　　注意力难以集中、判断力下降、强迫性思维、灾难化，严重时感觉生活被摧毁，担心和怀疑自己患上了新冠肺炎。比如反反复复地打开微信看疫情相关的信息，但是看了什么信息却记不住

行为上：
　　坐立难安、强迫性行为增加，用伤害性的语言对待家人，对抗性加强的行为增多等。比如反反复复测体温，明明体温正常，却还是要去反复测量

图 6-1　疫情下焦虑的具体表现

（2）当下个体焦虑恐慌情绪对社会发展的影响

　　在《奇特的传染》一书中，科学记者克拉韦茨写道：我们的思想、情绪和行为都具有传染性，并且很容易受到环境中无意识因素的影响。有人做了全国性的新冠肺炎认知调查，结果发现：面对疫情，大部分人表现出了不同程度的焦虑感（66.9%）、恐惧感（58.2%）和担忧（71.7%）。其中，非常焦虑、非常害怕、非常担忧者分别占 23.6%、22.5%、32.6%。这说明，当下民众的焦虑情绪需要得到重视。

　　情绪影响我们的认知和行为，当个体的焦虑恐慌情绪，演变为群体的焦虑恐慌情绪并长期积累时，容易导致：个体间矛盾和冲突增加（隔离期间，一些家庭中夫妻之间、亲子之间出现越来越多的矛盾和冲突，一些居民与社区疫情防控工作人员之间的冲突）；群际对立加剧（对处在疫情中的人而言，由于对自身所处群体的认同以及在此基础上所产生的看待新冠肺炎疫情的方式不同，出现了不同的群体情绪，如对湖北人、武汉人的污名化，对外地返乡人员的厌恶和排斥，外地返乡人员担心被别人排斥而刻意隐瞒自己来自或经过重点疫区的经历等）；抗击疫情的集体效能感动摇（当前疫情在世界范围迅速传播，人们所期待的拐点还不明晰，考验着大众的耐心和信心；一些地区降低疫情响应等级的情况下，重现公园/景区人员聚集的现象）等方面的问题。这不仅不利于我们的疫情防控，也不利于社会的良性发展。

　　因此，为及时化解消融不良情绪带来的负面效应，积极培育与疫情防控和社会

发展相适应的良好社会心态,我们有必要维护个体的心理健康,你好,我好,大家好。

3.非常时期的情绪调节办法

（1）识别、表达并接纳情绪

识别焦虑情绪,让我想到朱建军、曹昱老师回归疗法中的一个理论"焦虑循环圈"（见图 6-2）,包含六个环节:焦虑、欲望、策略、行动、检验、诠释。焦虑是一种由对"不存在"的担心为核心的多种情绪构成的复合的情绪;欲望来源于对焦虑的不接纳,认为有可能消除焦虑,是一种不满足感,人们希望满足欲望从而减弱或消除焦虑,获得满足感;策略是试图根据经验,找到能满足自己欲望的方法,从而缓解焦虑;

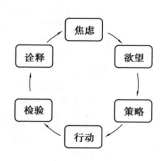

图 6-2　焦虑循环圈

行动是内在自我和外在世界之间的对话,用来验证策略是不是适合外在世界,只有行动能实现真实的转化并有可能满足欲望。检验,意思是指检验行动是否完成、是否有效实施了策略、是否满足了欲望,欲望满足后焦虑是否减少;诠释是一个系统认知过程,像做总结一样（对自己的情绪、自己是什么样的人、外部环境如何、自己与他人的互动等）。这个循环是一个反思自我的过程,也是一个简洁、易于理解与学习的工具,可以帮助我们快速看清自己在危机情形下的反应。

适当的焦虑恐慌反应有助于激发我们的动力,提高警觉性,促使我们积极行动为疫情的防控做好准备。因此,当我们准确识别这些情绪后,还需要接纳这些情绪的出现和存在,而不是抵抗它们、阻止它们或者立刻消除它们。

（2）筛选接收信息的渠道,控制接收信息的时间

筛选可信度高的传播平台,关注必要且权威的消息,控制每天接收疫情相关信息的时间。在信息过载的心理负担下,应对因求生本能而产生的种种恐惧和恐慌,以及由恐惧衍生出来的对他人的不信任、歧视和排斥,这些不仅可能会伤害他人,也可能伤害自己。

（3）建立正常的生活秩序,保持稳定的生活作息

在较长的假期里,日常生活秩序很容易被打乱,睡眠及饮食也变得不规律,一拿起手机就放不下,原定的日常时间安排变得混乱。维持规律的生活作息,每日按照规划完成自己的日常安排,是缓解焦虑的必要条件。

（4）拿出一些时间，做让自己放松的事情

回想日常让自己感到放松的事并行动起来，或者去学习一些放松方式，比如聆听优美的音乐，信手涂鸦（不是为了提高自己的绘画技术，而在于通过随手绘画的过程，个体会不知不觉地疏解内在情绪），冥想正念练习等。

（5）与家人和朋友间产生正向的互相支持

在危机面前，与家人、朋友多做一些积极的沟通，相互去肯定，减少指责，完善自己的社会支持系统，可以有效地抵御自己的孤独感和无力感。

（6）做一些力所能及的助人之事

觉察周围人的需要，给予一些回应。当我们主动关心别人、支持别人的时候，爱和支持就被我们自己创造出来了。

二、典型案例介绍[①]

1.来访者基本情况与求助方式

（1）基础信息

来访者，女，22岁，天津人，独生子女，无宗教信仰，汉族，本科大四在读，未婚。

（2）求助方式

来访者通过北京林业大学学生心理健康中心联合北京市教育工会心理咨询中心共同推出的疫情期间线上心理援助服务的渠道主动求助。

2.咨询设置

（1）咨询形式

线上咨询：咨询平台微信，采用语音通话功能完成咨询。

咨询次数：一次性咨询。

（2）咨询时间

2020年2月7日，晚上19:00—19:50。

（3）咨询伦理

咨询师：咨询师具有一定咨询资质，有良好咨询知识和咨询经验。

督导制：该案例是在督导师督导下完成咨询案例分析报告的。

3.主诉与个人陈述

（1）主诉

来访者表示，在这次疫情中格外担心自己被传染，因为有一次外出取

---

① 本案例咨询师张李瑷静是北京林业大学心理系硕士研究生，在北京林业大学学生心理健康中心任兼职心理咨询师，本案例来访者信息和咨询过程已经做了保密处理。

快递,第二日就出现咳嗽症状,一直担心自己是不是被感染,后来仔细回想可能是睡觉着凉,但是依旧反复求助疫情线上门诊,线上大夫认为是过度焦虑,建议寻求心理援助。

（2）个人陈述

来访者表示,最近总是很担心自己感染上新冠肺炎,因为自幼患有免疫系统疾病,平日对自己的身体和周围环境非常关注,也多多少少有些敏感。今年大四,考研笔试成绩还不清楚,临近成绩查询的时间心里比以往本来就多了一些焦虑。疫情在寒假发生,这期间,一直与父母、姥姥同住,家中有一只小型宠物狗,自己不敢一个人出门,也没有去遛狗,看着小狗在家里憋着也很难受。尤其是网络上还有一些关于捕杀猫狗的新闻,也担心自己所在的小区会不会对狗展开不合理的捕杀行动。

武汉封城之后,来访者每天都会看疫情数据、看微博,并且时不时地询问家人物资是否充裕。有一次,听到父亲采购回来随口说了一句"超市消毒水、洗手液货架都空了",来访者更加担心自家的物资会不够用,因此通过网购囤积了大量的生活用品和消毒用品。原本网购了口罩,商家突然留言"口罩脱销,疫区外暂时无法发货,请申请退款",这让来访者看着家中不多的口罩更加不安。偶尔被家人以运动一下为由,要求去小区门口拿快递,她除了佩戴口罩、一次性手套、帽子、护目镜,还会穿上一次性雨衣。回到家中,会把快递包装袋、一次性手套、口罩等全部丢在家门口,洗手洗澡、用消毒液消毒鞋底、进门的脚垫。每次出家门再次回来后,来访者都会这么做一遍。家人都觉得来访者反应有些过度,进行了一些安慰,但并没有缓解来访者内心的不安恐慌。

有一天,来访者下午去小区拿了一次快递,第二天咳嗽了几声,没有发热症状,但非常担心自己在去小区门口的路上或者电梯间感染上了新冠肺炎,为此,来访者每天求助疫情线上的大夫门诊。在大夫的仔细询问下,来访者回想咳嗽的原因可能是晚上没盖好被子着凉了,大夫给出了应对方法,此外线上大夫认为来访者过度焦虑、恐慌,建议来访者寻求心理咨询进行疏导。

4.咨询过程

（1）工作流程

疫情下的咨询情境较为特殊,受到多方面的限制,因此咨询师借鉴了王智弘老师提出的"一次单元咨询模式"以及陈秋燕老师的心得分享,开展本次咨询工作。工作过程分为五个阶段:建立关系——了解情况——

心理教育——问题解决——总结深化(见图 6-3)。

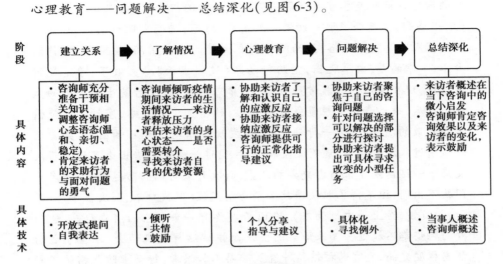

图 6-3 工作流程图

（2）个案概念化

针对来访者的困扰,咨询师借用前面提到的焦虑循环圈(见图 6-4)尝试理清来访者的问题,这也是本次咨询中第二、第三个阶段的核心工作。

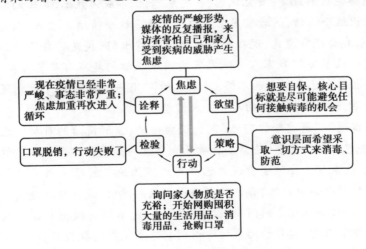

图 6-4 个案概念化循环圈

通过这个循环,可以看到来访者在危机刺激下的自发反应。疫情之初,媒体反复报道与疫情有关的高传染性、高致死率、低治愈率、无有效的治愈方式等信息,使得原本免疫力低下的来访者对外部环境产生了焦虑,她害怕自己和家人受到疾病的威胁;然后产生了想要自保的欲望,这个阶段的欲望目标就是尽可能避免任何接触病毒的机会;随之来访者在策略(意识层面)上就会采取一切措施来消毒、防范;进而采取行动,比如开始询问家人物资是否充裕,开始网购囤积大量的生活用品、消毒用品,抢购口罩;不幸的是,口罩脱销,抢购行动(经过现实检验)失败了;于是她得出结论,现在疫情已经非常严峻、事态非常严重了,最后就生出更大的焦虑。之后,来访者就更想避免接触病毒,她增加了新策略,密切关注疫情传播扩散的消息,这么一行动之后,就发现事情越来越可怕,因为病毒还可能通过气溶胶传播,还有无症状确诊者,连治愈的患者出来了还会再次发病……这诱发了来访者更大的焦虑,再次升级自己的防范策略:能不出门就不出门,迫不得已取快递就必须全副武装(佩戴口罩、一次性手套、帽子、护目镜,穿上一次性雨衣),进门后也要有一套自己的消毒行动,连门外的脚垫都不放过……来访者的焦虑恐惧就这样越来越大,以至于之后焦虑程度更高,更容易被情绪冲昏头脑而不加思考,行动上防范措施不断升级,从而陷入了焦虑-行动的恶性循环。

咨询进入第三、第四阶段,咨询师首先肯定来访者意识到这个问题并期望解决的勇气。提出建议,对过度的焦虑情绪,可以进行"有觉知的宣泄",通俗地理解就是:看见焦虑、表达焦虑,但不成为焦虑,具体的做法是先辨别出这个情绪,然后采用准确的语言表达这个情绪。比如,来访者练习"以前我会经常遛狗,现在病毒很严重不敢出门,我发现自己什么都做不了觉得很不安""我家人有一次采购回来说看到超市有些货架空了,我就非常担心自己家里东西不够,挺焦虑的""有一次在微博中看到还有人卖假口罩,这种发国难财的人太令人愤怒"等。

仅仅通过"有觉知的宣泄"完成识别情绪、宣泄情绪的目标是远远不够的,要想从根上化解,还需要打破原先恶性的焦虑循环。从焦虑的产生环节来看,来访者在陈述中说自己很喜欢不停地了解很多与疫情相关的信息。针对这部分内容,咨询师会给出明确的建议:减少接收疫情信息的时间,关注必要且权威的消息,试着不盲从,也不轻易做出判断。从欲望产生的环节来看,需要帮助来访者识别制造高焦虑的欲望目标。之前,来访者觉得外面到处都是病毒,欲望就是"尽可能避免任何与病毒接触的机会",咨询师建议,来访者焦虑并产生这样的想法时,试着把欲望目标改为"我要幸存下来",似乎产生了不一样的感受,随之的策略、行动环节等,也都会有些许改变。

之后,协助来访者寻找资源,应对过度的焦虑。首先,了解来访者过去应对焦虑的办法,有哪些应对成功的例子,这部分资源是内在优势,也许有可以借鉴的部分。其次,疫情期间,来访者与父母、姥姥生活在一起,家中长辈也是很好的资源,他们经过很多大事件的磨砺,内心自然会有一套应对危机的办法,可以试着观察家中长辈的反应或者与他们交流学习。最近很多网络付费的精华课程都免费开放,还可以从这些文化知识中寻找资源。

临近咨询结束,来访者反馈认为在详细探讨焦虑循环的阶段还是很有启发,之后也会尝试使用这个循环圈去看清一些过度的反应。

三、思考与启发

1.非常时期,普通民众不适合做的与能做的

最近,有许多科普文章从传染源、传播途径、易感人群三个方面对新冠肺炎进行系统的介绍。借用这个角度,看疫情下的焦虑恐慌情绪,笔者认为一些媒体的报道是主要的传染源。从接待的这位来访者的焦虑循环圈也能看出,焦虑不安的产生一部分是媒体的反复报道引起的。部分自媒体的报道带有很强的个人视角、个人情绪,内容带有很多未得到验证的信息,成了焦虑产生的沃土。此外,民众所获取信息的渠道比较杂乱,专业性上难以保障,这个传播途径很容易导致恐慌情绪的蔓延,因此,笔者建议大家筛选有质量、可信度高的权威媒体来获取信息。

心理素质就是心理层面的免疫力,心理素质不够高的人群通常受暗示性比较强,是容易多愁善感的人,是疫情期间焦虑恐慌情绪的易感人群。因此,提高心理素质可以增强对这类情绪的免疫力。在此,笔者提供四个具体的积极心理学建议。

(1)"感恩信"练习,提升积极情绪

建议的格式是:他对你的支持和帮助+带给你的益处和感受+感谢他。

心理学教授芭芭拉·弗雷德里克森研究发现,感恩对人类的健康有大约9%的贡献;孤独的人更容易患病,因为孤独的人和他人几乎很少交流。而感恩可以帮助我们构建与他人的关系,产生更多更有意义的交流和积极的情绪,从而减少孤独,疾病也会更少。

(2)"三件好事"练习

每天花几分钟的时间记录一下当天发生在自己身上的三件好事。这里的三件好事不一定是升职、加薪、结婚、生子那样的大事,可以是日常生活中常见的小事,比如读到一本好书,吃到一道好菜,听到一个亲友的好消息,和老朋友聊天,等等。

古语"好事不出门,坏事传千里",心理学家罗伊·鲍迈斯特把人们首先习惯

关注更有危害性的信息叫作"负面偏差"。我们先关注负面信息,好处是可以更好地在危险中生存下来,缺点是我们容易产生更多的负面情绪,因此,我们有必要练习发现积极信息的能力。

（3）练习"乐观写作"

试着写出自己的优点,自己做过的哪些事情受到了称赞,可以挖掘自己擅长的方面,而不是只盯着缺点。对生活中出现的挫折进行合理归因。比如说被批评了,要意识到这只是自己在做某件具体事时做得不够好,不代表整个人的失败。乐观的思维方式是可以培养的。

（4）助人

我们也可以通过"助人"来构建与他人之间的联结,来一起战胜病毒。助人的过程中,注意力会从自己的苦难转移到他人的苦难上,从而打破负面情绪的循环。我们会看到他人原来也有很多需要帮助的地方,很多地方自己其实并不比别人更糟糕。通过帮助别人获得自信心。因为帮助他人后,我们的能力得到了提升,自信心也会随之增强。

积极心理学领域还有许多具体办法可以提升我们的心理免疫力,近期有很多公益讲座提供了非常多的实践建议。我们可以充分利用网络资源来武装自己。

2.本案例带给咨询师的思考

进入倾听的位置,不能急,不能乱。来访者多数带着很强烈的情绪讲述最近的遭遇。咨询师会有一些反应,这个时候觉察自己的反移情,试着让情绪稳定下来。要淡化成天使的欲望,不急于解决对方所有提出的问题。及时观照自己。

在应急的情况下,来访者容易一直陷在自己情绪里而缺乏有效反思。因此,咨询师面对来访者的问题,可以给来访者如此反馈,"你刚才说的事情有 1.……2.……3.……你在担心什么？为什么这么担心？",从而促使对方有意义地思考自己的问题。

3.对咨询师工作的启发

不同类型的心理服务,也有着不同的形式和侧重点。非常时期下的咨询,属于危机干预的情况,因为设置特殊,心理咨询师身份需要转变为心理危机干预者的身份。这种转变意味着,咨询过程中不考虑来访者的童年、原生家庭对其的影响,聚焦于当下的事件,在现实层面工作。

参考资料

[1] 童俊."新型肺炎"心理危机干预(武汉建议)[OL].武汉市精神卫生中心武汉心理医院(微信公号).2020-01-26.

[2] 彭旭.新型肺炎下的心理危机干预[EB/OL].北京心理健康服务促进会 & 北京晓璐心理

工作室.2020-02-01.

[3] 李·丹尼尔·克拉韦茨.奇特的传染:群体情绪是如何控制我们的[M].刘晓艳,译.北京:中信出版社,2019.

[4] 肺炎认知调查·报告,https://www.thepaper.cn/newsDetail_forward_5671866.

[5] 王智弘,杨淳斐.一次的力量:含摄华人文化观点的一次单元咨商模式[M].台北:张老师文化事业股份有限公司,2016.

[6] 杨根乔.培育良好社会心态,凝聚强大精神力量[N].光明日报,2020-03-02(6).

[7] 朱建军.焦虑循环圈概述[EB/OL].2017-05-13[2020-03-05].

[8] 曹昱.毒药与解药:意象对话和回归疗法中的危机管理与心理援助[EB/OL].2020-02-25[2020-03-05].

[9] 中国心理学会临床心理注册系统.抗疫心理援助热线工作指南[EB/OL].2020-01-31[2020-03-05].

[10] 赵昱鲲.培养积极情绪、提升身体免疫力[EB/OL].2020-02-02[2020-03-05].

[11] 赵昱鲲.困难时刻:如何防止被焦虑捆绑[EB/OL].2020-02-03[2020-03-05].

[12] 樊富珉.乐观:每个人都可以培养的心态[EB/OL].2020-02-04[2020-03-05].

[13] 赵昱鲲.助人:爱出者爱返,福往者福来[EB/OL].2020-02-05[2020-03-05].

第二节　躯体化反应

一、疫情与躯体化反应研究综述

1.关于躯体化反应

（1）躯体化概念

我们的身体会说话。当感觉到躯体的不适或出现某些症状时,你是否仅仅认为自己的身体出现了病灶？事实上,这些不舒服的躯体症状或许并不是由身体的器质性病变导致的,而是由心理情绪障碍所导致的。

众所周知,人会有身体的疾病,也会有心理的疾病,身体与心理相互影响。身体上的疾病会引起不良情绪,心理上的疾病也会引起不适的身体反应。当人们的内心存在情绪压力时,会倍感不安,这种内在压力如果难以用言语的方式表达,无法在心理层面宣泄与疏导,就容易转化为外显的躯体症状,以躯体的方式去表达。当个体出现躯体化反应时,能在主观上感受到自己躯体的变化或不适,例如焦虑的时候会心跳加速、肩膀疼痛;羞愧的时候会面红耳赤;遭受重大打击时会出现皮肤病等躯体症状。如果人们的心理问题,不能在心理层面处理(如充分感受并表达内在的情绪体验),而要在躯体层面处理(如以头痛、心慌、胸闷、气短等躯体症状呈现,认为自己的问题是躯体问题并寻求躯体上的解决方式),就是躯体化。研究表明,当一个人难以用语言表达自己的感受的时候,就容易用躯体形式(如生病)或行动替代语言,这是个体应对压力的一种方式。

换言之,躯体化者表面上是在诉说躯体症状,实际上是在诉说心理压力。

(2)影响躯体化反应的因素

躯体化反应通常是个体对危险或不确定的极度担忧、焦虑导致的,这与个体的人格特征、自身的注意偏向、应激或持续出现的不愉快生活事件以及人际冲突等密切相关。

根据躯体化综合概念模型理论,生理、心理、人际与社会文化因素都会促进个体躯体知觉放大恶性认知循环,从而导致躯体化症状,具体结构如图 6-5 所示。

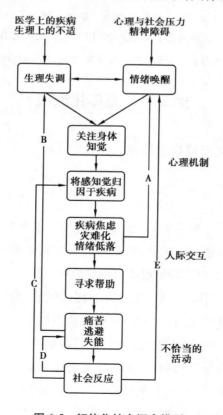

图 6-5　躯体化综合概念模型

　　A：疾病焦虑与灾难化思维增加了个体的情绪唤醒与焦虑水平，并使自主神经系统唤醒相关的躯体症状；

　　B：逃避活动与疾病角色行为导致身体虚弱、睡眠问题以及其他形式的生理功能失调；

　　C和D：疾病角色行为的社会文化意义会强化个体对感知觉以及痛苦、失能的病理性归因；

　　E：疾病角色行为也可能会导致个体的人际冲突，从而提高患者的情绪唤醒水平。

2.疫情下的躯体化反应问题

　　本文所论及的躯体化反应，是指疫情蔓延危机事件下一般民众的躯体化反应。当非常时期，民众处在重大危机事件中，面临巨大的情绪、身体或外界环境压力时。部分群体产生的心理压力和情绪问题无法得到排解，产生了头痛、失眠、呼吸急促等躯体化反应，这是一种正常的反应，也具有共性。正因为人们对未来危机事件发展的担忧和不安，才会让自己的身体更加的警觉，采取更多有利自身的保护措施。随着个体认知能力提升后，焦虑与恐惧的情绪就会减少，躯体化症状也会逐渐消失。

　　（1）一般民众的躯体化综合概念模型

　　一般民众的躯体化综合概念模型，同样可以从关注身体知觉、将感知觉归因于疾病、疾病焦虑/灾难化/情绪低落、寻求帮助、痛苦/逃避/失能、社会反应六个层面去探究。当个体由于心理和社会压力产生一系列不良情绪时，这些情绪可能会导致个体生理失调。这个时候，个体会格外关注自己的身体症状，并将感知到的不适归因于严重的疾病，例如，仅仅是正常的着凉、感冒、咳嗽，就会担心自己患有其他严重疾病。对严重疾病的焦虑，认为"我死定了"等灾难化的描述，以及个体低落的情绪，会再次加重个体不良的情绪。换言之，因身体不适产生的负面情绪会加重之前负面情绪同时使与自主唤醒相联系的躯体症状增加。在这个阶段，个体开始寻求专业人士的帮助和指导，并会表现出痛苦、逃避或无能为力的消极行为，而这些行为会再次加重失眠、胸闷心悸等其他形式的躯体化症状。

　　社会文化对躯体化的界定和看法，对个体病理性症状的归因有很大的影响。具体来说，相比于个体主义文化将躯体化视为一种机能障碍，集体主义文化把躯体化看作情绪的间接表达，并有缓解压力的作用。

（2）疫情中民众身心状态发展的五个阶段

当我们遇到重大危机事件的时候，个体的身心状态一般会经历五个发展阶段。在第一阶段，人们通常会出现拒绝、否认的反应。具体表现为"这也太不可思议了""别人怎么可能传染我""我身体一直很健康""不就是个病毒嘛，哪有那么严重"等。

伴随着大量相关事实的披露，人们发现新冠肺炎疫情真的很严重时，就进入了第二阶段，对危机事件产生愤怒。具体表现为"为什么要吃野生动物？这就是大自然的惩罚，遭到报应了吧"" 为了钱什么事情都干得出来，这些人就应该去死"等。

随后就是深深的悲哀，毕竟事已至此，自己也无力回天。在这之后个体进入了讨价还价的第三阶段。具体表现为"真希望疫情能快点儿过去""能不能每天不要死那么多人""要是没有这场疫情，我们都在好好地生活"等，这种表现事实上都是个体在掌控事件时无能为力的一种幻想。

在前三个阶段中，个体在饮食、睡眠以及身体健康方面基本保持着原有的状态。但当第三阶段产生的幻想逐一被现实情况"击碎"后，人们就进入了第四阶段——逐渐地接受现实。在这个时候，很多人会出现一些情绪问题，一般表现为极度焦虑、抑郁、恐慌，当这些不良的情绪被压抑或现实问题依然没有得到解决时，人们的负面情绪就可能转化为躯体化反应，表现出失眠、胸闷气短、心跳加速的症状。

最后，适应性良好的人就进入了第五阶段，人们愿意更加努力地应对所面临的现实，不再消极应对，注意力的焦点也不再是自己的身体或社会环境事件，而是更愿意主动投入学习或工作中，或锻炼身体，并且做好自身的防护，以更好的身心状态去面对疫情。

（3）疫情中民众的一般表现

我国 2020 年 1 月月底的一项新冠肺炎公众咨询数据表明：焦虑占 50%以上，睡眠障碍占 30%以上，躯体化占 20%以上，疑病占 20%，强迫症和抑郁情绪都占 10%以上。封城之后焦虑症状占 50%以上，如感到心神不安、坐卧不宁、有失控感，总担心"新冠肺炎"会降临到自己和家人的身上，以至于出现冒虚汗、心跳加快、口干等神经功能紊乱的躯体化表现。除此之外，人们的心态也会有一些过度反应，例如恐慌、不敢出门、盲目消毒、失望、恐惧、易怒、攻击行为或过于乐观、放弃等。

二、典型案例介绍①

1.来访者基本情况与求助方式

（1）基本情况

来访者，女，35 岁。职业：会计。

来访者是浙江温州地区某企业的一名会计，是一个从小学习非常认真，长大后对待工作非常严谨仔细的人，但性子比较急。三年前离婚，来访者带着 3 岁的儿子与父母住在一起，家里的大部分开支都是来访者负担的。父母的文化水平不高，因此在生活上来访者和父母经常意见不合。此次新冠肺炎疫情暴发后，来访者在家办公，无须出门，父母经常出门采购物资。

（2）求助方式

来访者通过北京林业大学学生心理健康中心联合北京市教育工会心理咨询中心共同推出的疫情期间线上心理援助服务的渠道主动求助。

2.咨询设置

（1）咨询形式

线上咨询：咨询平台微信，采用语音通话功能完成咨询。

咨询次数：一次性咨询。

（2）咨询时间

2020 年 2 月 5 日，晚上 20：30—21：00。

（3）咨询伦理

咨询师：咨询师具有一定咨询资质，有良好咨询知识和咨询经验。

督导制：该案例是在督导师督导下完成咨询案例分析报告的。

3.主诉与个人陈述

（1）主诉

来访者表示，父亲对新冠肺炎不够重视，每两天就以采购物资的名义去超市放风，她非常担心父亲在超市会感染上新冠病毒，并传染给 3 岁的儿子。前些天来访者还出现了心慌、胸闷气短、心跳加速以及失眠的躯体

---

①　本案例咨询师李韵佳是北京林业大学心理系硕士研究生，在北京林业大学学生心理健康中心任兼职心理咨询师，本案例来访者信息和咨询过程已经做了保密处理。

化反应。来访者希望父亲不要出门了，也对父亲进行反复劝说，但是毫无效果。对此，来访者的内心十分担忧和恐慌。

（2）个人陈述

来访者表示，自己的身体出现了不适，怀疑被传染了新冠病毒，想要去医院检查，但一直没敢去。同时劝说父亲不要出门无效。在网上看到了疫情心理援助渠道，便预约了咨询。

来访者求助当日是新冠肺炎疫情快速蔓延的初级阶段，全国确诊人数达 24 363 例，疑似 23 260 例，死亡人数 491 例，治愈 892 例，全国各省的疫情传播基本都在增长。来访者自己在过年期间对疫情的严重性也没有特别重视，但随着全国确诊、疑似和死亡人数的急速增长以及各大网络媒体针对新冠肺炎疫情严重性的大幅报道，逐渐意识到事态的严重性，并听取权威专家的建议，能不出门就不出门。

但父亲每隔两天就以采购物资为缘由去超市放风。来访者便对父母进行劝说，希望父母减少出门次数。但由于父母文化水平有限，平时在家也不关注新闻和社会发展，因此并不当回事，来访者的劝说没有取得任何效果。虽然，目前来访者的父母出门都必戴口罩，回到家中也会进行洗手消毒等工作，但来访者还是很担心，比如父亲现在的防护手段和措施还不够谨慎，并不能完全避免出门在外"手绝对不摸脸"等行为，还是有可能感染上新冠病毒。如果父亲感染了病毒并带回家中，那么全家人都会被感染，这也加大了来访者的焦虑和恐慌。

来访者的心理困扰主要是三个方面。第一，来访者会把自己的生理失调跟新冠肺炎联系起来，怀疑自己或许已经感染了新冠肺炎，因此非常害怕和焦虑，每天都要到凌晨三四点才能睡着。第二，来访者在家除了工作、照顾孩子和父母以外，大部分时间都在微博、朋友圈和新闻平台上浏览疫情信息。过量的负面疫情资讯，加剧了来访者内心的不确定感和不安感。第三，来访者对父亲的行为及风险性的担忧。通过权威渠道，来访者得知新冠病毒比"非典"的传播性更强。父亲不必要的出门确实会增加感染的风险，甚至会给全家带来灭顶之灾。来访者无法让父亲调整自己的行为，内心既愤怒又不安。来访者很担心危险会降临到自己和家人头上，从而产生极度的焦虑和恐慌情绪。

4.咨询过程

第一阶段:收集资料并做出心理评估。

来访者的躯体化反应问题分析,具体如图6-6所示。

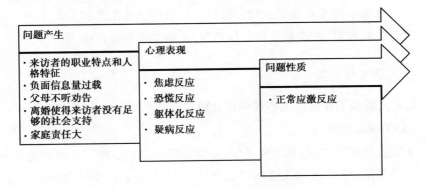

图6-6　来访者的躯体化反应问题解析图

首先,来访者是个注重细节、十分谨慎的人,并且性子略急,这些人格特征使得来访者对新冠病毒和父亲防护不够谨慎的行为非常敏感并产生焦虑,容易出现躯体化症状反应等身心反应。

其次,父母非必要性出门的行为和心态,在现实和心理层面都增加了来访者感染的可能性。加上本次新冠病毒传播性强、易感染的特点,来访者非常担心自己被感染并出现疑病反应。

最后,来访者离异,一个人需要支撑起家中老小,压力与责任都很大。但这份辛苦不管是现实层面还是心理层面都没有人可以一起分担,来访者缺乏支持。

总体而言,来访者的反应是重大危机事件下正常的躯体化反应,是过分焦虑的表现。

第二阶段:心理援助。

首先,认真倾听,与来访者建立良好的咨询关系,表达咨询师本人对来访者的同理心。

其次,运用心理咨询专业知识,向来访者解释其目前的心理是非常正常的应激反应。

再次,与来访者一起分析目前的躯体化反应以及焦虑恐慌的心理机制,帮助来访者了解自己的身心状态对正常生活的积极与消极作用。

最后,给来访者充分的肯定与鼓励,并交给来访者缓解焦虑的五步放松技巧。

第三阶段:咨询疗效评估。

根据来访者的语言反馈,她通过咨询了解到自身躯体化症状以及焦虑恐慌的原因,表示自己会积极面对,并和父母好好沟通。

三、思考与启发

1.重大疫情下民众常见心理问题及建议

(1)常见心理问题

- 紧张焦虑情绪:感到心神不宁、坐立不安、容易发脾气,不可控地关注疫情相关信息,总担心"新冠肺炎"会降临到自己和家人身上,对疫情防控会特别担心。

- 抑郁情绪:感到悲观、绝望、不能振作精神、容易哭泣、心情不悦,对任何事情都没有兴趣,食欲不振或暴食。

- 疑病:极度担心自己被传染,有些低热病人担心去医院看病被隔离而不敢就医;有些个体会感到被"新型冠状病毒"包围,听到疫情信息就莫名紧张;有些个体会怀疑自己患了"新冠肺炎",多次到医院就诊,要求医生尽快确诊和治疗。

- 躯体症状:当个体处于较大压力时,不良情绪往往会转化为躯体症状表现出来。这类症状往往包括躯体疼痛、头晕、乏力、口干、低热、食欲不振、消化不良、腹部不适等自主神经功能紊乱。

- 睡眠障碍:表现为难以入睡和睡眠时间缩短,睡眠规律紊乱,质量差。

- 强迫症状:反复洗手,难以自我控制。有些个体出现强迫性思维,反复想病毒感染的严重后果,并为此感到痛苦。

(2)对大众的建议

- 改善认知:了解重大疫情出现时正常的心理反应和躯体反应,情绪与躯体症状的关系。积极调整心态,一方面会减轻躯体化症状;另一方面有助于提升自身免疫力。

- 保持规律健康的生活作息:保持规律的生活作息,健康的饮食,适当的体育锻炼,正常的睡眠,对身心健康均有益处。在不能外出或隔离时,可以开展一些室内活动,如读书、瑜伽、放松训练等。

- 调整情绪,强化社会支持:生活在亲和友善的氛围中,既能疏导负面情绪,也能提高自身免疫力,增加抵御疾病的能力。因此,大家可以与亲朋好友保持联系,倾诉内心的感受,彼此理解并相互支持。
- 简化信息来源:适当隔离负面信息和情绪,避免信息过载。网络信息时代,各类疫情资讯呈现铺天盖地而来的特点。但是传播过来的信息并不一定都是准确的,还裹挟着谣言。过量摄入信息,必定会摄取到负面信息与不准确信息,这会影响人们对疫情的理性判断。因此,作者建议大家只关注权威科学信息,来源不明的信息不阅读、不相信、不传播。
- 把"危机"作为成长的契机:重大疫情作为一场公共危机,既是危险,也是机遇。疫情使我们的生活产生了变化,许多人只能待在家里,这一变化使得家人能够在较长的时间内相聚,从而为个人和家庭的成长提供很好的机会。大家可以充分利用这一契机改善亲密关系,挖掘各种关系的潜能,激发对生活的热爱,通过对生命、生活、人生的重新思考,增强应对困境、危险和不幸的力量,努力实现自我超越。
- 积极寻求专业人员的帮助:如果情绪、睡眠、躯体症状不能得到缓解,要及时寻求专业人员的帮助。通过热线电话或网络获得专业支持,积极调整心态。

2.本案例带给咨询师的思考

经过疫情时期各种心理咨询热线电话的数据汇总,我们了解到,来自普通民众的心理咨询电话中,由躯体化反应产生心理压力的咨询电话占 20%左右,这是在重大危机事件下常见的咨询问题。

当出现躯体不适的时候,不要过分紧张和焦虑,在排除器质性病变后,要考虑是否存在心因性问题。

躯体化反应在中国文化中更为常见。这是由于中国人受儒家文化的影响,强调隐忍、克制、以和为贵,表露真实情感可能会被视为不道德或软弱无能的表现,因此中国人习惯压抑自己的负性情绪。这种不善用言语表达情绪的方式容易导致躯体化反应。故而,咨询师可以帮助来访者用言语化的方式表达自己的情感和情绪体验,以代替躯体化的方式,从而为来访者提供切实的帮助。

3.对咨询师工作的几点启发

第一,在接到这类电话时,我们除了对来访者表示较高的共情之外,还要对来访者自身的人格体征、职业特点、生活环境和人际支持进行充分的评估和考虑；

第二，在排除器质性问题后，清晰地告诉来访者这类躯体化反应是暂时性的应激反应，是非常正常的现象，帮助来访者接纳自己的焦虑、恐慌情绪；

第三，认同来访者谨慎应对疫情部分，帮助来访者意识到，自己一系列不良的身心反应与众多因素有关，可以通过自我觉察、建立美好的人际关系以及屏蔽负面信息等方面进行调节。

参考资料

［1］李昌俊,郑涌,刘新丰.躯体化症状如何产生？——躯体化的认知理论述评［J］.中国神经精神疾病杂志,2009,35(8):507-509.

［2］南希·麦克威廉斯. 精神分析诊断［M］. 鲁晓华,郑诚,等译.北京：中国轻工业出版社,2015:122-123.

［3］向富国.试论情绪障碍的躯体化与类躯体化反应［J］.医学与哲学,1992(3):34-36.

［4］季康玉.疫情之下,如何做自我心灵的守望者？［EB/OL］. 2016-10-18［2020-03-05］.

［5］西安发布.扩散周边！重大疫情下的常见心理反应与应对方法［EB/OL］.2020-02-08［2020-03-05］.

第三节 疑病反应

一、疫情与疑病反应研究综述

1.疑病症的概念

疑病症是指个体病态地关注自己的健康,确信自己患了某种疾病或即将患上某种躯体疾病,伴有对自身的健康和疾病的严重担忧和焦虑。患有疑病症的个体通常会反复地自我检查,向家人、朋友、医生、其他专业人士等反复求助,对医生给予的保证和阴性的诊断结果表示怀疑。也有些患病个体会有适应不良的回避行为,如因担心去医院就诊被传染上新冠肺炎而不去医院等。疑病症在 DSM-5 中被归类为：躯体症状障碍；不存在躯体症状,或是存在轻度的躯体症状的疾病焦虑障碍。也就是说,无论是否存在明显的、严重的躯体症状,个体都会表现出对自身健康、疾病的担心以及过度的焦虑,引起个体明显的痛苦,并对其日常生活产生较大影响,病程持续 6 个月以上可以诊断为疑病症。

疑病症是比较常见的神经症。疑病症个体经常会感觉到焦虑不安、沮丧、抑郁、感觉不到周围人对自己的理解,严重的甚至可能存在自杀风险。疑病症个体患病与诸多因素有关,比如突发的紧急压力事件、成长经历、社会文化和人格结构等。患病个体一般比较敏感多疑,对自己的身体一向比较关注,他们往往主观固执、对死亡极度恐惧、受暗示性强、缺乏医学知识,因此容易受网络上、生活里各种信息的暗示,也容易将自己的想法、观念付诸行动。疑病症个体习惯采用付诸行动、躯体化等防御机制(夏晨,2002)。疑病症个体经常夸大自己的正常感受,他们的躯体症状很可能是内在情感、感受压抑的结果,临床上把出现疑病症但未达到疑病症诊断标准的现象称为"疑病反应"。

2.疫情下的疑病反应问题

在当前全球疫情比较严峻的情况下,人们对病毒和疫情的不了解、不确定会增加个体对自身健康状况的怀疑。根据武汉市心理医院心理热线的统计,直到2020年2月月底,有8.5%的来电者表示非常担心被感染,36.5%担心被感染,只有45%的来电者不担心被感染。超过一半的来电者表达了自己担心会被感染新型冠状病毒的想法。产生这一情况的原因,可能在以下三方面。第一,非常时期,人们容易陷入惶恐,注意力、记忆力和思维能力都受到影响,倾向于记住负面的信息、放大身体不适感。第二,在焦虑情绪下,人们的免疫力容易下降,容易感染疾病。第三,春季是流感高发季节,人们容易患感冒。普通感冒和流感的症状与新冠肺炎症状相似,因此出现感冒发热现象时,不管是出于谨慎考虑还是过度焦虑,人们难免都会与新冠肺炎相联系。当然,这也会导致一些问题,具体如下:

- 不理智的行为。盲目跟风,大量囤积口罩、药品、生活用品和食品等物资;反复就医等。不仅加剧了医疗资源的紧缺,也影响自己和他人的生活,甚至可能导致社会秩序的紊乱。
- 强迫行为。反复洗手、消毒、测体温,过度担心和自我防御。浪费时间的同时也可能增加焦虑和担忧。
- 躯体症状。可能会出现干咳、喉咙痒、胃疼、胸闷、腹痛、腹泻、多汗、发冷、颤抖、肌肉抽搐等情况。疫情的巨大压力可能会影响人们的神经系统和内分泌系统。此外,肌肉会因为压力、紧张、焦虑等一直保持收缩状态,从而诱发上述躯体反应。

因此,在当前情况下,对疑病反应要保持警惕,要觉察并识别来访者的情况是否属于疑病反应,并采用合适的方法缓解来访者的疑病反应和焦虑情绪。

3.疫情防控期疑病反应的一般应对方法

以往的研究中,对疑病症个体大都采用药物治疗辅助心理治疗的方法。面对完全符合诊断标准且情况严重的个体,咨询师需要建议来访者去医院就医,并督促来访者谨遵医嘱服药。疫情下的疑病反应,是突发重大事件引起的、有情境因素的、暂时性的合理应激反应。面对疫情下的疑病反应,有不同的处理态度,具体是:疑病反应并不可怕,我们要学会正确对待它,不再与之对抗,不再恐惧它。疫情防控期出现疑病反应可以按以下方法应对:

- 接纳疑病反应。在严峻的疫情形势下,出现疑病反应是很正常的,是"异常情况下的正常反应",我们要接纳自己对新型冠状病毒的恐惧,接纳自己的疑病反应。此外,疑病反应也是有积极意义的,它会提高人们对疫情的警惕,帮助人们做好防护从而远离危险。

- 接纳情绪。疑病反应背后,往往是人们对病毒极度强烈的恐惧和焦虑,以及对死亡极度强烈的恐惧和焦虑。在这种情况下,人们可能会出现压抑、否认情绪的心理反应,从而导致躯体化反应。疫情中负面信息如此多,引起消极情绪是再正常不过的。重要的是,我们要学会合理表达、宣泄情绪,用语言来替代躯体化反应。我们要尝试着接纳这些情绪,带着这些情绪生活,学会更好地与情绪共处。

- 家庭支持。保持和家人的联系与沟通,明确我们不是一个人在承担这个事情,我们不是孤立无援的。我们可以向身边的亲人、朋友倾诉自己的困扰、不安和恐惧。

- 社会支持。我们要相信政府,相信官方公布的信息,不信谣不传谣,保持对政府的信心。同时,我们要多关注正面信息,提升对战胜疫情的合理自信。此外,掌握疫情的医学知识,了解疫情的发展情况,一方面可以帮助我们做好防护,另一方面可以有效减轻焦虑。另外,注意医疗、心理援助等社会援助信息,以备不时之需。

- 积极暗示。疫情下的疑病反应可能和敏感多虑、对自己的身体较为关注等人格特质有关,一般这类个体的受暗示性较强。因此,个体可以通过给自己进行一些积极的自我暗示来减少消极的外界暗示的影响。比如告诉自己:要冷静、要理性判断,疫情已经慢慢得到控制,自己一直很注意防护等。

- 合理安排生活。规律作息,合理饮食,积极运动,提高自身免疫力。可以适当进行一些放松活动,比如深呼吸、听音乐、正念等,通过放松来缓解负面情绪；也可以做自己感兴趣的事情、家庭活动等，让自己充实起来。要知道，规律地学习、工作、生活，能让我们从中获得成就感，提高抵抗疫情的信心。

● 寻找专业帮助。如果自我调整无法缓解情绪，改善疑病情况，请及时求助专业的医学和心理帮助。

二、典型案例介绍①

1.来访者基本情况与求助方式

（1）基本情况

来访者，女，52岁。职业：保姆，小学学历。

两年前来访者的丈夫突发疾病死亡，自此来访者对自己的健康比较关注。疫情暴发后，来访者出现发热、咳嗽等症状，经医学检查并未感染新冠肺炎。但来访者依然十分害怕，每天关注疫情相关的资讯，并且反复洗手、消毒、测体温。为此，来访者雇主的儿子推荐来访者预约心理咨询。

（2）求助方式

来访者通过北京林业大学学生心理健康中心联合北京市教育工会心理咨询中心共同推出的疫情期间线上心理援助服务的渠道主动求助。

2.咨询设置

（1）咨询形式

线上咨询：咨询平台微信，采用语音通话功能完成咨询。

咨询次数：一次性咨询。

（2）咨询时间

2020年2月28日，下午15：00—15：40。

（3）咨询伦理

咨询师：咨询师具有一定咨询资质，有良好咨询、伦理知识和咨询经验。

督导制：该案例是在督导师督导下完成咨询案例分析报告的。

3.主诉与个人陈述

（1）主诉

来访者表述，自己很害怕患上新冠肺炎。虽然已经做过检查显示没

---

① 本案例咨询师官春萍是北京林业大学心理系硕士研究生，在北京林业大学学生心理健康中心任兼职心理咨询师，本案例来访者信息和咨询过程已经做了保密处理。

有患病,但还是害怕自己可能处于潜伏期没有被查出来,或者之后可能患上新冠肺炎。通过和家人、朋友的交谈可以在一定程度上缓解担忧,但是来访者内心中还是充满了恐惧。来访者表述每天反复洗手、消毒、测量体温等行为已经占据了自己大部分的时间。

（2）个人陈述

来访者成长于一个普通农村家庭,21岁时与丈夫结婚,婚后育有一子一女,子女均已成家。两年前丈夫突发疾病去世,来访者与丈夫虽然长期两地分居(来访者在另一个省做保姆,丈夫则留在家中务农),但是两人的感情很好。因此,丈夫的突然离世对来访者的打击很大。自此,来访者开始关注自己的身体健康,吃一些保健品,希望能够维持或者改善身体健康状态。

来访者的性格比较胆小、固执、敏感。自疫情出现以来,来访者非常关注和疫情相关的新闻信息。2020年1月月底,来访者发现自己喉咙痛并有咳嗽,去当地医院就诊、服药后症状有所缓解,但心里总是惶恐不安,经常打电话和儿女谈论疫情,生怕自己被传染。2020年2月1日晚,来访者干咳加重,她觉得自己可能已经感染了新冠肺炎,陷入恐慌中。来访者雇主的儿子主动陪伴来访者去当地医院办理住院,以"急性呼吸道感染"入院的来访者,经检查并没有感染新冠肺炎。2月4号,来访者症状好转出院,继续工作,但来访者依然每天关注疫情相关的资讯,害怕自己已经被传染。与家人、朋友聊天能在一定程度上缓解来访者的恐惧,但来访者还是会陷入疑病的恐慌中,几乎每天都有。每天一起床,来访者就通过测量体温来确保自己没有发热症状,并时刻关注疫情发展情况。来访者反复洗手、消毒、卫生清洁和测量体温的行为花费了很多时间。来访者极度关注自己的身体健康,高度重视疫情防护。此外,来访者的睡眠状况比较差,易惊醒。

来访者的家族中无精神病史;本人无重大疾病史,无既往精神病史。

4.咨询过程

第一阶段:收集资料做出心理评估。

来访者疑病反应的问题分析,具体如图6-7所示。

首先,来访者的疑病反应和她本身的性格有关。来访者是一个胆小、

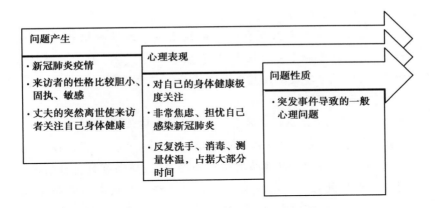

图6-7　来访者疑病反应问题解析图

固执、敏感的人，在生活中容易受暗示。在疫情的压力与恐慌之下，来访者非常容易焦虑，而焦虑往往是催生疑病反应的沃土。其次，来访者的丈夫在两年前因突发疾病去世，这让来访者体会到了生命的脆弱、疾病的可怕，提升了她对死的恐惧，也增加了她对活着的渴望。自此，来访者格外关注自己的身体健康，也格外担忧自己的身体疾病，存在夸大疾病危险性的倾向。最后，新冠肺炎"人传人"的特点以及不断增加的死亡人数，一下子拉近了来访者与死亡的距离。来访者感到，死神早已徘徊在自己身边，准备随时取走自己的性命。

　　当我们把来访者的个性特点、人生经历与当前特殊的现实背景相结合，就不难理解，为什么来访者会出现疑病反应和过度的预防行为。

　　通过对来访者的分析与理解，咨询师得出，来访者的问题是突发事件引起的一般心理问题。

　　第二阶段：心理援助。

　　第一，给予来访者充分的理解，包括她对焦虑、痛苦情绪的理解，她面对疫情所产生的恐惧情绪的理解。疑病反应个体通常反复怀疑自己可能感染新冠肺炎，有过度的预防行为。亲友会反复劝解，但在一次次劝解无效的情况下，亲友容易对患者产生无奈、烦躁和失去耐心的反应。

　　第二，鼓励并帮助来访者将自己疑病反应背后的焦虑不安、恐惧痛苦用言语化的形式进行表达。倾诉的过程也是宣泄的过程。在这个过程中，咨询师给予来访者一个自由倾诉的空间，真切理解来访者疑病反应背后的情绪状况并充分共情。

第三,帮助来访者意识到自己的疑病反应是非常时期的正常反应。在疫情下,人们背负着重大的压力,产生焦虑不安、恐慌、恐惧的情绪都是在所难免的,出现轻度疑病反应也是正常的。不要污名化疑病反应,过度与之对抗,与之对立。

第四,帮助来访者认识到疑病反应对自己的积极作用,看到疑病反应是出于保护自己生命安全的目的,可以帮助自己提高防范意识,不全是消极影响。

第五,针对来访者的具体情况给予一些肯定,提供有针对性的方法帮助来访者有效地处理疑病反应及反应后的情绪。对该来访者而言,和家人朋友的交谈倾诉,可以在一定程度上缓解情绪。此外,可以鼓励来访者积极参与室内锻炼,提高自身免疫力。

第三阶段:咨询疗效评估。

根据来访者的语言反馈,她通过本次心理咨询了解到了自身疑病反应的原因、疑病反应背后的情绪感受,表示自己可以好好面对自己的情绪。

三、思考与启发

1.对疫情下疑病反应群体的建议

①把注意力放回自身。可以在空闲时间练习正念,学会聚焦当下,聚焦当下的感觉感受、当下的体验,只是关注而不做评价。培养正念觉察能力,意识到自己的很多疑病想法都只是想法,并不意味着事实,让这些想法自然而然地消失即可,没有必要去对抗、去回避。

②寻求支持。无论是家庭的支持还是社会的支持,都是我们很重要的资源,当我们陷入疫情的旋涡中时,要学会寻求支持。保持和家人、朋友的联系,找到合适的、温暖的倾诉对象,能很大程度上缓解负面情绪。

③良好的身体状况。积极参与室内的体育锻炼,比如瑜伽、体操等。此外,健康饮食,合理作息,都能有效提高自身抵抗力,维持健康的身体状况。

④当自身情况好转之后,可以积极投入到有意义的事情中去,比如工作、参与疫情的线上线下志愿活动等。提升个人成就感的同时,也能充实生活,防止胡思乱想。

⑤情况严重时,一定要及时寻求专业医学与心理学的帮助。

2.本案例带给咨询师的思考

①给予来访者充分的倾诉空间。此类来访者往往求助欲望强烈,倾诉欲望也很强烈,心理咨询师应该给予来访者充分倾诉的空间,表达对来访者的理解和共

情,建立良好的咨访关系。

②明确告知来访者,轻度疑病反应是疫情状况下的正常反应,是突发事件下的应激反应。咨询中要帮助来访者全面看待自己的疑病反应,不污名化,不过于焦虑和担忧。

③面对此类来访者,心理咨询师需要耐心解释、鼓励和安慰。此外,在疑病反应来访者中,老年人占很大一部分比例,面对老年疑病来访者,心理咨询师需要更加耐心和温和。

参考资料

[1] 陈飞鸣,张心保,顾世芬.疑病性神经症(附 35 例临床分析)[J].四川精神卫生,1996:106-107.

[2] 郭克锋,王秉康,杨文清,等.认知与行为疗法在疑病性神经症治疗中的效果[J].中国临床康复,2002,6(19):2854-2855.

[3] 李功迎,宋思佳,曹龙飞.精神障碍诊断与统计手册第 5 版解读[J].中华诊断学电子杂志,2014,(4):310-312.

[4] 刘桂康,王丽华,梁玛玲.柴胡疏肝散结合心理疗法治疗疑病性神经症 46 例[J].新中医,2005,37(1):73-74.

[5] 罗光胜,刘国瑞.心理咨询治疗疑病性神经症的体会[J].医学与社会,1996(3):24-25.

[6] 魏方艳,肖宝.疑病性神经症的诊断与治疗[J].中国民康医学,2006(12):452.

[7] 夏晨.疑病性神经症患者的心理健康分析[J].实用临床医学,2002(6):69-70.

[8] 郑华,马建东,梁岩,等.疑病性神经症患者个性特征分析[J].中国健康心理学杂志,2007(7):590-592.

[9] 心系疫情丨疫情导致的"疑病症".[EB/OL].2020-02-12[2020-03-05].

[10] 心心语心理热线来电分析[EB/OL].2020-02-23[2020-03-05].

第四节　抑郁情绪

一、非常时期与相关问题研究综述

1.关于抑郁情绪

(1)抑郁情绪的概念

抑郁情绪是一种负性情绪状态,主要表现为情感低落、抑郁悲观、沮丧苦闷、兴致减退等。抑郁情绪往往是由明确的重大现实事件引发的,可以自愈,不会危及生命安全。抑郁情绪持续的时间较短,一般不会超过两周。程度轻、影响较小,不会严重影响生活、工作和学习,没有幻觉、妄想等精神病性症状。

（2）抑郁情绪与抑郁症的区分

抑郁情绪往往是暂时的,与我们常听到的抑郁症并不等同。

抑郁症又被称为抑郁障碍,是一种精神障碍,以显著而持久的心境低落为主要临床特征,且心境低落与其处境明显不相称。情绪的消沉可以从闷闷不乐到悲痛欲绝,自卑抑郁,悲观厌世,并伴随自杀企图或行为,甚至发生木僵。部分病例有明显的焦虑和运动性激越;严重者可出现幻觉、妄想等精神病性症状。每次发作持续至少两周以上,长者甚或数年,多数病例有反复发作的倾向,每次发作大多可以缓解,部分可有残留症状或转为慢性。

区分抑郁情绪与抑郁障碍可以帮助我们更好地理解抑郁情绪,具体如表 6-1所示。

表 6-1　抑郁情绪与抑郁障碍的区分

区分角度	抑郁情绪	抑郁障碍
有无原因	有一定客观事物为背景,即"事出有因"	通常无缘无故地产生,缺乏客观应激条件,或虽有不良因素,但是并不足以真正解释抑郁症状
持续时间	有一定的时限性,往往是短期性的,通过自我调适可以缓解	通常持续存在,甚至不经治疗难以缓解,症状还会逐渐加重或恶化,抑郁症的症状往往超过两周
严重程度	程度较轻	程度较重,且严重影响患者的工作、学习、生活和社会功能,甚至产生自杀想法与行为
生物症状	往往不会伴有严重的生物性症状	往往伴有明显的生物性症状和精神病性症状,如持续地顽固失眠,体重、食欲、性欲下降,全身多处出现难以定位的功能性不适,检查又无异常等
变化规律	无明显变化规律	典型抑郁症有节律性特征,表现为晨重夜轻的变化规律
发作倾向	短期性存在	可反复发作,每次发作的基本症状大致相似,有既往病史
家族病史	与家族病史关联不大	家族中常有精神病史或类似的情感障碍发作史

2.非常时期的抑郁情绪

（1）非常时期的抑郁情绪是如何产生的

自新冠肺炎暴发以来,疫情的实时动态一直位列热搜前排。在这个或主动或被动围观疫情动态的超长假期里,每个人的心里难免会五味杂陈。澎湃新闻的"新冠肺炎疫情期间公众生活方式与心态调查"显示,这段时间公众情绪的基调明显趋向于消极,"难过"几乎成了全国人民共有的情绪关键词。

一方面,突如其来的疫情及其后续影响,超越了许多人的承受能力和应对能力,使人们长期处于应激状态。在这种状态下,人的情绪会很紧绷,身心也会非常疲劳。长此以往,疲惫感会发酵,人容易产生抑郁情绪。

另一方面,共情能力也使人们容易产生"替代性创伤",即人们不仅会为发生在自己身上的遭遇而感到难过,也会为发生在他人身上的不幸而感到心痛。在信息技术如此发达的时代,发生"替代性创伤"的可能性大大增加了。"替代性创伤"和人们自身亲历的紧张伤痛叠加在一起,超越了人们的心理和情绪耐受极限后,部分人群可能就会陷入抑郁情绪的困扰中。

（2）非常时期的抑郁情绪有哪些表现

疫情下的抑郁情绪常表现为悲观、失望、灰心丧气、无意与外界沟通,情绪长时间低落,在工作生活中无法集中注意力等。在具体的行为上往往会有如下表现:

- 看到关于疫情的消息非常心慌,但还是忍不住拿起手机一看再看;
- 做事难以集中注意力,总想去看疫情的最新消息;
- 非常害怕自己会被感染,甚至不敢出门;
- 即使没有出门,也总是忍不住在家里进行消毒;
- 远离了职场的忙碌、恋人的撒娇、朋友的玩闹……身边有的只是焦虑与恐慌、迷茫与不确定、无助与灾难感,自己变得手足无措;
- 曾经经常喝的奶茶,已经半个月没想过了;
- 每天只想待在家里,无所欲也无所求;
- 感到无力,觉得自己无论做什么也无济于事;
- 变得比原来更容易哭泣;
- 产生睡眠问题;
- 以往收到快递无比兴奋,现在却只想着能不能把快递退掉;
- 就好像突然之间一切都失去了意义;
- 对未来感到绝望。

但另一方面,大家要知道,存在这些负面情绪才是一个正常人的反应。因为这些都是可以理解的应激状态下的情绪反应———一旦应激源消失,我们的身心也会迅速恢复常态。

当然,有些市民也会采取一些稍微矫枉过正的做法,比如,过分敏感、紧张,甚至片刻的歇斯底里。这些同样需要身边的家人、朋友、同事能体谅和理解,而不是用怪异的眼光去看待。

大"疫"当前,有什么样的身心反应,都是合情合理的,需要被大家理解和接受。

3.非常时期抑郁情绪的一般应对方法

(1)心理应对方法

接纳改变:疫情的持续存在会令人们处在"应激"的状态里,人们在疫情中会发生这些变化,都是正常的,是身体在为压力做准备,以帮助人们更好地应对压力的表现,并非意味着人们是脆弱的、有错的。在疫情中发生的这些改变,能帮助人们激发全身的能量,以一个更好的姿态来面对和处理疫情带来的问题和挑战。

与情绪共处:接纳改变的一个重要方面就是接纳自己的情绪变化。在疫情压力下,人们表现出与以往不同的情绪变化是在所难免的,也是正常的。大家可以试着回忆一下,自己以前面对压力时,使用了哪些情绪应对方法。如果现在依然有用,那么可以继续使用。

思维认知:人们可能会因为疫情带来的压力和情绪陷入思维认知的怪圈,比如对很多事情只能想到单一的结果,而这个结果往往是坏的。人们还可能无限地夸大坏结果发生的可能性,低估自己能够做出的努力和做出的改变。例如,我嗓子很不舒服,一直在咳嗽,我要不要去医院? 这时可以尝试问问自己:还能想到其他结果吗? 能够反驳这个不好的结果的证据有哪些? 对于那些更好的结果,能够支持的证据又有哪些? 这些自问自答的方式,能够让自己的想法更灵活、更实际,从而缓解情绪,更好地应对压力。

(2)行动策略

● 合理宣泄,如做一些室内运动、在一张纸上写下自己的烦恼和焦虑,然后把这张纸撕掉。

● 寻找支持,找亲朋好友聊聊天,要尽量避免接触那些只会一味地嘲笑自己、否认自己的担心和焦虑以及批评自己的人。

● 照顾好自己,累的时候,要先缓解自己的情绪,满足自己的需要,这样才能更快恢复、更好地帮助其他人。

- 找回原来的节奏,制订类似原先生活节奏的计划,回到以前熟悉的作息中(无论你的生活规律如何,但前提是规律),找回对生活的掌控感。此外,人们还可以尝试参加劳动和做些其他具体工作来缓解自己的焦虑,如室内运动、做家务等。
- 记录作息安排。这些计划可以是你平时会做的,能让你感到愉悦的事,比如做室内运动、看书、看电影、玩游戏等。记住不要把计划做得太满,以免因计划无法完成而产生新的自责。每天给自己规划两三件容易完成的事。

(3)放松技术

可以在家尝试以下简单的放松练习:

腹式呼吸:

①找到一个舒服的状态,坐着或躺着都行。

②把手放在肚子上,慢慢地深吸一口气(持续三四秒),感受自己的肚子在吸气时慢慢鼓起来。

③专注地、慢慢地呼出这口气(持续三四秒),让腹部慢慢回缩。

④重复这个过程,直到感到情绪缓解。

着陆技术:

①如果你发现自己极度担心或焦虑,把注意力带回当下。

②感觉一下双脚跟地面的接触,身体跟椅子的接触。

③动动手指头和脚趾头,用心感受它们的存在与带给自己的感觉。

④环顾四周,快速地命名一下你所看到的各种东西,颜色、形状、物品名称都可以。

⑤想一个你爱的或者深爱你的人的面容。或者在记忆中,让你感觉到轻松或愉快的经历(例如第一次吃炸鸡、吃雪糕、和朋友或家人远行、一个温暖惬意有浓浓咖啡香的下午等)。

⑥哼唱你童年时喜欢的歌。

⑦腹式呼吸。

二、典型案例介绍①

1.来访者基本情况与求助方式

（1）基本情况

来访者，男，21岁。职业：学生。

来访者是非湖北地区某高校心理系的大三学生，从小就有很强的助人意愿。来访者选择心理学专业时，家里人并不支持，因为担心生性敏感的来访者以后每天要面对太多负面信息会承受不住。但来访者自己很喜欢心理学这个专业，并希望今后也能够成为一名心理咨询师。

（2）求助方式

来访者通过北京林业大学学生心理健康中心联合北京市教育工会心理咨询中心共同推出的疫情期间线上心理援助服务的渠道主动求助。

2.咨询设置

（1）咨询形式

线上咨询：咨询平台微信，采用视频通话功能完成咨询。

咨询次数：一次性咨询。

（2）咨询时间

2020年2月6日，晚上19：00—19：30。

（3）咨询伦理

咨询师：咨询师具有一定咨询资质，有良好的咨询知识和咨询经验。

督导制：该案例是在督导师督导下完成咨询案例分析报告的。

3.主诉与个人陈述

（1）主诉

来访者表示，受疫情防控影响，来访者一直在家，没事儿的时候总是在看手机。最近一周的时间里，每天会上微博频繁地查看疫情信息，包括疫情动态地图、医护人员信息、物资匮乏、企业倒闭、病患因没有得到救治而在网上求助、底层人民缺乏基本口罩等物资。每次看到这些信息，来访者都十分难受，很想为他们做些什么，但是又无能为力，有时会难过到哭

---

① 本案例咨询师陈瑞婕是北京林业大学心理系硕士研究生，在北京林业大学学生心理健康中心任兼职心理咨询师，本案例来访者信息和咨询过程已经做了保密处理。

泣,每天情绪十分低落。

(2)个人陈述

来访者表示,自己意识到了最近一段时间自己的状态不太好,在网上看到了疫情心理援助渠道,便预约了咨询。

来访者春节回老家过节,原本只是打算暂住几天,所以基本上没有带太多东西回家。现在被困在老家,手头也没有日常学习工具,觉得没事干,有些无所适从,每天只能躺着看看手机。

一方面,自疫情信息公布以来,微博上每天都会更新关于疫情的最新进展,最近一周,来访者每天都会抱着手机看新消息。来访者每天看到的都是物资匮乏、企业倒闭、病患因没有得到救治而在网上求助、底层人民缺乏基本口罩等物资等负面消息。来访者本身就具有很强的共情能力,因此看到疫区人民每天都挣扎在生死线上的情境,他内心十分难受,甚至都已经有些难以承受了。

另一方面,面对网上扑面而来的各种求助信息,来访者很希望自己能够做些什么,但是又感到无能为力。当看到一些老太太为了挣生活费,明知道没有人买她的鸡蛋还出去摆摊,就为了挣那么几个钱之类的信息时,来访者都会难过到哭。由痛心他人的境遇转为对自己无法施以援手的责难。

4.咨询过程

第一阶段:收集资料做出心理评估。

评估结果:

根据对临床资料的收集,来访者在疫情期间过度关注疫情负面信息,从而受到较大的影响,具体表现为情绪低落、产生无力感,睡眠和饮食目前未受到影响。来访者目前社会功能良好,自知力完整,躯体健康。评估为一般心理问题。

诊断依据:

首先,来访者的情绪问题与现实关联密切,是由社会生活事件(疫情)造成的;

其次,疫情期间负面新闻较多,新媒体信息传播速度较快,受到负面新闻的影响在所难免;

再次,来访者及时求助,病程不足1个月,症状程度较轻;

最后,从来访者主观个性分析,来访者心性敏感,共情能力强,又有强烈的助人意愿,这些特质使来访很容易受到此次疫情的影响。

由此得出,来访者的问题为一般心理问题下的抑郁情绪问题。

第二阶段:心理援助。

首先,表达对来访者能够主动来寻求帮助的赞赏。

其次,运用心理咨询专业知识,向来访者解释其目前的心理是非常正常的反应。并向来访者建议在累了的时候要先照顾好自己,因为在这个时候人只有先缓解自己的情绪,满足自己的需要,才能更快地恢复精力、更好地帮助其他人。

再次,运用认知行为疗法对来访者"个人化"和"选择性概括"的自动思维进行纠正,与来访者一起分析当前面对疫情事件产生无力感的心理机制,了解这种心理状态对自己产生的积极与消极作用。

最后,建议来访者可以适当尝试运动疗法或放松技术(腹式呼吸或着陆技术),并给来访者充分的肯定与鼓励。

第三阶段:咨询疗效评估。

根据来访者的语言反馈,他通过咨询了解了自己产生抑郁情绪的原因,表示会在接下来的生活中尝试咨询师给出的建议。

三、思考与启发

1.负面情绪背后的自动思维

人们在面对巨大的灾难、变故、疫情的情况下,产生适度的焦虑、害怕、愤怒、抑郁等情绪都很正常,这也有助于我们应对灾难,采取必要的防护;但情绪反应过度,则会损伤我们的理性判断力和行动能力,甚至会影响身体的免疫力。

因此,为了维护身心健康,为了在疫情面前有足够的心理弹性和应对能力,大家应当充分觉察这些过度的情绪反应,并思考情绪背后的成因。

如果大家仔细地去感受一下情绪的变化,尤其是情绪剧烈变化的时候,背后一定会有思维出现。根据认知行为心理学理论,我们会发现每一种不良情绪的背后都存在着不同程度的自动思维。之所以叫"自动",是因为这些思维在某些情境下会不假思索地蹦出来。事实证明,很多自动思维的内容是缺乏必要客观依据的,这些思维内容之所以会产生,是因为它们背后有歪曲的认知做基础。下面列举六种常见的歪曲认知：

- 主观推断：是指在缺乏证据或者证据不够客观的情况下，仅凭自己的主观感觉就草率地下结论。例如，咳嗽了几下就认为自己很可能感染了新冠肺炎。
- 过度概括化：是指仅仅根据一个具体事件就得到极端信念和概括性结论。例如，目前网上有"认为这次疫情都是武汉人造成的"这样的攻击性言论。
- 选择性概括：指仅仅根据个别细节，忽略其他信息，就对整个事件下结论。例如，看到了疫情的死亡案例，就觉得疫情太可怕了，不可能战胜了，于是产生绝望又抑郁的情绪。
- 非黑即白的思维方式：是指以绝对化的思考方式对事物做出判断或评价，要么全对，要么全错。例如，由于这次武汉市华南海鲜批发市场暴发了病毒事件，便觉得政府应当封闭所有批发市场，而没有考虑到这个市场合法经营的部分和存在的必要性。
- 夸大或缩小：是指对客观事物做出歪曲的评价，或过分夸大自己的失误、缺陷，或过分贬抑自己的成绩、优点。例如，面对疫情的舆论报道，过度地关注和夸大病毒传播，而忽略积极的内容，将导致不准确的信息散布、心理健康受损。
- 个人化：是指将外界不幸的原因归咎于自己，即使在没有明确证据的基础上也是如此。例如，有一位因新冠病毒而离世的病人的丈夫，在妻子去世后，时刻感到是因为之前对妻子健康不够关心并且没有及时救治而造成了妻子的离世，陷入了极端的自责情绪中，而完全忽视了自己在了解妻子不舒服后已经第一时间带妻子就医的过程。

2.本案例带给咨询师的思考

这个案例说明，在重大社会公共事件发生时，普通民众不仅面对着生理卫生安全上的挑战，更面临着心理健康上的严峻挑战。本案中来访者的困扰十分典型，是疫情背景下多数人都会产生的一些不良反应。对这种共性的情绪反应可以采用团体线上心理咨询的方法，从而以更高效、更大范围的形式为这些面临不良情绪困扰的来访者提供帮助。

参考资料

[1] 怎样区别抑郁情绪和抑郁症？/怎样治疗乳腺增生？/乙型肝炎的传播途径有哪些？[J].解放军健康,2009(5):44.

［2］黄娟.抑郁情绪 VS 抑郁症［J］.心理与健康,2019(1):11-12.

［3］邱严源.从抑郁情绪到抑郁障碍［J］.新校园:阅读版(2X),2017(2):18.

［4］杨钦焱,周敏,罗春琼,等.抑郁症的诊断研究进展［J］.国际精神病学杂志,2014,41(2):100-102.

［5］赵鹿鸣.被新冠肺炎困在家中的中国人,这几天都在做什么［EB/OL］.2020-01-29［2020-03-05］.

［6］京师心理.面对疫情压力该如何应对不良情绪困扰? 来自北师大心理学部的专业建议［EB/OL］.2020-01-27［2020-03-05］.

第七章　面向疫情重灾区的个体心理援助

⠿

疫情重灾区的群体承载着巨大的压力。就疫区的公众而言,他们不仅要在疫情最猛烈的风暴下保护生命安全,还要消化对湖北尤其是武汉人民的偏见性言论。就疫区的防疫工作者而言,他们经历着前所未有的挑战,普遍出现了质疑自己工作胜任力的情况。本章我们为大家列举三种疫区常见心理问题的典型案例,包括"工作胜任力""安全问题"及"社会偏见",大家通过学习可以了解疫区工作人员的工作焦虑,一般人群的心理感受问题及其应对。

第一节　工作胜任力

一、疫情与工作胜任力研究综述

1.关于工作胜任力

（1）胜任力概念

任何职业都需要具备一定的胜任力。胜任力的概念,最初由麦克利兰提出,是指能显著区分某一工作中的卓越者与一般绩效者的深层次个体特征。它是动机、特质、自我形象、态度或价值观、某领域知识、认知或行为技能等任何可以被可靠测量或计数的个体特征。

根据胜任力模型理论,做好某一特定人物角色需要具备六个层面的胜任力要素,包括知识、技能、社会角色、自我认知、个人特质和动机,具体结构如图 7-1 所示。

- 知识,是指与任务相关的知识储备。
- 技能,是指完成任务所需的技术支持。
- 社会角色,是指在任务完成过程中对自己角色的理解。
- 自我认知,是在任务完成过程中具备的自我感、自我评价与自我控制。
- 认知特质,是指个体在感知觉、注意力与记忆、思维与语言上的特性。
- 动机,是指个人对任务完成所具有的动机水平。

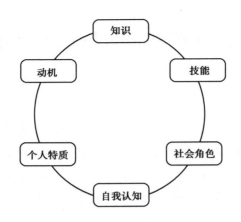

图 7-1　胜任力结构图

（2）工作胜任力与能力、环境的关系

工作胜任力,是完成工作所需要的相关要素。工作胜任力与能力之间有着密切的关系,但工作胜任力并不完全等于能力,如一个非常有能力的人在身体出现问题的情况下可能就无法胜任原本能够胜任的工作;工作胜任力也与环境有着密切的关联,原本具有的工作胜任力在新环境中也可能出现这样或那样的问题。

2.疫情下的工作胜任力问题

本文所论及的工作胜任力,是指疫情防控一线工作人员的胜任力。当人们在特殊条件下,遇到从未有过的挑战性任务时,对自身工作胜任力不同程度的质疑实际是一个常见问题。同时,对工作胜任力问题的良好认知及其有效应对是克服这一问题的关键。这里我们主要对疫情防控中医护人员的工作胜任力问题做出详细论述。

（1）医护人员的胜任力模型

医护人员的胜任力模型,同样可以从这六个层面去探究。第一,知识。医护人员在医疗卫生理论等方面的知识储备应该是充分的,并且知识储备具备经验性的同时也要具备实践性。第二,技能。医护人员的工作技能主要是面对患者、面对疾病时的实操能力,包括处理伤口、急救、手术等。第三,社会角色。医护人员的社会角色是救死扶伤的白衣天使,是大众心中可以妙手回春的健康守护者,是职业道德和职业操守的坚定维护者。第四,自我认知。医护工作者的自我认知往往也是其对自己所展示的社会角色的一种期望,是甘于牺牲,勇于奉献的。第五,个人特质。

医护工作者的工作压力往往是非常大的,一名优秀的医护工作者往往具备乐观积极的性格特征,强大的心理能量,以及较高的使命感和责任感。第六,动机。医护工作者的动机应该是真正地热爱医疗卫生事业,努力在事业中发光发热。

(2)疫情中医护人员工作胜任力问题

疫情当前,医护工作者的工作胜任力有了新的内涵,由此也产生了相应的问题。第一,所谓术业有专攻,在日常的诊疗体系中,各科室的医护工作者都在自己擅长的领域内救死扶伤,开展各项医疗诊治工作。而面对当前新冠肺炎疫情的暴发,大批的医护人员前往一线参与医务救援,其中难免面对自己不熟悉的环境或工作流程,再加上巨大的工作压力,医护工作者容易产生焦虑不安的情绪。第二,疫情的暴发,不同于日常,更容易使医护工作者产生职业耗竭。当看到患者非常痛苦,医护人员会过分地为受害者悲伤忧郁。觉得自己帮不了他们,觉得自己本可以做得更好,做得更多,对自己产生怀疑和过高的要求,出现强烈的自责和内疚,甚至产生绝望无助感和无价值感。第三,除了医护人员,还有许多各行各业的工作者都一直坚持奋战在疫情一线,包括公安干警、基层工作者以及社区排查人员等。除了日常的本职工作,一线的各类工种的工作人员在疫情期间都承担着非常重要的防控工作任务,如公安干警系统全面开展配合疫情防控的安检查控、协助排查、维护稳定等工作,建立最严防线联防联控,守卫人民大众的生命安全。基层工作单位各部门夜以继日地联防联控,各地千方百计宣传防疫知识,各地基层干部发挥模范带头作用,落实工作责任,扎实落实疫情防控信息报送工作。此次疫情联防联控工作中,社区发挥着非常重要的作用,社区工作者在疫情期间的排查稳控工作中承担着重要角色,事无巨细、守土有责,既要守护社区居民的安全,又要尽最大努力积极主动采取措施保障居民的基本生活。疫情期间,所有一线工作者每天的工作状态几乎都是高强度、高负荷、责任重大的,所以他们很容易产生一些心理困扰或者心理问题。

3.疫情防控期医护人员工作胜任力问题一般应对方法

(1)出现胜任力质疑,是正常反应

面对新的挑战,任何人都会出现不同程度的紧张与不安,这是非常正常的心理反应。

(2)进行认知调整,树立坚定信念

医学不是万能的,工作经验和技能也不是万能的,没有人是救世主,接受不完美和失败是一线工作者应该保持的客观认知。学会接纳自己的工作能力和表现,避免过度苛责自己,专注于做好眼前的每一项工作。

（3）合理安排工作,保证充足的休息和营养

合理安排工作,限制工作时间,减少超负荷工作。保证充分的睡眠和饮食。

（4）接纳应激情绪,适当宣泄

觉察到了自己的情绪反应,可以将情绪命名,如悲伤、恐惧、焦虑、不安等,理解并接纳,可以选择通过倾诉、运动、听音乐、哭泣等合适的渠道和方式宣泄出来。

（5）寻求良好的社会支持

同事间要相互支持,讨论和分享经验感受。保持与外界交流,获得心理支持,如果时间允许,下班后与亲友打电话、微信视频等交流,谈谈自己的感受,同时给亲朋好友科学普及新冠肺炎相关的知识。

（6）寻求专业的心理帮助

当工作与生活严重受疫情影响时,如感到过度的恐慌和紧张、饮食和睡眠习惯日益恶化、工作效率和生活能力明显受损时,可以主动寻求专业的心理援助,以恢复心理平衡,或安排休息调整或主动安排撤换。

二、典型案例介绍①

1.来访者基本情况与求助方式

（1）基本情况

来访者,女,29 岁。职业:护士。

来访者是非湖北地区某医院的一名副护士长,从小就有救死扶伤的梦想,当初选择护理专业家里人也都非常支持,任职医院护士长期间,兢兢业业,十分热爱自己的工作。此次新冠肺炎疫情暴发后,当医院招募志愿者驰援武汉时,她立刻就报名了,并作为小组负责人参与救援工作。

（2）求助方式

来访者通过北京林业大学学生心理健康中心联合北京市教育工会心理咨询中心共同推出的疫情期间线上心理援助服务的渠道主动求助。

2.咨询设置

（1）咨询形式

线上咨询:咨询平台微信,采用语音通话功能完成咨询。

---

① 本案例咨询师吴延蕾是北京林业大学心理系硕士研究生,在北京林业大学学生心理健康中心任兼职心理咨询师,本案例来访者信息和咨询过程已经做了保密处理。

咨询次数:一次性咨询。

（2）咨询时间

2020 年 2 月 4 日,晚上 20:00—20:30。

（3）咨询伦理

咨询师:咨询师具有一定咨询资质,有良好咨询知识和咨询经验。

督导制:该案例是在督导师督导下完成咨询案例分析报告的。

3.主诉与个人陈述

（1）主诉

来访者表述,自己即将接任上岗,非常担心自己无法很好地完成工作任务。虽然在团队出发前已经参与了充足的疫情培训,并且做了充分的心理建设,与家人和朋友也进行了沟通,并获得了他们的大力支持与鼓励,但实际到达疫区医院开始开展一系列工作时,对各种未知情况还是会存在很多焦虑、不安和担忧。

（2）个人陈述

来访者表示,此次驰援武汉,自己是作为小组负责人的身份参与其中的。在网上看到了疫情心理援助渠道,便预约了咨询。

来访者求助当日是其所在医疗队来到湖北某疫情医院开展工作的第三天,三天来的工作主要是了解该医院的整体情况,包括病房环境、病人情况、物资储备等。来到医院的第一天下午,来访者就组织自己所带领的工作小组召开了视频会议,每个人都踊跃提出了自己的建议和想法,商讨最合理的工作流程。但即使如此,来访者对未来的工作还是有许多担忧。

一方面,疫情医院的接诊需求十分紧迫,同时该医院的医护人员由于近期长时间的高负荷工作,在所在医疗队上任后,大量医护人员需要暂时撤离休整。由此,来访者十分担忧,目前团队尚不熟悉整个工作流程应该如何开展,每班的工作内容和主要职责是什么,护理相关的文书工作如何开展,电脑系统具体如何操作等,所有一切对来访者来说都还充满了不确定性,她很担心自己是否能担此负责人的重任。两天来,她每晚回到宿舍后,一遍又一遍地梳理流程,尽可能细化自己要开展的工作,直到凌晨。

另一方面,来到疫区医院之后,每天会接触到大量危重症患者,难免会看到令人痛心的画面,偶尔听到或看到他人的痛苦时感到不知所措,时常会有一种无力感,感到即使作为一名医护工作者,自己的能力和能做的事情实在是太有限了,不能为患者减轻痛苦会让自己产生愧疚感,很无奈。

4.咨询过程

第一阶段:收集资料做出心理评估

来访者的工作胜任力问题分析,具体如图 7-2 所示。

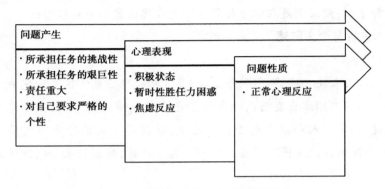

图 7-2 来访者的胜任力问题解析图

首先,在疫情中所承担任务具有极大的挑战性,尽管在医护岗位上有较好的经验,但面对疫情新任务还是有许多不知和不断适应的方面,进而产生胜任力问题。

其次,严重的疫情下,工作强度和难度是平常工作的几倍,工作胜任力出现不适应也在所难免。

再次,疫情中责任较以往更加重大,由此产生的压力也会出现胜任力问题。

最后,对来访者的个性进行分析,得出来访者是一位工作认真、具有高度责任感的优秀职业者,这类人在工作中也很容易出现暂时性的胜任力困惑问题。

由此得出,来访者的问题为正常心理下暂时性胜任力焦虑。

第二阶段:心理援助

首先,表达作为疫情一般人群的咨询师本人对来访者的敬意。

其次,运用心理咨询专业知识,向来访者解释其目前的心理是非常正常的反应。

再次,与来访者一起分析目前这种质疑自己胜任力的心理机制,了解这种心理状态对挑战性新工作的积极作用与消极作用。

最后,给来访者充分的肯定与鼓励。

第三阶段:咨询疗效评估

根据来访者的语言反馈,她通过咨询了解了自身产生焦虑情绪的原因,表示会更加努力工作。

三、思考与启发

1.一线工作者常见的心理问题及建议

(1)常见心理问题

- 恐惧焦虑:无论是随时会和病患直接接触的医护工作者,还是奋战在一线的公安干警、基层工作者、社区排查人员等,身处疫情最前线,面对特殊时期的新环境、新挑战,难免会产生焦虑甚至恐惧的情绪反应。
- 抑郁悲伤与压抑愤怒:当面对患者病情加重甚至治疗无效去世,当看到家属痛苦不堪,当听说亲友感染而自己不能给予及时帮助等情况时,易产生悲伤甚至抑郁的情绪。奋战在一线,很多时候无法正常宣泄自己面对压力时的情绪,往往只能暂时压抑。
- 过劳枯竭:在疫情暴发期,许多一线工作者都在超负荷、超高压地工作,常出现过劳状态。例如,为了节约防护服,医护工作者长时间不喝水、不进食、不上厕所;公安干警日夜不休地守护在工作岗位;基层工作者、社区排查人员等坚守"守土有责"的工作原则等。长时间的过劳状态易导致过劳枯竭,严重损耗身体。
- 激动亢奋:面对不断涌入的工作任务和庞大的工作量,易使一线工作者出现亢奋状态,时刻保持高度集中的注意力。
- 无力感:包括各行业一线工作者在内,疫情期间都难免会面临一些自己无法掌控的局面,如医护人员可能随时面临资源不足、床位紧张、一些患者无法得到及时救助、拼尽全力也无法挽救病患生命等,都易使一线工作者产生深深的无力感。
- 躯体化:失眠。由于焦虑、恐惧等情绪状态,或者激动、亢奋状态等,可能导致失眠。反应在躯体症状上通常还包括头晕、恶心、头痛等。
- 挫败自责:病患是否能救治成功,有时是多种因素共同决定的,当医护工作者将病患的救治失败一味地归结在自己身上时,则会产生挫败感与自责内疚感。若由于隔离等操作不当而感染病毒,甚至可能会传染同事时,亦会产生自责感。

（2）对一线工作者的建议

除了可以将疫情防控期医护人员工作胜任力问题一般应对方法这一部分中提到的内容作为参考,广大一线工作者还可以从以下几个方面积极地调整自己:

- 劳逸结合,放松自己:为避免过劳枯竭,一定要在必要的时候充分放松自己,识别个人极限,保证充足的睡眠以及合理的饮食。休息时可以自己或者和同事、亲朋好友一起做一些放松练习,如正念冥想。
- 增强边界感:尽可能地划清工作和生活的界限,在休闲时间段内,不过多地关注和疫情相关的各类消息或报道,降低对社交媒体的关注,避免自身过多地情感卷入,抓住一切机会为自己补充能量,以便能以更加饱满的精神状态投入下一轮工作。
- 关注当下:无论是在工作时还是在休息时,当焦虑或恐惧等情绪涌来,可以试着关注眼下正在做的事情,集中注意力,不给负面情绪留空当。

2.本案例带给咨询师的思考

经过疫情时期各种心理咨询热线电话的数据汇总,显示在来自抗疫一线人员（包括医护工作者在内）的心理咨询电话中,由工作胜任力产生的心理压力占咨询电话的15%左右,也是较常见的咨询问题。

这个案例说明,在重大社会公共事件发生时,一线工作人员面临着巨大的心理挑战,对他们的理解和关心是一件非常重要的工作。但对一线工作人员的心理援助一定要在他们自愿的前提下,只有这样,他们才会把真实的感受表达出来,咨询师才能懂得在什么地方给予支持,保证咨询取得良好的效果。

3.对咨询师工作的几点启发

第一,在接到这类电话,我们除了对这类来访者表示敬意之外,还要对他(她)们的心理给予较高的共情,感受他们在艰巨的工作压力下对自己高标准严要求带来的焦虑。

第二,清晰地告诉来访者这类工作胜任力焦虑是暂时性的心理反应,和其自身的能力没有本质性关联,受疫情左右的成分较大。

第三,在对来访者性格中高责任、高认真部分给予真诚的认可的同时,应该让来访者知道,自己工作焦虑的原因也与其这一性格有关,但这一心理反应很多都是暂时性的,不用太在意。

参考资料

[1] 丁悦敏.基于医务人员胜任力模型的人员素质测评方法研究[J].人力资源管理,2015 (2):195-196.

[2] 人民卫生出版社.为心理健康构筑防疫堤坝,公众心理自助与疏导指南出炉[EB/OL]. 2020-02-03[2020-03-05].

[3] 京师心理.目睹病人的痛苦与无助,我揪心地疼……丨医护人员的"同情疲劳"与应对 [EB/OL].2020-02-03[2020-03-05].

第二节　安全问题

一、非常时期与安全问题研究综述

1.关于安全问题

(1)客观环境安全问题

一场突如其来的新冠肺炎疫情打破了人们原有的稳定、平静的生活及团圆喜乐的过年气氛。此次新冠肺炎是一种呼吸系统疾病,且具有很强的传染性,可通过咳嗽、打喷嚏引发的飞沫及接触病原体等途径传播,从而造成在人群之中大范围的集体感染和暴发,严重感染者会引发死亡。家人朋友聚会、过年串门这些往年稀松平常的事情,在今年会极大地增加人们感染病毒、引起疾病的可能。尤其对重灾区的人而言,外出就意味着要面临无数的安全隐患,与人直接、间接接触就有被病毒感染的风险。当下国内外严峻的疫情形势,对我们的生活环境造成了极大的安全隐患。

(2)心理安全感及相关理论

安全感是对可能出现的对身体或心理造成危害或风险的预感,以及个体在应对事件时产生的有力/无力感,主要表现为人际交往过程中的安全体验以及对生活的确定感、控制感。

安全感作为一个重要的概念,被众多心理学理论所提及。弗洛伊德最先从心理学视角将安全感称为心理安全感,他认为当个体接受的刺激超出了自身所能控制或释放的能量界限时,个体就会产生一种危险感和创伤感,并伴随着一种焦虑体验。依照精神分析理论的观点,安全感的建立发生在幼年时期,特别是一岁之前。这时的父母(特别是母亲),作为孩子成长过程中的重要客体,如果能够给予孩子足够的爱,并保证这种爱是持续的、稳定的、前后一致的、合理的、足够接纳和充满尊重的,那么孩子就会体验到安全感,并延伸出对他人及世界的信任。同时,能够使孩子拥有较高的自尊和自信,以及对现实和未来生活的确定感和可控制感。在著名人本主义心理学家马斯洛提出的需求层次理论中,安全的需求被认为是人类最基本的社会需要,仅次于空气、水等能够使人类生命得以维持的生理需求。当人的生命得以维持和延续后,个体就会更多地寻求环境的安全、稳定和保障。马斯洛认为心理安全感是指一种从恐惧和焦虑中脱离出来的信心、安全和自由的感觉,是一个人现在和将来的各种需要会被满足的感觉,是决定个体心理健康的一个重要因素。缺乏安全感的人,对外界刺激更易出现紧张和不安;对未知事件更易产生焦虑和恐惧;容易出现一些强迫症状;在人际关系方面则容易感到不被他人接受,被冷落以及孤独感和自卑感。

(3)突发事件下的公众安全感

公众安全感的概念源于安全感,指公众在某种公共活动环境中体验到的确定控制感、归属感和安全需要,如图 7-3 所示。

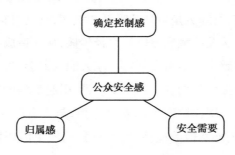

图 7-3 公众安全感内容图

确定控制感,指在突发危机事件刺激下,公众从主流信息渠道获得了及时、充分和一致的信息,从而对公共危机的发生原因、过程和发展趋势形成确定性认知和控制性体验。

归属感,是指在突发事件的风险威胁下,公众由于受到社会其他成员的关怀、抚慰而形成温暖和可依靠的主观体验。

安全需要,是指突发事件后,公众对自己的人身和财产是否置于风险之下的主观评价。

在突发事件的影响下,公众会出现暂时的、突发的安全感波动,波动大小与突发事件对安全感的影响力紧密相关。例如在疫情形势比较严峻时,外部的环境确实有较大的安全威胁,会严重影响公众的安全感,但随着疫情得到充分的控制,公众的安全感也会得以回升。

2.突发公共危机事件下的安全问题

(1)突发公共危机事件下的安全问题分析

当人们面对重大社会突发事件时,往往会体验到一种强烈的失控感、无序感以及脆弱感,并伴随安全感的缺失或瓦解。在确定控制感方面,由于疫情发生突然,早期各方面消息模糊且不明确,对新冠肺炎又知之甚少,严重干扰了大众对突发事件的判断,以及事件发展走向的预测。此外,疫情期间封锁交通,禁止集会,甚至有部分大众需要医学隔离观察,这使人们处于相对孤立的环境,缺少社会支持。另外,疫情期间口罩等防疫用品很难购买,生活必需品短缺等情况对大众保障自身的健康及生活正常运行必然造成极大的威胁,这些客观环境因素势必会影响公众的安全感。需要说明的是,当人们的不安感唤起水平和外部环境的安全问题变化具有一致性,且唤起水平也是符合现实的,则属于正常心理反应。若出现不安感的唤起水平与现实环境刺激不一致,就会出现相应的问题。例如,现实环境安全威胁很大,但自身情绪反应迟钝,不焦虑也不做好自身防护,即便身处武汉这样的疫情重灾区也不愿戴口罩,或者还照常串门聚会,觉得疫情事小,没什么大不了。这样的人则容易出现安全问题,有更高的感染病毒的风险(D型,迟钝型,详见第一章第一节)。另一方面,有些公众离疫情存在一定的距离,即现实环境安全威胁不大,但情绪反应却较为敏感,会表现出更多的焦虑不安或抑郁,更易出现心理危机(B型 敏感型,详见第一章第一节)。

(2)疫情期间缺乏安全感的表现

在疫情期间,人们缺乏安全感常常表现为以下几个方面:持续反复查看网上或媒体上关于疫情的消息,见到负面消息尤其容易烦躁;过分担忧严重的后果,如发病、被他人传染等;持续关注自己的身体是否出现不适反应,并伴随紧张、恐惧、抑郁的情绪;盲目相信媒体上各种不实防病措施;因买不到口罩等疫情防护用品与部分生活物资而感到强烈的担忧、焦虑及恐慌;对疫情发展及现状过分悲观,情绪低落;对原有的生活兴趣下降,注意力难以集中;感觉到强烈的孤独感、无助感等。

3.非常时期安全问题的一般应对方法

针对迟钝型人群,具体应对方法如下:

(1)针对疫情进行宣教

针对新型冠状病毒引起的肺炎进行相关知识的宣教,例如疾病的危险性、病死率、传播途径等。

(2)合理劝说

可晓之以理,动之以情地进行劝说。例如,告诉其佩戴口罩是为了自己的人身安全。可将其在乎的人或事跟风险相结合。从而进行劝说,例如,为了家人的安全必须佩戴好口罩等。

针对敏感人群,具体的应对方法有:

(1)适度关注疫情信息

每天固定一个时间关注主流官方媒体的重要疫情信息,比如国务院或相关部委关于疫情的新闻发布会。少看或不看不太有影响力的平台的信息。

(2)了解疫情防控相关知识

学习关于新冠肺炎的相关科学知识及防疫措施,例如,了解病毒传播途径,外出时避免交叉感染的注意事项等。

(3)规律作息,保持常态化生活

制订有利于疫情防控要求的健康作息时间,并严格执行,保持适度的睡眠和合理的室内运动,如练瑜伽、八段锦等。

(4)寻求社会支持

通过视频、微信、电话等通信手段与家人、朋友建立联系,多一些情感交流,增强良好的社会支持。

(5)进行情绪自我调适

当自我感觉情绪有所波动,尤其是出现焦虑烦躁、紧张不安等不良情绪时,首先做到自我接纳,此外可以通过放松或冥想等方法进行自我调适。

(6)寻求专业心理援助

一般而言,在面对突发事件时,自身安全感受到波动属正常的现象,一般不需要外界干预,可以自行恢复正常。如若出现过度反应,例如严重的焦虑情绪、恐惧情绪、躯体化反应,且通过自我调适不能缓解,影响正常生活及社会功能,则需要向专业心理咨询人员求助。

二、典型案例介绍①

1.来访者信息与求助方式

（1）基本信息

来访者,女,24 岁。职业:公司职员。

来访者是湖南人,本科毕业后独自一人在武汉工作,经常想家,但平时工作很忙,很少有时间能回家看看。今年本想早点回家过年,但由于工作原因,只能延期到大年初一当天回家。不料疫情暴发,武汉封锁了交通,无奈之下只好独自在武汉过年。

（2）求助方式

来访者通过北京林业大学学生心理健康中心联合北京市教育工会心理咨询中心共同推出的疫情期间线上心理援助服务的渠道主动求助。

2.咨询设置

（1）咨询形式

线上咨询:咨询平台微信,采用语音通话功能完成咨询。

咨询次数:一次性咨询。

（2）咨询时间

2020 年 2 月 3 日,晚上 19:00—19:50。

（3）咨询伦理

咨询师:咨询师具有一定咨询资质,有良好的咨询知识及咨询经验。

督导制:该案例是在督导师督导下完成咨询案例分析报告的。

3.主诉及个人陈述

（1）主诉

来访者表示,疫情相关信息模糊、不明确,武汉地区新冠肺炎感染人数不断增多,口罩等防疫用品及生活必需品购买困难等情况,都使来访者

---

① 本案例咨询师魏友馨是北京林业大学心理系硕士研究生,在北京林业大学学生心理健康中心任兼职心理咨询师,本案例来访者信息和咨询过程已经做了保密处理。

对如何保障自己的健康及生活必需产生了极度的焦虑、不安和担忧。并且表示担心父母的健康状况,过年自己孤身在外非常想家。

(2)个人陈述

来访者表示,自己今年由于工作原因推迟了过年回家的行程,没想到疫情突然暴发,武汉封锁了交通,目前只能独自一人待在武汉。在网上看到了疫情心理援助渠道,便预约了咨询。

来访者自述自疫情暴发以来,自己总是感到没有安全感及恐慌。一方面,目前由于无须工作,来访者白天会花大量的时间查看疫情资讯,但各种渠道的消息不明确且有时不一致,使她感到很混乱,不能确定消息是否真实可靠,无法判断疫情的真实严重性及发展走向。每当看到感染人数不断增加、出现死亡案例等负面消息时就会烦躁并紧张,同时也越来越害怕自己会被感染。来访者还总会关注自己的身体反应,如果出现嗓子不舒服等不适感,她就会感到紧张。来访者会反复体会和确认这种不适感,与新冠肺炎引发的相关症状进行比对,担心自己已被他人传染而发病。

另一方面,由于防护物资很难买到,之前存下的一些口罩等物资也即将消耗完,来访者非常害怕出门,总是担心自己在购物途中会被感染。不仅如此,由于身处疫情重灾区,得知口罩等防疫用品及食物等生活必需品都非常难买,愈发加重了她的恐慌情绪。来访者表示,面对当前的情况及自己的不良情绪,自己也不知应该如何应对。

此外,受到疫情的影响,来访者没能回家过年和父母团聚,非常想念家人,每次与家里通电话,父母总说家里各方面都很好,但由于目前的疫情形势严峻,父母年纪也大了,她心里总是忍不住想到一个画面:父母不幸感染新冠肺炎自己又不在身边而无法照顾他们……

4.咨询过程

第一阶段:收集来访者的相关资料,进行心理评估诊断

咨询师主要通过倾听、共情、开放式提问等技术向来访者开展心理援助,并收集相关信息。在排除该个案为危急案例后,主要针对来访者缺乏安全感的症状表现、引发原因及社会功能等进行重点信息采集。

随后基于所收集的资料进行心理评估诊断,具体如图 7-4 所示。

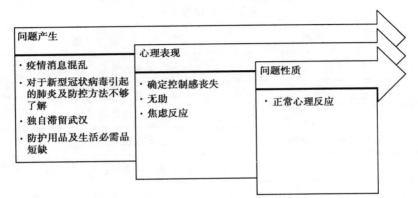

图 7-4 来访者的安全感缺失问题解析图

由图 7-4 可以看出,来访者缺乏安全感与当下疫情的现实安全威胁密切相关,由于来访者身处疫情重灾区,客观环境对其的安全威胁较大,来访者的不安感唤起水平符合现实情况,属于正常心理反应。

首先,由于疫情相关消息的不明确及不一致,让来访者无法判断当前疫情的真实情况及未来的发展趋势,难以评估疫情对自己的危害程度,这使来访者对突发疫情充满了未知感,进而产生安全感问题。

其次,新型冠状病毒刚暴发的时候,人们还不了解它会引起什么疾病反应,也不了解相关防控措施,(如怎样减少感染风险,疫情期间外出的注意事项),因此出现恐慌情绪在所难免。

此外,疫情期间口罩等防护用品及生活必需品短缺的现实问题所引起的压力也会导致不安感的出现。

最后,来访者独自一人被封锁在疫情重灾区,身边缺少良好的社会支持,来访者容易产生孤独感与无助感,从而引发安全感问题。

第二阶段:提供心理援助

首先,共情来访者的不安感及恐慌情绪。

其次,运用心理学的相关知识,帮助来访者了解在突发事件下,即疫情防控期间,安全感缺失及恐慌的心理都是应激反应的表现,在合理范围内都是正常的。

随后,与来访者共同探讨缺乏安全感的原因及自助方法,如表7-1所示。

表 7-1　自助方法表

问题	应对方法
过度关注疫情消息	制订规律的作息,并严格执行
疫情消息不明确、不一致,混乱感	每天固定一个时间关注主流官方媒体的重要疫情信息
不够了解疫情防控等知识	学习疫情相关知识
过分关注身体反应	享受兴趣爱好,转移注意力
防护用品及生活必需品短缺	学习自制口罩、规划一日三餐、减少出门、学习外出注意事项等
担心父母、想家	定期与父母视频通话,增进情感交流,主动给父母讲解疫情防护知识
紧张不安、焦虑	进行放松训练或冥想练习

最后,给予来访者充分的鼓励及肯定,传递希望感,帮助来访者树立科学应对疫情的信心。除此之外,告知来访者识别自身心理状态的具体方法,如出现严重的心理反应,且始终难以自我缓解,需再次及时寻求专业人员的帮助。

第三阶段:总结并寻求来访者反馈

对此次咨询内容进行回顾和总结,并寻求来访者的反馈。来访者表示通过此次咨询,自身紧张不安的情绪得到了充分的宣泄和缓解,了解了自己产生安全感缺乏及恐慌情绪的原因,学习了科学的应对方法,并能够更加客观地看待自身的情绪反应。

三、思考及启发

1.本案例带给咨询师的思考

疫情期间的心理援助热线数据显示,缺乏安全感是公众在遇到类似疫情的公共突发危机事件时,普遍出现的暂时性心理困扰,属于一种正常的应激反应。但缺乏安全感也是许多心理问题产生的根源。缺乏安全感一般会通过焦虑、恐慌的形式呈现,严重的可能会出现躯体化反应;也有一部分来访者表现为抑郁悲观。究其根本,是人们对疾病本身及危机事态没有一个科学和充分的认知,摧毁了人们对原有生活的确定感和掌控感。

此外,随着疫情的发展,人们焦虑的关注点也会随之变化,从对疾病本身的恐惧转向对未来生活不确定性的忧虑。

2.对咨询师工作的几点启发

第一,咨询师在接类似案例时,要对来访者诉说的恐慌、安全感缺乏等情绪给予充分共情,设身处地地感受并理解来访者当下的处境及困难。

第二,将安全问题正常化,清晰地告知来访者,疫情期间出现的暂时性的缺乏安全感,是正常的心理反应,是现阶段公众都会面临的心理困扰,进而缓解来访者的不安情绪及对自身不良情绪的焦虑。

第三,真诚地与来访者共同探讨有效的自助措施,尽量引导来访者看到引发其不安情绪的原因,并找到适合来访者自己的应对方法,借此帮助来访者重拾对生活的掌控感。

第四,给予来访者充分的鼓励和肯定,传递希望,帮助来访者树立能够应对自身暂时不良情绪的信心。

参考资料

[1] 安莉娟,丛中.安全感研究述评[J].中国行为医学科学,2003,12(6):698-699.

[2] 丛中. 安全感的含义及其重要性[J]. 心理与健康,2008(3):4-5.

[3] 刘晓君,杨菁.重大突发事件中公众安全感的影响因素研究——基于 32 起事件网络爬虫数据的 QCA 分析[J].风险灾害危机研究,2018(1):137-158.

[4] 杨菁,杨梦婷.重大突发事件中公众安全感的影响因素及治理对策研究——基于 4·20 雅安地震公众安全感的实证分析[J].探索,2016(1):172-179.

[5] 防疫心理|疫情期间,普通市民的心理如何调适[EB/OL].2020-02-22[2020-03-05].

[6] 抗疫! 协和版心理防护手册出炉[EB/OL].2020-02-22[2020-03-05].

第三节　社会偏见

"人心中的成见是一座大山,任凭你怎么努力都无法搬动它。"

2020 年新年伊始,一场自武汉暴发的新冠肺炎席卷全国,一时间人人闻"鄂"色变,对湖北车牌的车辆围追堵截,对 42 开头的身份证持有者严防死守,更有甚者,在网络上大放厥词,恶意辱骂和攻击武汉市民。尽管我们呼吁"隔离病毒但不隔离爱",但是关于疫区人民甚至医护人员被歧视的新闻屡见不鲜。偏见——这个广泛存在于日常生活的心理现象,在疫情肆虐的当下,更值得我们关注。

一、疫情与社会偏见研究综述

1.社会偏见

（1）社会偏见的概念

偏见在社会心理学中更多地被认为是一种成见,是具有否定性和排斥性的负向态度。阿伦森将偏见界定为人们依据有错误的和不全面的信息概括而来、针对某个特定群体的敌对或负向的态度;奥尔波特解释偏见是基于错误和僵化的概括而形成的憎恶感;托马斯心理学把偏见看作人际交往中对个人或群体的一种"鲁莽的判断"形式,缺乏足够证据而对别人评价不高。从这些心理学家对偏见的解释来看,片面的信息、错误的判断构成了偏见。

奥尔波特对偏见这一主题有着广泛而深入的研究,在《偏见的本质》一书中,奥尔波特强调偏见产生的认知因素——范畴化和刻板化,社会范畴化主导着我们整个思维生活,范畴一旦形成就会成为平常的预前判断的基础,而刻板印象为那些明显体现偏见的制度形式提供合理性,使其看起来合理、合法。如果说认知因素涉及偏见产生的外部世界,那么动机因素就是偏见形成的内部参照。奥尔波特认为偏见具有功能性,物质收益和自我提升都是产生偏见的动机,通过投射和寻找替罪羊可以满足这样的需求。投射是指一个人认为某一外群体具有某些特质,并因这些特质而憎恶该群体,事实上是该个体因为自己身上同样的特质而深受困扰";寻找替罪羊指的是某一外群体因为被看作内群体不幸的源头而受到不公正的责难。危急时刻人们的安全感、自我和群体的价值、生活的可控性和可预测性、未来的希望等,统统遭受挫败,而通过寻找替罪羊,辨识出一个敌人,并共同与之战斗,这些集体行动让内群体有机会重树优越性,从而实现人们对价值、归属和超越性的需求。如果把投射和寻找替罪羊看作个体的防御机制,那么我们很容易理解为什么某个人会对他人发起攻击,但这不能解释为何社会中的大部分成员都把某个群体认定为投射的对象,把他们看成替罪羊群起而攻之,也就是说这无法很好地解释社会共同信念。社会认同论回答了这一问题,即集体性的挫折和遭遇(例如经济危机)会导致社会中有组织地寻找替罪羊的运动。

(2)社会偏见产生的原因

在当前的疫情危机下,我们听说了很多关于偏见的新闻,在上文中我们已经了解了偏见是什么。那么偏见又是如何产生的呢? 它是人类与生俱来的本性还是在后天文化和环境中习得的呢? 进化心理学家认为,动物会对与它基因相同的个体产生善意,而对与它基因不同的个体产生反感,尽管后者没有伤害它。这样看来偏见是我们的本能。不过大多数社会心理学家认为,尽管人类可能表现出偏见的本能,但偏见的特性是后天习得的——要么通过模仿别人的行为和态度,要么是通过自身的建构。在《社会性动物》中阿伦森提出,偏见产生主要有以下五个方面:政治经济竞争、替代性攻击、自我形象维持、性格性偏见和对社会规范的遵从。尽管这五个方面同时作用于偏见的形成,但确定一个重要程度的影响因素对我们减少偏见是有帮助的。

- 政治经济竞争:由于资源是有限的,强势群体会试图通过对弱势群体的诋毁和掠夺来获取一些利益,当时局紧张或相互之间的排斥性目标陷入冲突时,偏见的态度就会增多。
- 替代性攻击:部分攻击行为是由于挫折引起的,个体会对挫折源产生强烈的报复倾向,当挫折源模糊或力量过大时,个体无法直接向其报复,这种挫折感就可能促使其转向攻击一个力量较弱的旁观者。
- 自我形象维持:偏见一个很重要的决定性因素隐含在我们对自身行为和自我感觉的辩护中,不论我们是否伤害他人,如果我们处于社会经济等级制度的底层,就很可能需要一个比我们更受压迫的少数群体出现,来让自己获得优越感。
- 性格性偏见:有些人具有偏见的倾向,他们之所以会产生偏见,不仅仅是因为环境的影响,更因为他们就是那样的人,特奥多尔等人把这种类型称为权威人格。
- 对社会规范的遵从:从众引起了偏见,又使偏见持续。

2.疫情下的社会偏见

疫情暴发至今,对疫区人群产生偏见的新闻屡见不鲜,甚至已经上升到"地域黑"的程度,简单地把罪责推到武汉人身上,即便是没有感染新冠肺炎的武汉人也受到了歧视和辱骂。尽管越来越多的人呼吁"我们要面对的是病毒,不是同胞",但很遗憾,我们很难通过某个人的努力去消除这种情况。偏见是人与生俱来的一部分,我们对任何事件都持有自己的态度和想法,我们会受到这些认知偏见的影响,甚至在这种偏见下做出决定。这更多的来自人类进化的本能,人的大脑具有自动过滤次要信息的机制,以帮助我们将主要的精力聚焦在那些性命攸关的重点上。所以,当某些人被生病或死亡的恐惧笼罩时,他们会急于找到一个可以明确宣泄恐惧的对象。就像奥尔波特的替罪羊理论所指出的,在面临重大威胁时,人们会把矛头指向某一个群体,借此来重塑群体内部的优越感,以及对生命价值的追求。不幸的是,如果一个偏见长期在社会中流传的话,就会逐渐形成一种"刻板印象",从而更加难以改变。比起放下偏见的自我反思,人云亦云的偏见实在容易。何况,受到疫情冲击的人们被迫禁足,打乱了正常的生活秩序,难免会滋生不满的情绪,但他们又无法直接向疫情发起攻击,便"退而求其次"地选择了攻击武汉人,通过这种替代性的攻击满足了他们内心的需求。

3.对疫情期间社会偏见的一般应对方法

既然偏见的产生如此容易,那我们要如何应对这些可能出现的偏见呢?通过社会干预可以有效地缓解偏见,奥尔波特提出的接触假设也论述了偏见消解的可能性,但如果我们已经遭遇到偏见,想从别人入手去解决偏见其实是很困难的,不如从自身着手,改变自己总是比改变世界简单。

减少与刺激物的接触。社交媒体如此发达的年代,我们能轻易地从网络上获知各种各样的消息,自然也包括很多负面的信息,其中不乏"键盘侠"的攻击和诋毁。尽量减少与这些负面消息的接触,能够有效地减少我们的负面情绪。

保持规律的生活节奏。疫情当前,我们停课停工,赋闲在家,正常的生活规律被打破,三餐不定、昼夜颠倒可能是很多人的常态,这种颠倒不仅是对我们生理健康的挑战,也会影响我们的心理健康。恢复正常的生活状态,饮食和睡眠保持稳定,才能让我们的身心恢复稳定的状态。

接纳自己的情绪。面对疫情、歧视,我们会出现很多情绪,悲伤、愤怒或者恐惧,没关系,去接受自己当下的情绪,也可以正常地去表达这些情绪,并不需要压抑或者伪装坚强。

二、典型案例介绍①

1.基本情况

(1)来访者,男,33岁。职业:公司职工。

受疫情影响,来访者无法返乡过年,独自留在租住的房子里。房东总在来访者面前说类似"明知道新冠肺炎会传播还四处跑,牵连全国各个地方"等言论,让来访者感到非常痛苦。

(2)求助方式

来访者的朋友在网络上看到心理援助信息,帮来访者预约咨询。

2.咨询设置

(1)咨询形式

线上咨询:咨询平台微信,采用语音通话功能完成咨询。

咨询次数:一次性咨询。

(2)咨询时间

2020年2月7日,晚上19:00—19:45。

(3)咨询伦理

咨询师:咨询师具有一定的咨询资质,有良好的咨询知识和咨询经验。

督导制:该案例是在督导师督导下完成咨询案例分析报告的。

3.主诉与个人陈述

(1)主诉

来访者是武汉人,但因工作原因常住L城,今年受疫情影响没能返乡过年。疫情暴发后,来访者总是受到房东的嘲讽和歧视,在网络上也经常看到网友对武汉人的攻击,久而久之,来访者觉得非常痛苦,不知道该怎么解决。

(2)个人陈述

来访者一直在L城工作,在疫情暴发后积极响应号召,留在居住地不返乡过年,所幸家人目前没有被感染。疫情期间,来访者在租住的房子里自我隔离,并没有做什么危害他人的行为,但房东却给他脸色看,经常有

① 本案例咨询师王佩佩是北京林业大学心理系硕士研究生,在北京林业大学学生心理健康中心任兼职心理咨询师,本案例来访者信息和咨询过程已经做了保密处理。

意无意地在他面前说"武汉给全国带来了灾难,还不重视,纵容武汉人'出逃',把疫情传染到全国"之类的话。来访者虽然听了很不舒服,但是也没有什么能反驳的,只能默默忍受。来访者一直在自我隔离,积极配合工作,本来不能回家过年心情就很低落,还要遭受无端指责,内心更加心酸、难过,甚至有些生气。网络上也有很多歧视武汉人的言论,来访者经常在微博上看到有人攻击武汉人,起初他会在网络上留言道歉,但这些现象不仅没有缓解,还愈演愈烈,这让来访者非常绝望和委屈。

来访者觉得武汉人也是受害者,为什么大家要在网络上无差别地地域攻击,仅仅因为个别人就否定全体武汉人呢?虽然他在网络上道歉,但他有什么错呢?现在他产生了另一个担心,等到复工以后,他会不会因为家乡在武汉受到更多的歧视和不公正的待遇呢?这些想法让来访者既担心又痛苦,在朋友的建议下,来访者决定来寻求心理咨询师的帮助。

4.咨询过程

第一阶段:收集资料做出心理评估

来访者的受社会偏见心理困扰的分析具体如图7-5所示。

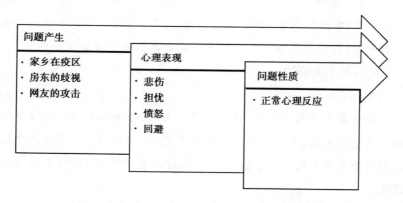

图7-5　来访者的胜任力问题解析图

在图7-5中,我们可以清楚地看到来访者出现的悲伤、担忧等情绪跟现实的刺激密切相关。来访者的家乡武汉是疫情的暴发地,在疫情如此严峻的现在,部分群体难免出现错误的归因,片面地把错误归咎于武汉人,因此出现了偏见。面对这些偏见,来访者一方面想辩驳,另一方面自己的力量又不足以应对这么多的指责,因而出现了愤怒、回避等情绪。这些情绪的出现是由现实刺激引起的,也没有过多地影响来访者的生活,因而我们认为这是正常的心理反应。

第二阶段:心理援助

首先,认真地倾听来访者的讲述,共情来访者的处境和感受,向来访者表达自己的理解,让来访者感受到被关注。在这个阶段,让来访者宣泄自己的情绪。

其次,等来访者平复情绪之后,用心理咨询的相关知识让来访者了解到自己会出现这些情绪是完全正常的,是可以被接纳的。

再次,和来访者讨论此次疫情下出现的社会偏见的现象,让来访者了解偏见产生的原因,明白偏见是一种常见的社会现象,不需要为此有愧疚感或责难自己,改变来访者对偏见的不合理认知。向来访者介绍应对偏见的方法,鼓励来访者正视偏见,积极地应对偏见。

最后,鼓励来访者,让来访者把咨询中获得的感悟在生活中加以实践。

第三阶段:咨询疗效评估

在咨询快结束时,来访者对本次咨询做出了反馈,来访者的情绪渐渐平复,同时表示自己可以学着接受自己的负面情绪,并寻找合理的方式表达情绪,也会在以后的生活中调整自己的心态,不让自己过多地接受负面信息。

三、思考与启发

1.对咨询师工作的启发

来访者所遭遇的情况并不是个例,疫情所引发的歧视事件层出不穷,在新冠肺炎甚至死亡的威胁下,的确有人选择这种替代性的攻击来宣泄自己的愤怒、恐惧与无力的感受。

歧视来源于无知。对病毒的未知让人们体验到失控感,部分个体不得不去寻求一种心理上的平衡,寻找一个群体作为替罪羊。随着疫情得到控制和科学家对病毒越来越深入的研究,这种由未知引发的失控感将慢慢消失。随着媒体对病毒信息的科普及防控的宣传,人们对疫情的态度也将越来越缓和,这种歧视和偏见也大幅减少。这需要时间,也需要公众的力量。对在此期间已经遭受歧视的人群来说,伤害已经发生,亟须心理咨询师对这些个体提供帮助。

当遇到因偏见而来求助的来访者时,首先,咨询师要以专业知识让来访者意识到偏见的存在是很正常的,鼓励来访者正视偏见,帮助来访者认识到歧视是部分群体的情绪出口,减少偏见对来访者的攻击性和针对性。其次,帮助来访者面对因偏见而产生的负面情绪,减少负性情绪对来访者的影响。最后,咨询师要让来访者感受到咨询师的尊重和包容,让来访者在外界受到的伤痛可以在这里治愈。因而,为了更好地守护这类来访者的心灵,咨询师不仅要扎实自己的专业基础,更应该保持对社会事件的关注,勤于思考,提供服务。

2.公众如何面对偏见

社会偏见本质上是认知的偏差,其根源在于认知者与认知对象的差异性。排他是人类的本能,当面对了解过少或有不确定性风险的群体时,人们倾向于回避,因而会导致和这部分群体之间的隔离和疏远,越是疏远就越是无法掌握真实的信息,由此形成恶性循环,偏见持续就这样愈演愈烈。无知是偏见的起源,傲慢又加剧了偏见。

综上,不难理解偏见的起因和得以延续的原因,那么公众该如何应对偏见呢?

首先,增加不同群体之间的沟通。既然无知是偏见产生的根源,那么要想从源头上解决这个问题,就要增加不同群体之间的交流,以现实的接触取代虚幻的猜测,以改变对其他群体的刻板印象。研究表明,接触会显著降低多数群体成员对少数群体成员的偏见。其次,社会干预可以有效降低偏见。因此,加强对公众的科普和宣传很有必要。以疫情为例,向公众科普对病毒的研究,可以减少公众对未知的恐惧,完善公众对病毒的认知以减少认知偏差。社会心理学认为,宣传是改变态度的有效方法。通过宣传,改变人们对疫情及相关人员的态度也可以有效地减少偏见。

诚然,我们每一个人都存有偏见,对某件事或某种想法早已带有偏见,但善良的人懂得收敛自己的偏见,不会以偏见为刃去攻击别人。咨询师或许可以在咨询中帮来访者平复伤痛,走出偏见的阴影,但要消除偏见,需要每一个人的努力。

参考资料

［1］艾略特·阿伦森. 社会性动物［M］.邢占军,译.上海：华东师范大学出版社,2007：218-262.

［2］高明华.偏见的生成与消解,评奥尔波特《偏见的本质》［J］.社会,2015,35(1):206-228.

［3］壹心理.因为肺炎被歧视了怎么办? 关手机啊［EB/OL］.2020-02-16［2020-03-05］.

第八章　非常时期家庭矛盾的心理援助

非常时期普遍给家庭带来了生活与情绪压力,同时,居家隔离使家庭成员相处的时间、空间高度重叠,容易促使家庭矛盾产生。此外,部分家庭因为孩子居家学习的情况又新增了教养压力与冲突。如何化解家庭矛盾、营造和谐的家庭环境是我们关注的焦点之一。本章,我们就为大家列出三种疫情时期典型的家庭矛盾案例,包括"夫妻间冲突""子女与父母的冲突"及"教养焦虑",大家通过学习可以了解非常时期家庭矛盾的特点及其专业应对方式。

第一节　夫妻间冲突

一、非常时期与夫妻冲突研究综述

1.关于夫妻冲突

（1）夫妻冲突概念

夫妻冲突,亦称婚姻冲突,由于夫妻二人的成长背景不同,有不同的价值、需求、知觉,再加上社会的变迁,双方在面对角色期待、经济问题、子女管教、家事、姻亲相处、性关系等问题时,容易产生不一致的想法与做法;夫妻双方在日常的互动中,便以公开或私下的方式,从理性的冲突、冷静讨论解决问题、批评、讽刺、责怪、争吵、冷战、语言暴力到严重的肢体攻击、暴力等方式来应对。

（2）常见的夫妻冲突

根据夫妻冲突在各方面表现的不同,我们可以从以下几个角度来分析夫妻冲突。

经济角度:经济基础决定上层建筑,经济是家庭生活的支柱,家庭经济状况决定着家庭的温饱问题,在一定意义上,它还影响着夫妻关系及家庭和睦。夫妻关系中,经济主导权问题是最常见的夫妻冲突。夫妻双方因为职业角色不同,收入难免不均衡,一旦收入的高低变成家庭中身份地位的判别标准,夫妻关系中的矛盾和伤害会表现得较明显。

情感角度:夫妻之间在情感的相互沟通和交流上有些问题,会彼此的关系,男人更加理性,女人更加感性,男女双方在情感的需求点上存在不同,很多心理学家指出,沟通不良是众多婚姻家庭的"祸根",它常常引发各种婚姻家庭的矛盾冲突,甚至导致婚姻解体。

教养角度:夫妻也是两个不同个体的结合,他们以前生活在不同家庭环境,受到不同教育观念的影响,具有不同的价值观、不同的教育观念,于是在教育下一代时,夫妻会因不同的教育观念而发生争吵,便会产生夫妻矛盾。

2.疫情下的夫妻冲突问题

本书所论及的夫妻冲突是在疫情状态下所产生的带有疫情时期特点的夫妻冲突。在疫情的特殊条件下,人们隔离在家,对绝大多数家庭来说,夫妻相处的时间就多了,可谓"日夜厮守"。沉浸式的相处模式有利于增进夫妻关系,促进夫妻和睦;但同时也会使夫妻间原本隐形的冲突日渐浮出,成为家庭中主要的矛盾点。这里主要对疫情防控家庭中夫妻冲突问题做出详细论述。

(1)情感交流冲突

平时,夫妻双方各自忙于养家糊口、教养子女,沟通较少,很容易出现情感变淡,产生一方或者双方都被忽视的情况。因为被忽视而产生的情感关怀的需求,例如,丈夫长期外地出差,独自照顾家庭的妻子,可能会感受到无力、孤独。本希望在疫情期间能够得到关怀,但是因为沟通方式不当,一方提出需求,另一方却视若无睹,那么被忽视一方一直隐忍的情绪开始暴发,最终成为生活冲突的制造机。

(2)子女教养冲突

疫情期间,停课不停学,学习阵地由学校变成家庭。复工一波又一波,但孩子却迟迟不开学。疫情期间的爸爸妈妈不仅要忙于工作,更要操心在家上网课的孩子。于是出现了风靡朋友圈、网络的"妈妈们白天忙工作,晚上忙陪读"的情况。家庭中,谁来照顾在家上网课的孩子? 谁来当陪读? 是疫情期间特有的夫妻冲突焦点。

3.疫情防控期夫妻冲突问题一般应对方法

(1)出现夫妻冲突是极为正常的,勿将问题妖魔化

即使在正常婚姻生活中,夫妻产生冲突也是极为正常的,而疫情期间,因为特殊的环境压力、生活模式的改变,所产生的夫妻冲突,都是正常的。而夫妻冲突并不都具有破坏性,一个冲突的良好解决,有利于增进夫妻感情,促进和睦相处。

（2）梳理情绪，改善心情

一个冲突的产生，情绪必伴随而来，或委屈、或愤怒、或无助。接纳这些情绪反应，给自己的情绪命名，学会合理发泄情绪，是解决夫妻冲突的良好开端。或大哭一场、或运动跑步、或自己静一静，用适合自己的方法，改善因冲突产生的糟糕心情。

（3）寻求良好的社会支持

夫妻产生冲突，同伴的相互帮助必不可少。可以与关系密切的人讨论分享经验，可以用煲电话粥的方式向同伴倾诉内心的情绪，谈谈自己的感受，寻找解决冲突的方法，获得心理支持。

（4）理智面对，温和沟通

当自己不再被情绪左右的时候，可以尝试与另一半进行建设性的沟通。双方尝试着去表达对该"冲突"的看法、感受，希望对方怎么做，以及自己能做什么。在共同商量如何解决"冲突"的过程中，促进夫妻情感的提升。

（5）寻求专业的心理帮助

当夫妻冲突过于严重，如情绪崩溃，凭自己无法宣泄情绪，导致失眠、易怒，或找不到合适的解决方案时，可以主动寻求专业的心理援助，帮助自己恢复心理平衡，改善情绪状态，寻找解决之道。

二、典型案例介绍[①]

1.来访者基本情况与求助方式

（1）基本情况

来访者，女，30岁。职业：幼儿园老师。

来访者是某幼儿园的一名老师，与丈夫相亲认识，现已结婚两年多，有一个6个月大的孩子。

（2）求助方式

来访者通过北京林业大学学生心理健康中心联合北京市教育工会心理咨询中心共同推出的疫情期间线上心理援助服务的渠道主动求助。

---

① 本案例咨询师朱梦鹃是北京林业大学心理系硕士研究生，在北京林业大学学生心理健康中心任兼职心理咨询师，本案例来访者信息和咨询过程已经做了保密处理。

2.咨询设置

(1)咨询形式

线上咨询:咨询平台微信,采用语音通话功能完成咨询。

咨询次数:两次咨询。

(2)咨询时间

2020年2月7日,晚上8:00—8:30。

2020年2月14日,晚上8:00—8:30。

(3)咨询伦理

咨询师:具有一定咨询资质,有良好咨询知识和咨询经验。

督导制:该案例是在督导师督导下完成咨询案例分析报告。

3.主诉与个人陈述

(1)主诉

来访者表示,因为疫情在家隔离,与丈夫相处时间增多,基于工作升迁的原因,持续忙碌,对家庭照顾很少;家庭长辈身体不好,无法提供帮助,生产完,基本都是自己一个人带孩子,对生活感到绝望。于是,将不满的情绪归咎于丈夫,因为疫情休息在家,来访者本希望丈夫能主动关心自己,给自己一些支持。但丈夫无法理解来访者的需要,来访者很不满意,情绪非常不好,很容易被丈夫闲散的样子激怒,与他天天吵架。

(2)个人陈述

来访者表示,最近一段日子情绪非常不好,就觉得自己委屈,十分生气,丈夫没有表现出对自己的关心和支持,根本没法正常交流。在网上看到了疫情心理援助渠道,便预约了咨询。

来访者在与丈夫持续冲突大概一周,寻求了心理热线的帮助。来访者自诉,结婚已经两年了,对象是亲戚介绍的,丈夫比自己大1岁,是一名银行职员,自己是一名幼儿园老师。起初婚后两人生活没有太多的波澜,之后由于工作的升迁,丈夫工作忙碌,经常需要加班,能够在一起的时间总是被工作占用。来访者对丈夫有很多不满,认为丈夫对家庭照顾太少,对自己的照顾也太少。半年前孩子出生,本是一件喜悦的事情,但是却成为家庭矛盾的暴发点,由于两人父母年纪较大,加上身体不好,无法帮助两人带孩子。丈夫的工作又持续忙碌,生产后,带孩子的事就完全落在了来访者头上,来访者一个人带着孩子就变得更加绝望,于是将怨恨全都发泄到丈夫身上。

疫情暴发后,两人隔离在家。来访者本以为丈夫不用工作可以给自己多一些支持,可是丈夫并没有表现出让来访者满意的状态,反倒一直抱着手机或者看小说度日,这让来访者觉得自己很委屈,不满意丈夫的状态,天天吵架。

4.咨询过程

第一阶段:收集资料做出心理评估

来访者的夫妻冲突问题分析具体如图 8-1 所示。

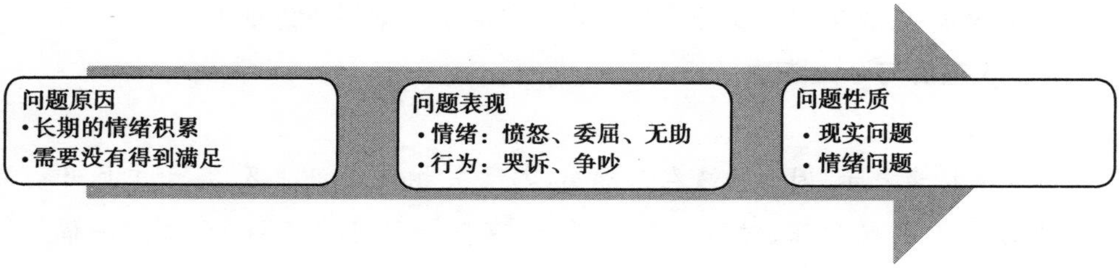

问题原因 ·长期的情绪积累 ·需要没有得到满足	问题表现 ·情绪:愤怒、委屈、无助 ·行为:哭诉、争吵	问题性质 ·现实问题 ·情绪问题

图 8-1　来访者的夫妻冲突问题解析图

图 8-1 表明,来访者的夫妻冲突问题中,来访者的情绪更关键。

首先,在非疫情期,来访者便觉得丈夫对家庭、对自己照顾太少,生产后,又独自带孩子,长期以来对丈夫积攒了不满,抱怨的情绪无处发泄,只能自我安慰丈夫太忙。

其次,因为疫情在家隔离,本希望自己长久以来的辛苦能被丈夫看到,丈夫也因为疫情不再忙碌,希望能够获得丈夫的关心,但丈夫没有表现出来,长期积攒的情绪再也不能因为丈夫太忙而合理化。

最后,来访者只能以发泄、争吵的方式表达自己的需要。这种带着巨大情绪能量的争吵、冲突也会引起对方的防御、对立,问题无法得到解决。

因此,来访者的问题,本质属于夫妻间的情感沟通问题。学会如何正确进行沟通是很重要的。

第二阶段:心理援助

第一次咨询:

首先,倾听。了解来访者的情况,对来访者的感受表示理解,并向来访者解释,夫妻间的冲突是十分常见的情况,正常面对,不要将问题放大并妖魔化。

其次,共情。关注来访者的情绪,和来访者一起感受情绪,为情绪命名。

最后,持续地理解共情。积极关注,通过倾诉,使来访者积压的情绪得以表达,改善心情;并巩固倾诉在调节情绪上的作用,作为一种合理宣泄情绪的方式,可以在生活中加以应用,以改善情绪。

第二次咨询:

首先,了解过去一周的状态,来访者自诉,情绪不再容易被激怒,有了很大改善。

其次,当来访者能够冷静看待冲突时,邀请她一起讨论,在该问题上,自己的需求、感受,以及丈夫的需求、感受。

最后,和来访者一起寻找合适的沟通方法,对她进行肯定与鼓励。

第三阶段:咨询疗效评估

根据来访者的语言反馈,她通过咨询,使情绪得到了很大的改善,对待冲突更加冷静,很有信心与丈夫进行良好有效的沟通。

三、思考与启发

1.夫妻冲突常见的心理问题及建议

(1)常见心理问题

- 过度情绪化:冲突往往起源于情绪,很多夫妻冲突是因为自己的需要、感受没有得到对方的理解、肯定而产生情绪,产生的情绪很容易被放大,从而沉浸在情绪中,并将其放大,变得易激惹、情绪化。
- 破坏性沟通:冲突不能得到解决,往往出在了沟通的方法上。争吵是夫妻冲突中的不良沟通,只是盲目地发泄情绪,不能使问题得到真正的解决,反而会破坏夫妻关系。
- 情感疏离:是指情感冷淡、变远。因为冲突的存在,双方也没有精力、心情去处理冲突,既不会有效解决,也没有破坏性沟通,情感交流减少,逐渐使关系冷漠。

(2)对夫妻关系冲突个体的建议

除了可以将疫情夫妻冲突问题一般应对方法这一部分中提到的内容作为参

考,也可以从以下几个方面积极地调整自己:

- 增添乐趣,放松心情:疫情期间,由于特殊的环境原因,本就处在一个压力状态,这时候,可以试着给生活增加些其他乐趣,例如做手工、插花等,以此来放松心情,使身心都处在舒适状态。
- 转移注意力:当冲突存在时,不要总是盯着冲突不放,不妨试着做其他的事情,让自己的注意力暂时从冲突事件得以转移,避免过度情绪化。
- 学会接纳:夫妻间的冲突是在所难免的,对一对夫妻来说,影响彼此关系的并不是因为冲突的存在,而是处理冲突的方法,接纳冲突的存在,正确地解决冲突,能够增进夫妻感情。

2.本案带给咨询师的思考

经过疫情时期各种心理咨询热线电话的数据汇总,显示在有关家庭矛盾主题的心理咨询电话中,由夫妻冲突产生的心理压力占咨询电话的25%左右,也是较为常见的咨询问题。

这个案例说明,在疫情隔离期间,作为疫情的另一个战场——家庭,面临着巨大的心理挑战,特殊时期,家庭成员的相处、矛盾的引发、冲突的出现,都是很常见的,但这并不意味着放置不理。疫情给很多家庭带来了压力,这时候,是十分需要专业团队及时提供心理援助和支持的,以帮助大家更好地度过这段时期。

3.对咨询师工作的几点启发

第一,在接到这类电话,很多来访者是为了寻求一个能够说话、倾诉的空间,所以,在一开始,咨询师要做到基本的倾听共情,对来访者的感受表示充分的理解,使其情绪能得到缓和。

第二,有些来访者在倾诉完就觉得可以了。有些来访者还需要再进一步咨询,寻求具体解决冲突的方法,这时候就可以邀请来访者一起思考,要如何解决冲突,以同伴的身份真诚地参与这个过程。

第三,恰到好处地肯定和鼓励,对来访者来说,从破坏性的冲突到建设性地解决冲突,这个过程是带着困难和未知的,咨询师要看到来访者身上的勇气,对来访者做出恰到好处的肯定和鼓励。

参考资料

[1] 刘电芝,卢凤,许定远.扎根理论的多元化路径分析——以青年夫妻冲突应对方式的质性研究为例[J].苏州大学学报:教育科学版,2019,7(1):23-34.

［2］田晓萌."80 后"青年婚姻关系冲突问题研究［D］.长春:吉林农业大学,2017.

［3］王玉娇.80 后青年婚姻冲突应对方式及婚姻关系保持策略探析［D］.西安:西安石油大学,2014.

［4］许定远.青年夫妻冲突应对的质性研究［D］.苏州:苏州大学,2018.

第二节　子女与父母的冲突

一、疫情与亲子冲突研究综述

1.关于亲子冲突

（1）亲子冲突概念

亲子冲突是指亲子之间由某些原因导致的观点和行为的不一致,这种不一致既可以表现在心理层面上,如观念或情绪的对立,也可以表现在言语层面上,如争执或辱骂,同时还可以表现在行为层面上,如踢打或逃避等。

（2）相关因素

亲子冲突的发生有多方面的因素。结合已有的文献支持及网络上的相关资料,可将相关因素分为以下几个方面。

- 时期。随着年龄的增长,孩子们逐渐长大,他们的身心发生着巨大的变化。尤其是到了青春期,孩子一方面害怕失去与父母的联结,另一方面又不想被父母控制,希望和父母保持一定的距离,在这种纠结之中,父母与子女的关系往往会出现问题。

- 时代。此外,父母和孩子由于成长环境、受教育程度等的不同,对很多事物的态度和观点会存在很大的分歧。孩子认为父母的思想观念传统守旧,不适应新时代;父母认为孩子"翅膀硬了"。久而久之,亲子间的冲突便容易浮现,一些家庭甚至还会出现亲子之间剑拔弩张的情形。

- 教养方式。家长这一"职业"没有岗前培训、持证上岗等硬性要求。很多家长缺乏科学的家庭教育理念和相关知识,在育儿、教养上也迷迷糊糊。父母教养方式指的是父母在抚养、教育子女的过程中采取的手段和方式、方法,这对孩子的成长以及亲子间关系的影响都非同小可。不良的教养方式可能会引发各种问题,例如溺爱型的教养方式会助长孩子的不良习惯,不利于亲子间的有效沟通;冷漠型的教养方式会使孩子缺乏安全感和信任感,加大亲子间的距离;专制型的教养方式会使子女处于紧张的家庭氛围中,缺乏安全感和归属感。

- 家庭氛围。家庭氛围存在于每一个家庭中。良好的家庭氛围有助于孩子的身心发展,也有助于亲子关系的发展与维护。家庭氛围不仅包括亲子之间的氛围,也包括了夫妻之间的氛围。父母是孩子的庇护者、教育者,父母之间的关系是子女社会交往以及亲密关系发展的最初范本。和睦且相互关爱、相互照顾的家庭氛围有利于亲子间、夫妻间矛盾的解决,有利于家庭成员生活、工作的有序进展。

2.疫情下子女与父母间的矛盾

此次疫情使绝大多数人有了一个较长的假期,在这样一个特殊时期,父母和子女有了更多的相处时间。长时间的朝夕相处下,一些长久积攒的、固有的矛盾便会逐渐暴露出来,同时,一些新的问题也会悄然滋生。疫情期间常常在网络上可以看到有人发表"疫情再不结束,我和父母的亲子关系就要破裂了"等类似言论。可见,在疫情下,父母与子女之间的矛盾是一个广泛困扰大家的问题。这里,我们便对疫情时期亲子冲突相关问题做详细论述。

(1)固有问题

沟通在亲子关系间起着重要的作用,亲子沟通问题是亲子间常见的固有问题。国内外研究发现,亲子沟通对青少年的自尊、应对方式等都有重要的影响。沟通话语权不对等便是亲子沟通中最常见的问题,这种不对等的沟通往往会直接造成子女与父母之间的冲突。新浪微博上关于"和父母无法沟通有多绝望"的话题有着1.1亿次的阅读量,可见亲子之间的沟通是一个普遍受人关注的问题,也给很多人带来了困扰。当亲子间无法进行有效的沟通时,矛盾和不良情绪便接踵而来。在网络上流传着这样一副对联:"上联:60后让90后别熬夜;下联:90后让60后戴口罩;横批:谁都不听",生动形象地描绘了在疫情期间子女与父母的矛盾。

点开网络上关于"疫情期间亲子冲突"的话题就会发现,原生家庭问题是一个难以避免的问题。原生家庭是我们每个人最初成长和学习的环境,也与我们日后的情感表达、行为模式、依恋类型以及亲密关系等的发展有着密切联系。近年来,原生家庭相关概念的传播甚至是炒作都使得原生家庭这个词如今充满贬义,有人甚至拿着这个词来代表自己的痛苦源泉,将自己所有的性格缺陷都归咎于原生家庭。绝大多数父母都是爱子女的,但并不是所有父母都接受过科学的教养模式学习。即便所有父母都接受过此类学习、考核,在面对诸多现实问题的时候也很难做到完美。父母与子女之间的矛盾往往是各有各的辛酸,父母觉得子女不懂事,总让人操心,而子女认为父母过于焦虑,成天就是埋怨、数落孩子,并且有时候过度的照顾侵犯了自己的心理边界。这样看来仿佛彼此都不是对方理想中的亲人,在疫情下,父母和子女宅家朝夕相处期间逐渐"相看两生厌"。

（2）新问题——与疫情有关的问题

正如上文对联中的下联所说的,在疫情暴发初期,年轻人往往接触到的信息比较多,可以及时了解疫情相关信息,及时做好防护。而父母一辈相对来说对信息的获取能力要弱一些,起初他们对疫情的敏感度往往不及年轻人,在此期间当子女向父母"科普"疫情相关信息时,父母的不以为然或者不够重视的态度往往会引起子女的不满,进而引发家庭矛盾。另外,当大众传媒广泛地传播了疫情相关信息后,父母对疫情的敏感度也可能会渐渐高于子女,此时面对子女的一些行为父母可能会表示不放心,而子女又会觉得父母过于焦虑,彼此的观念不合也可能会引发亲子间的摩擦。

此外,有时新问题还有可能在固有问题的基础上不断交织和衍生,例如父母对谣言的辨识能力可能不及子女,疫情期间父母可能容易听信各种"偏方",而子女劝阻无效引起争端等。

3.疫情期间子女与父母间矛盾的一般应对方法

（1）不回避矛盾

家庭治疗师萨提亚认为,问题本身不是问题,如何应对才是问题。当亲子间出现矛盾时,尝试积极感受对方的情绪并及时做出回应;尊重对方的表达权,耐心倾听对方的想法,并用温和的态度和言语表达自己的想法;不强求对方能够立刻接受自己的观点,给彼此对不同观点进行缓冲和思考的时间,避免因不良情绪、冲动等带来无效沟通。对彼此间已经进行的有效沟通做出积极的反馈,利用这种"正强化"来促成下一次甚至以后的有效沟通,以改善亲子间的沟通模式。

（2）主动去解决现实问题

面对疫情宅家期间产生的一些现实问题,主动去解决它。例如子女主动帮助父母学习并掌握如何通过权威的信息平台来获取与疫情相关的准确信息的技能,从而拓宽父母的信息获取渠道,避免父母听信谣言。

（3）明确认知

面对亲子之间的矛盾以及寻求解决方式,对有些人、有些家庭来说可能是一生都要努力的重要课题,并非某一个人的问题,唯有耐心才能守得云开见月明。

(4)寻求专业的心理援助

如果亲子间的矛盾已经严重影响你的生活,或者这是你一直想去解决但又没有办法的难题,可以寻求专业的心理援助。

二、典型案例介绍①

1.来访者基本情况与求助方式

(1)基本情况

来访者,女,21岁。职业:某高校大三学生。

来访者的父母都是普通工人,文化程度不高,家庭经济条件一般。

(2)求助方式

来访者通过北京林业大学学生心理健康中心联合北京市教育工会心理咨询中心共同推出的疫情期间线上心理援助服务的渠道主动求助。

2.咨询设置

(1)咨询形式

线上咨询:咨询平台微信,采用语音通话功能完成咨询。

咨询次数:一次性咨询。

(2)咨询时间

2020年2月3日,下午15:00—15:30。

(3)咨询伦理

咨询师:具有一定咨询资质,有良好咨询知识和咨询经验。

督导制:该案例是咨询师在督导师督导下完成咨询案例分析报告。

3.主诉与个人陈述

(1)主诉

来访者觉得自己在家待久了,和父母到了相看两生厌阶段。觉得父母怎么看自己都不顺眼,自己总是被数落,好像做什么都是错的、什么都做不好。同时,父母对待疫情的一些态度也令来访者感到恼火。

---

① 本案例咨询师权明晓是北京林业大学心理系硕士研究生,在北京林业大学学生心理健康中心任兼职心理咨询师。本案例来访者信息和咨询过程已经做了保密处理。

（2）个人陈述

疫情暴发初期，来访者屡次提醒父母戴口罩出门、勤洗手等，却总是被父母以"少见多怪""穷讲究"驳回。疫情暴发后，父母的防护意识有所提升，但来访者认为他们依然不够警惕，多次劝说都没有什么效果。来访者感到很生气，觉得这么简单的事情，父母怎么就听不进去呢！

疫情宅家期间，来访者和父母时有摩擦，父母总是抓住一些小事情借机教育她，甚至数落她，来访者觉得自己的观念、对待事物的态度等都和父母有很大的分歧。最近有一天，来访者扫完地后还没有来得及拖地，先坐在沙发上回复同学的消息，被母亲看到后，母亲指责来访者做事做得不彻底，整天就知道玩手机。来访者觉得解释没用，就没回应。于是，母亲变本加厉地数落来访者："说你两句怎么了？年纪不大脾气倒是不小，成天在家就知道跟父母生闷气，看看别人家的孩子放假在家，有你这样的吗？"来访者表示这都是老生常谈，反正在大人看来玩手机就是罪过。来访者根本就不想辩解，也吵不过母亲，只能立刻放下手机去拖地，想着快点儿做完，然后回房间里待着，不出来就不会犯错，也就不会挨骂了。

来访者羡慕那些家庭氛围好的小孩，觉得他们看起来很阳光、自信，和父母的关系也很好。而自己的父母却好像经常数落、指责自己。来访者在网络上看到有关原生家庭对个人影响的讨论帖后也曾经隐隐有些担忧自己以后摆脱不了原生家庭的影响，也会像父母一样对待自己的孩子，但同时又觉得那些言论有些偏激，怀疑其真实性，仔细想想父母除了会批评自己以外，对自己还是挺好的，随即又觉得安心了。

4.咨询过程

第一阶段：收集资料做出心理评估

来访者家庭冲突问题分析，具体如图8-2所示。

线上咨询时长大约30分钟，来访者简单表达主诉后咨询师对一些细节部分获取了相关的信息，综合分析后明确这是有关疫情下父母与子女之间矛盾的案例。根据来访者目前的状态来看属于正常心理反应，伴随着一些不良的情绪体验。这其中既有"新矛盾"，也有"老矛盾"。新矛盾即来访者认为在疫情期间父母的个人防护做得不够好，多次劝说也没什么效果；老矛盾即家庭中原本就存在的问题，如亲子间沟通问题等。

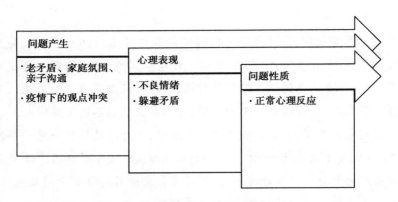

图 8-2   来访者的亲子矛盾分析图

第二阶段：心理援助

咨询师首先安抚来访者的不安情绪,从父母个人防护措施的变化中发现父母的进步,鼓励来访者给父母进步的时间。其次,和来访者一起分析在亲子矛盾爆发时,除了躲避以外,来访者还可以做哪些事情。再次,用心理学相关专业知识向来访者解释原生家庭是我们成长过程中的影响因素,绝非决定性因素,在任何境遇中选择自己态度和生活方式的自由永远不会被剥夺。最后,鼓励来访者自我肯定,尝试多角度地思考父母的评价可能传达的其他含义,评价本身的内容并不是其全部内容,评价的方式、发生场景等也丰富了评价的含义。由于时间有限,关于家庭部分的问题,如果来访者还想进行探讨的话建议其开学后在自己学校的心理咨询中心进行预约咨询。

第三阶段：咨询疗效评估

在短短30分钟的咨询中,来访者通过倾诉平静了许多,也意识到父母和子女之间的矛盾并非她需要独自面对的问题,明确了日后自己可以从哪些方面去尝试、去努力。

三、思考与启发

1.疫情期间父母与子女间常见的矛盾及原因

（1）观点不一致带来的争吵

父母和子女在不同的时代背景下成长,代与代之间在很多观点上有分歧,彼此之间难以接纳对方的观点,在沟通中往往会因情绪冲动暴发争吵,影响家庭和睦。

（2）过度照顾导致心理边界被突破

疫情期间,父母和子女有了更多的相处时间,有时候父母的过度照顾可能会让子女觉得自己时刻处于"被安排"的状态,对自己的生活失去了掌控感,父母的干预突破了自己的心理边界,引发矛盾。

（3）情绪激动,易燃易爆

疫情期间,大家都有焦虑情绪,父母和子女都有各自担忧的事情。焦虑情绪难以得到舒缓时就容易被引爆,容易迁怒于身边亲近的人,因为和亲近的人的关系是稳定、安全的。

2.对父母、子女的建议

①子女尝试换位思考,理解、接纳父母,带动父母一起学习新事物,减少沟通断层情况的发生。安排好自己的学习与生活,减少父母不必要的操心,给予父母及时的反馈,让父母看到自己的成长,对自己放心。

②父母首先要尊重子女的独立性,不能把孩子当作自己的私有财产,更不能不顾孩子意愿强迫其按照自己的想法来生活;其次,父母要尝试摒弃不合适的旧观念,一些陈旧的传统观念已经不适用于当代年轻人了,也不适用于如今的新时代了。父母也应当尝试学习新事物,跟上时代的进步和子女的步伐,减少因为思想观念的差异而带来的冲突。

3.对咨询师工作的几点启发

第一,面对这类案例时,我们要给予来访者高度共情,共同去分析矛盾中受疫情影响的部分,即暂时性问题。

第二,网络上一些关于心理健康的知识鱼龙混杂,大众在这方面缺乏专业的鉴别能力,容易受到影响,此时,咨询师要就相关心理学知识为来访者做好专业的、通俗易懂的解释。

第三,面对有些家庭中固有的矛盾,咨询师要让来访者知道冰冻三尺非一日之寒,这也可能是有些人一生中的重要课题,耐心是十分重要的。

参考资料

[1] 吴雨薇.论原生家庭对个体发展的影响——从家庭系统理论出发[J].泉州师范学院学报,2017,35(3):88-92.

[2] 沈欣,王可.浅谈大学生与父母的沟通现状及对策探析[J].改革与开放,2019(7):66-68.

[3] 吴玉花.青春期亲子冲突的类型及应对策略[J].中小学心理健康教育,2018(14):72-75.

[4] 宋广文,何文广.青少年亲子冲突研究的现状与展望[J].南京师大学报:社会科学版,2011(4):105-110.

[5] 中国农业大学沁心港湾公众号系列微课:疫情宅家与父母的相处之道系列.

第三节　教养焦虑

一、疫情与教养焦虑研究综述

1.教养焦虑

（1）焦虑的概念

焦虑是日常生活中常见的情绪体验,1844年,现代存在主义哲学家克尔凯郭尔最早把焦虑从恐惧等其他类似的概念中区分出来。1961年,卡特尔将焦虑区分为特质焦虑和状态焦虑,特质焦虑被看作一种相对稳定的人格特征,不随时间变化的;而状态焦虑则是一种短暂的情绪状态,会随着情境和时间的变化而有所不同。

（2）教养焦虑的概念界定

教养焦虑是指家长在抚养、教育孩子的过程中体验到的一系列多种形式的焦虑情绪的统称,主要有"育儿焦虑"和"教育焦虑"两种。育儿焦虑侧重于儿童的生理保育过程中产生的焦虑,体现在照料儿童身体机能良好发展上(如身体健康、饮食起居、人身安全等)。而教育焦虑则强调家长在孩子的学习能力、价值观念、行为规范等社会化培养过程中产生的焦虑,集中体现在知识授予、行为习惯培养、性格品质塑造等方面。因此,我们把以上家长这种焦虑的体验概括成"教养焦虑"。

（3）教养焦虑与青少年心理健康

研究发现,高焦虑父母在教养过程中容易出现过度保护、过度干涉和过度控制的行为,采用独裁、惩罚、拒绝的方式对待孩子,且表现出更少的积极情绪与教养热情。家长往往不能及时察觉孩子的需求,较少予以孩子肯定、夸奖,总是批评和打击孩子。这样的教养方式对青少年的心理健康影响颇深。

首先,家长在教养过程中过度的焦虑情绪,会让家长对孩子造成不合理的目标期待以及不恰当的教育行为。父母不合理的教育期待和行为不仅会给孩子带来巨大的心理压力,甚至有可能引发孩子的不良行为和心理问题。此外,家长的过高期待往往是造成中学生厌学行为的重要原因之一。

其次,家长教养焦虑也会通过代际传递给子女。子女会模仿家长的言行举止、情绪表达,并逐渐内化成自己的心理模式。焦虑的情绪和认知会使青少年产生更多的内心冲突,对危险、威胁的过高估计,反而低估自己应对这种威胁、危险的能力。

最后,教养焦虑不利于青少年人格独立和完善。高焦虑的家长为了子女按照他们的高期待发展,努力控制子女与周围的环境,但同时也制约了子女按照自己意愿发展的可能性。同时一直处于家庭关注中心的子女也易形成唯我独尊、以自我为中心的观念。

2.疫情下的教养焦虑

（1）教育焦虑的一般特点

首先,疫情下家长的焦虑程度在不同维度上有着显著差异。其中,对学习问题的焦虑排在首位,其次是行为习惯、性格品质和待人处世。尤其是面临孩子升学的家庭,对孩子学业问题的焦虑体现得格外明显。

其次,教养焦虑问题在家长性别上也有所不同。母亲的教养焦虑水平远高于父亲,这可能跟母亲在家庭生活中扮演主要教育者角色有密切的关系。

最后,从求助特点来看,中年人主动求助的意愿比较强烈,且教养问题在主诉中所占比率较大。并且,在教养问题方面寻求心理援助的家长也以女性为主。

（2）疫情下教养焦虑的产生

疫情蔓延下,人们在重大灾难面前本能的恐慌感,人们的生活秩序不得已被打乱后带来的不确定感,这些都成为焦虑产生的主要原因。在家庭内部,家庭成员之间的焦虑情绪也会蔓延,尤其是家长的焦虑情绪很容易转嫁到孩子身上。焦虑不安、对生活暂时失去控制感的父母容易将注意力更多地集中到孩子身上,于是教养焦虑应运而生。这是一种状态焦虑。

当然,还有一些家庭,父母原本就是焦虑特质的人群,在疫情的影响下,已经存在的教养焦虑进一步加剧,疫情只不过是催化剂。

疫情下家长教养焦虑的产生发展过程如图 8-3 所示:

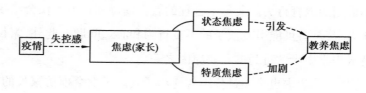

图 8-3　疫情下教养焦虑的产生

3.疫情下教养焦虑的一般应对方法

（1）调节情绪,接纳焦虑

疫情下,人们脱离了正常的生活轨迹,产生焦虑情绪是在所难免的。当意识到这种正常的情绪状态后,家长应当接纳自己的状态,同时积极采取措施缓解焦虑情绪,避免带给自己和孩子更多消极影响。

（2）合理分工,共同承担

教养问题是父母共同的责任,家长在教养过程中应该合理分工,配合对方完成子女的教养任务,不应该把教养责任都交给其中一方来承担。尤其是母亲承担的责任越大,焦虑情绪越重,就越容易对子女的成长产生不利的影响。

（3）稳定家庭,维护生活秩序

特殊时期,在外部环境不确定的情况下,更应该保证家庭生活的有序。父母减少争吵等不稳定因素,构建和谐稳定的内部环境显得格外重要。

（4）调整教养方式,关注孩子心理健康

疫情期间,人们在家相对休闲,家长可以借机自我成长,转变消极的教养方式,增加与孩子的互动和交流,专注孩子的内心世界。只有了解了孩子身心发展的规律,才能科学有效地教养孩子。

二、典型案例介绍[①]

1.来访者基本情况

（1）基本信息

来访者,女,45 岁,和丈夫都是普通的工薪阶层,育有一儿一女。在女儿出生后,为了创造更好的生活条件,来访者一心忙于工作,曾把女儿寄养在亲戚家。女儿从小成绩优异,在父母眼中是个乖巧懂事的孩子。

---

① 　本案例咨询师杨静是北京林业大学心理系硕士研究生,在北京林业大学学生心理健康中心任兼职心理咨询师。本案例来访者信息和咨询过程已经做了保密处理。

女儿今年上大学一年级,疫情暴发后,女儿在家待的这段时间,来访者发现从前乖巧的女儿现在越来越不听话,经常玩手机到凌晨1点,早上怎么叫都不起床。跟父母也不怎么交流,吃饭的时候偶尔说几句话,吃完饭就回卧室去了。最近让她给弟弟补习功课,她嫌弃弟弟太笨又不认真,补了两天课就说什么都不补了。来访者说了女儿两句,女儿顶了句嘴就回屋不出来了。

儿子出生的时候恰逢公司裁员,来访者失去了之前高薪的工作,做了一份普通的工作,使她把更多精力放在了家庭上。儿子今年上小学三年级,身材较胖,身高140 cm,体重120斤。成绩远不如姐姐优异,在班上排名中等,父母一直不满意儿子的成绩,会在课余给儿子请好几位老师对孩子的学业进行辅导。疫情暴发后,因为学校不能按时开学,学校开通了网络教学。每天早上8点需要起来上课,但是孩子总是不能准时起床,于是来访者每天都会很大声地叫孩子起来,虽然不会大声地训斥他,但是每天都在家中叹气,嘴里念叨"这可怎么办啊?"还有一件事情让来访者生气的是,班里开家长网络会议的时候,有位家长建议疫情当前,课程安排可以放松一些,让孩子多一些时间在疫情期间调整自我状态。来访者立刻与这位家长吵了起来,说道:"疫情让各个行业都停滞了,但是孩子随时间的成长没有停滞,知识不学习,未来怎么生活,怎么工作,怎么养活自己?"

(2)求助方式

来访者通过北京林业大学学生心理健康中心联合北京市教育工会心理咨询中心共同推出的疫情期间线上心理援助服务的渠道,主动打电话寻求帮助。

2.咨询设置

(1)咨询形式

线上咨询:咨询平台是微信,通过语音通话功能完成咨询。

咨询次数:短程咨询,共计3次。

(2)咨询时间

2020年2月15日至29日,下午15:00—16:00,隔周一次。

(3)咨询伦理

咨询师:具有一定咨询资质,有良好的咨询知识和咨询经验。

督导制:该案例是在督导师督导下完成咨询案例分析报告。

3.主诉

来访者的主要烦恼是不知道如何教育自己的两个孩子,女儿上大学后就发生了变化,没有小时候那么听话了,疫情期间格外明显。生活作息都不规律,跟家人也不能融洽相处。儿子的学业问题一直困扰着来访者,尤其是当前疫情不知道何时能结束,孩子何时才能恢复上学。

4.咨询过程

第一阶段:资料收集与心理评估

第一次咨询,在获悉来访者的主诉后,咨询师首先对来访者的受教育背景、工作状况、婚姻状态等一般人口学资料进行丰富和完善,并且进一步收集了来访者的个人成长经历,详细了解了来访者与女儿、儿子以及丈夫的相处模式。

初步分析可知,来访者的各种担忧都属于教养焦虑,来访者的焦虑过去就一直存在,值此疫情特殊时期,来访者的焦虑受现实因素影响,从而进一步激发,焦虑程度加重。

首先,从成长历程了解到,来访者身上存在明显的焦虑特质。早年养育子女带来的生活压力、常年奋战职场伴随的工作压力、事业不顺转战家庭后对儿子的教育压力,以及对子女未来的深切忧虑等,均是来访者的焦虑来源。无论在工作、家庭还是人际互动过程中,都体现了来访者自身的焦虑特质。

其次,从来访者与子女的互动模式来看,来访者很明显对孩子心理层面的关注是比较少的,忽视了不同阶段孩子心理发展的规律性。来访者与女儿的情感交流相对较少,如今女儿已经成年,处于寻求自我和独立的青年早期,自然不同于儿童时期那般对父母权威相当服从。儿子正处于儿童期,虽然对父母相对服从,但是来访者对儿子学业的高度关注和过度控制,无形中也带给儿子较大的压力。一方面,孩子的主动性会减弱,反而加重孩子在学习和生活中的无力感。另一方面,这种不够理想的效果会让来访者更加焦虑,继续增加对孩子的关注和干预,从而变成一个不良的循环过程。

最后,疫情这个特殊的现实原因打破了来访者原有的生活状态,又加重了来访者的焦虑感。全国疫情形势的严峻,各行各业的日常运行都被中断,停工、停学,加上不能随意外出,人们在此等重大灾难面前很容易失去对生活的掌控感。这种掌控感的丧失带给来访者更多的不安,同时引起更大的焦虑,于是来访者原本存在的养育焦虑问题,此刻加剧且爆发出来了。同时,疫情期间,一家人迫于外界因素长时间待在家里,作为学生身份的女儿和儿子,在学习和生活方面均打破了平时的轨迹,难免处于比较松懈的状态。这种松懈的状态与来访者焦虑的状态形成了反差,亲子矛盾进一步激化。于是,疫情成来访者教养焦虑的催化剂。

总体而言,来访者的问题属于已有的教养焦虑在疫情下加剧、暴发后的结果。

第二阶段:心理援助

初次咨询收集来访者信息后,首先要共情来访者,对来访者内心的焦虑不安予以理解。

首先,在理解来访者的感受之后,接下来对来访者当前的焦虑状态进行心理分析,并将焦虑产生的缘由以适当的方式反馈给她,帮助来访者更好地理解自己。

同时,向来访者解释清楚当前的心理状态和行为反应是已有的困扰在疫情下的升级,从某种程度来说,是特殊时期带来的正常心理反应。

其次,除了在认知上帮助来访者理解自己的问题,还需要针对来访者的情绪感受进行工作。要安抚来访者的焦虑情绪,并且教会来访者一些缓解焦虑、舒缓情绪的技巧。

最后,借助发展心理学的专业知识,向来访者解读孩子的心理状态,与来访者共同探讨在教养子女过程中可以改进的方式、方法。

第三阶段:咨询疗效评估

经过三次咨询后,来访者对自己的情绪状态有了更多理解,掌握了一些缓解焦虑情绪的技巧,焦虑程度有所下降。尤其是对亲子关系的分析和解读让来访者在教育子女方面有了更多的认识和反思,来访者表示获得很多启发,十分受益。

三、思考与启发

1.关于本案例的思考

教养问题是当今社会困扰大多数家庭的普遍问题,用网上比较流行的说法,现在的许多父母都是"直升机"父母,他们像直升机一样围绕在孩子身边,给予孩子极大的关注度。从某种程度来说,这是件好事,这表明家长在更多地参与养育孩子的活动,过去父母在子女教育中的角色缺失正在被慢慢填补。然而,有些家长的参与明显超出了合理范围,他们表现出的教养焦虑实际上有些矫枉过正了。

家长们对孩子成长过高的焦虑程度反而会带来适得其反的效果。一般有明显教养焦虑的父母,其教养过程中往往表现为过度保护、过度期待和过度控制,对孩子的惩罚、否定、打击要多于鼓励、理解和支持。孩子在这样的压力下成长,很容易出现一些心理、行为方面的问题,这反而违背了父母教养孩子的初衷。

在家庭生活中,扮演好父母的角色似乎是一个关键点,也是一个难点。父母如何适度地参与孩子的成长和教育中,是值得我们思考的地方。虽然家庭是影响孩子成长的重要场所,但是随着孩子逐步成熟,他们的自我意识逐渐觉醒,生活也越来越广阔,家长能够参与和控制的范围逐渐减少。作为父母,更多的时候是跟在子女的身后,陪伴他们,在他们需要帮助的时候支持他们,在某些关键时刻引领他们。唯有爱与尊重,才能让子女独立、健康地成长!

2.给咨询师的几点启发

第一,对疫情产生的教养焦虑,咨询师在评估诊断的过程中要判别来访者是不是特质焦虑型焦虑人群,这类人群往往更容易在特殊时期有较为严重的焦虑情绪,且更难以缓解和疏导。如果受限于疫情心理服务的形式,不能多次咨询,可以建议来访者后续进一步寻求心理帮助。

第二,对疫情状态下才产生的教养焦虑,更多的属于特殊情境下的状态焦虑。针对这类来访者,首先要报以理解的态度,尽量共情来访者。然后运用专业的知识帮助来访者理解自己当下的情绪状态,解释清楚这是一种特殊情境下的正常心理表现,并对来访者进行情绪疏导。

第三,鼓励来访者合理安排家庭生活,一方面由于疫情,父母工作任务减少,注意力过多放在孩子身上,此时父母如果多做一些自己的事情,平衡自己的精力是十分必要的。另一方面,亲子之间多一些休闲活动,增加良性互动,更有助于缓解亲子关系,促进孩子身心成长。

参考资料

[1] 吴雨薇. 初中生家长教养焦虑及其对青少年心理健康的影响[D].福州:福建师范大学,2018.

[2] 陈若葵.撞上疫情考生家庭如何与焦虑"和解"[N].贵阳日报,2020-03-02[2020-03-05].

第九章　非常时期现实压力的心理援助

⦿⦿⦿
⦿⦿⦿
⦿⦿⦿

　　疫情不仅对生命安全造成直接威胁,也给人们的生产生活带来了许多影响。如延期开学对在校生与毕业生带来的学业压力,市场经济受到疫情冲击后的就业与收入压力,公众因长久居家隔离而产生的情绪压力。本章我们就为大家列出三种疫情中典型的现实压力案例,包括"学业问题""就业问题"及"隔离生活",大家可以从专业的案例分析思路中获得启发,寻找解决自己切实问题的应对方法,平稳度过这一非常时期。

第一节　学业问题

一、非常时期与学业问题研究综述

1.关于学业问题

（1）学业问题概念

　　学业问题是与学生的学业相关而出现的一系列不良状态、表现等,如在学习态度、学习方法、学习习惯、学习兴趣、学习成绩中存在的问题。常见表现包括学习动力不足、学习效率低下、因学业而陷入困难处境等。当个体长期处于压力且不能顺利应对时,其情感意识、态度和行为容易呈现衰竭状态,从而在学业上形成一系列消极反应并形成各类学业问题。值得注意的是,学习过程中产生的消极情感意识、消极态度和行为回避问题,并非是由智力因素造成的,而是由非智力因素或社会环境因素造成的。具体学业问题产生和表现形式的结构图如图9-1所示。

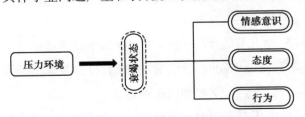

图 9-1　学业问题产生及表现形式的结构图

（2）学业问题与学业倦怠、厌学现象、压力环境的关系

学业问题和学业倦怠、厌学现象在概念和内涵上存在一定的相似之处,但它们之间有所区别。学生产生学业问题后,往往认为是因为自己对学业产生了倦怠或是出现了厌学情绪,但学业问题并不等于学业倦怠或厌学现象。学业倦怠是指学生在学业情境中,对学习事件和过程产生消极态度或行为,通常表现为情感衰竭、讥诮和低效能感等,是出现学习问题没有解决后的阶段结果,而不是出现学习问题的原因。学业倦怠如果没有得到良好解决,会进一步加剧学业问题的严重程度。厌学现象是指学生对学习感到厌倦的心理现象,而学业倦怠是导致厌学的一个重要因素。因此出现学业问题后要尽快解决,尽量避免学业倦怠的产生,从而避免厌学现象。

学业问题和压力环境密切相关。面对疫情的暴发,很多学生会关注疫情的发展趋势和由此带来的影响,把大部分时间和精力放在疫情上。由于一家人不得不待在家里,学生独立的学习时间和空间变少,其学习自主性和效率相应降低。而疫情何时结束尚没有明确的答案,因此学生在长时间的压力环境体验下,原本学业上状态还不错的学生也很容易产生与学业有关的问题。

2.疫情期间学生常见的学业问题

受疫情影响,各地大中小学、幼儿园陆续发布了延迟开学的通知,因此学生群体不得不宅在家里学习。本节所论及的学业问题,是指疫情中现实压力下学生面临的学业问题。

- 拖延、学习效率低下:宅家期间,一方面,对大多数孩子来说,家就是一个休闲玩乐的地方,很容易自动切换成玩乐模式,从而学习态度散漫,无心学习,往往将学习任务一再拖延。另一方面,各学校纷纷采用网络的方式进行授课。而网络授课这一新形式,加之网络的诱惑,很多学生一开始会很难集中注意力,学习的效果大打折扣。

- 主动性下降,动力不足:没有老师的监督和学校浓厚的学习氛围,学生的学习自主性容易降低。同时,学习后的鼓励、反馈及奖赏等预期较以往减少,学生的学习成就低下,学习动机也不足。

- 缺乏规划性:由于对家中的学习环境一时难以适应,学生还停留在"家是休闲娱乐的地方"的认知观念,对学习并不上心,因此对学业的规划不合理甚

至没有。

- 焦虑、担心:学生通过对疫情信息的关注,了解到疫情对自己学业方面的影响,如"考试时间推迟""学生在家自主学习"等,尤其是学业负担比较重的升学备考学子,他们很容易因疫情打乱了备考节奏而焦虑和担心。
- 自责、内疚:由于懈怠的学习态度和行为,学生的学业成果少、进步小,觉得自己浪费了大把的时间,因此有的学生会为此而感到自责和内疚。

3.疫情期间学生学业问题的应对方法

(1)创造学习仪式感

给自己独立的学习时间和空间,营造安静的学习环境,尽量避免在用来休息的地方学习(如床上或沙发)。穿戴整齐,就像在学校上学那样,如此便会有一种仪式感,此时的身心状态也会潜在地往学习状态调整。

(2)形成合理认知,树立乐观心态

凡事都有两面性。虽然疫情打乱了原来的学习计划和状态,带来了现实困难,但与此同时,也让人们对卫生习惯、健康生活、人与自然的关系等有了新的认识和思考,因此我们要尽可能地理性看待疫情的正反面影响,学会辩证地看问题。此外,要努力寻找自身的积极资源,看到自己的长处和能力所在,树立积极乐观的心态,将更多的注意力和精力放在学习上面,增强对当前状况的掌控感,使学习和生活更加有节奏,从而增强自信和乐观心态,积极应对当前困难。

(3)合理规划,积极行动

给自己制订一张时间表,模拟自己在学校的时间安排,并且坚定地执行计划,因为缓解焦虑最重要也最有效的方式就是积极地行动。在执行计划的过程中,完成一个计划后最好能够给予自己可以实现的小奖励,进而强化自己的学习行为。

(4)觉察并接纳各种情绪行为反应

及时觉察自己的焦虑、担心、烦躁等情绪和拖延、散漫等学习行为。非常时期,出现"在家备考容易懈怠""能否考出好成绩"等的焦虑、担忧及一些不良学习行为都是正常的反应。年龄较小的学生除上述情绪外,可能还会出现哭泣或攻击行为,家长要注意观察并接纳孩子的情绪与行为反应。

(5)学习缓解负面情绪的有效方法

学会积极主动地调解自己的负面情绪。如果对学业感觉焦虑或烦躁,可以尝试减少对它的关注,转移注意力,做一些家务、听听音乐等,劳逸结合;还可以尝试进行腹式呼吸等放松训练、正念冥想,培养积极情绪。

(6)寻求专业心理援助

如果长时间感到焦虑、担心、自责或内疚等消极情绪,且超出了自身的承受范围,可寻求专业的心理援助。

二、典型案例介绍①

1.来访者基本情况与求助方式

(1)基本情况

来访者,女,21岁,某高校大四学生,应用心理学专业。出于对本专业的喜爱,来访者大三时决定考研。2月中旬,各大高校陆续公布考研初试成绩。2月20日,来访者查到了自己的初试成绩和排名,根据以往的分数线和复试比例情况,来访者的成绩相对来说处于中等水平。受疫情的影响,来访者复试备考期间出现了学业问题,这令她焦虑和苦恼。

(2)求助方式

来访者通过北京林业大学学生心理健康中心联合北京市教育工会心理咨询中心共同推出的疫情期间线上心理援助服务的渠道主动求助。

2.咨询设置

(1)咨询形式

线上咨询:咨询平台微信,采用语音通话功能完成咨询。

咨询次数:一次性咨询。

(2)咨询时间

2020年2月25日,晚上20:00—21:00。

(3)咨询伦理

咨询师:具有一定咨询资质,有良好咨询知识和咨询经验。

督导制:该案例是咨询师在督导师督导下完成咨询案例分析报告。

---

① 本案例咨询师秦阳是北京林业大学心理系硕士研究生,在北京林业大学学生心理健康中心任兼职心理咨询师。本案例来访者信息和咨询过程已经做了保密处理。

3.主诉与个人陈述

（1）主诉

来访者表示，受疫情影响，各大高校的复试时间推迟，具体时间尚不确定。初试结束后，来访者本来打算开学后再回到学校自习室备考，因此自己的大部分复习资料都在学校。但疫情的不确定性和严重性让自己没办法回学校。在家期间，虽然可以上网课，但成绩出来后的这几天，来访者发现自己根本学不进去。来访者表述自己没办法集中精力在学习上，常常学一会儿就开始做其他的事，对此感到非常焦虑、自责和内疚。

（2）个人陈述

来访者自述，疫情的发生打乱了她的备考计划，让她不得不长时间待在家里。初试成绩出来后，自己不得不增加在家学习的强度。但家中的学习环境等各种因素让她很难专注于学习，因此她想改变自己的这种状态。来访者在网上看到了疫情心理援助渠道，便主动预约了咨询。

放假后，来访者想趁着假期好好休息、放松娱乐，弥补一下由于过去长时间的忙碌而带来的娱乐生活的缺失。因此，来访者放假后基本上每天睡到很晚才起床，有时间就看手机，看看电影、小说，陪妹妹玩。疫情暴发后，来访者开始从各种网络渠道积极获取与疫情相关的信息，每天大部分的时间都放在了疫情上。

来访者是心理学专业的学生，因此也特别关注与疫情相关的心理援助信息。面对疫情的严重性，一方面，来访者很想运用所学的专业出一份力，做一些贡献。但她看到很多招募心理学专业工作者的志愿服务条件都需要较高的资质和一定的专业实践能力，她目前还达不到条件。因此，来访者对自己的"无所作为"感到无力和无可奈何。另一方面，面对每天不少生命因新冠肺炎而流逝，来访者逐渐对自己所学的专业产生怀疑，认为自己学的是医学方面的专业就好了，这样自己也能参与到"战斗"中去，与病魔斗争。

初试成绩出来后，来访者一方面要准备自己的毕业论文，另一方面要备战考研复试。来访者分析后认为，自己要是努力备考的话还是有可能被录取的；如果复习不充分的话，则很容易被淘汰。因此来访者认为最好的办法就是认真备考,充分利用好在家学习的时间。但家里根本就没有学校备考氛围浓厚。来访者表述家中目前有四口人,父母、自己和5岁的妹妹。来访者学习的时候,或是经常被妹妹打扰,或是被父母很大的说话、吵架声打扰。与此同时,来访者没有那么坚定地想考心理学专业了,因此,学习动力也下降了,来访者现在常常会出现拖延学习进度的行为,时间规划也不合理,外加复试时间的不确定性,让来访者觉得自己像在进行一场没有终点的长跑比赛。

4.咨询过程

第一阶段:收集资料做出心理评估

来访者的学业问题分析,具体如图9-2所示。

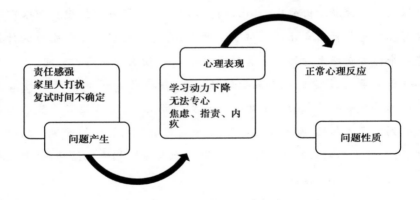

图9-2 来访者的学业问题解析图

首先,来访者是一个责任感比较强的人。一方面,疫情的暴发让她想用所学的知识帮助急需心理援助的人,但受能力限制而无法实现;另一方面,生命的消逝,冲击着来访者以往的价值观,引发她对所学专业的思考。这种矛盾和冲突让来访者难受、困惑,因而其主观上的学习动力下降。

其次,疫情期间,来访者不得不在家备考,而家中的环境不仅没有浓烈的学习氛围,更让她很难保证有独立的时间和空间进行学习,专心程度下降。

再次,受疫情影响,考研的复试时间推迟且仍不确定,这在某种程度上对来访者的学习毅力和耐心来说是一个挑战,也给她带来了一定的心理压力。

基于这些因素的影响,来访者一方面对备考持消极态度,另一方面拖延、专注程度下降、时间规划不合理并浪费了很多时间等问题又使得来访者更担心自己的学业状况。面对这样的情况,来访者自然容易产生焦虑、自责、内疚等负面情绪。

最后,来访者目前并未因疫情的压力而完全没办法学习或是对学业产生恐惧或厌恶等较严重的心理问题,其社会功能也较完整,表现出来的学业问题程度和疫情现状相符合。

因此,来访者的问题属于正常心理反应下的学业问题。

第二阶段:心理援助

首先,对来访者的责任感表示肯定和赞扬。

其次,运用心理咨询专业知识,向来访者解释其目前出现的学业问题是非常时期的正常反应。

再次,与来访者一起分析梳理自己出现目前这种状况的原因,了解这种认知、心理状态和行为表现。

最后,与来访者探讨自己怎么做可以营造良好的学习环境和"一小步"的改变,并提醒来访者运用所学的心理学知识帮助自己更好地备考。

第三阶段:咨询疗效评估

根据来访者的语言反馈,她通过咨询了解了造成自身目前状态的原因,表示心情舒畅了很多,接下来会认真备考,考上自己理想的院校。

三、思考与启发

1.本案给咨询师的思考

首先,高考、考研、考雅思等升学考试本身就会给学生带来压力、焦虑、担忧等情绪。再加上疫情给学生直接带来的身心压力与对各类学习、考试的继发性影响(如考试、面试延期),学生原本的学习计划被打乱,学习机会被缩减(如6月份以前的雅思考试次数减少),压力感和焦虑感更容易增加,进而影响整体的学习和生活状态。因此在非常时期,大部分个体出现的暂时性的学业问题及相关反应都是正常的,当出现这些问题的时候,个体需要觉察、面对和接纳。

其次,当发现来访者将大部分时间、精力放在疫情上并陷入对疫情的无力感时,要帮助来访者觉察到自己的状态,建议来访者适当关注疫情,合理安排学习、生活,使自己重回正轨。另外,咨询师可以明确告诉来访者,适度关注疫情,做好防护,将焦虑不安、烦恼担忧转化为学习和成长的动力,就是在为抵抗疫情做出贡献。

2.对咨询工作的启示

①咨询师需要耐心倾听,让来访者尽可能地表达自己,并给予其较高的共情。

②帮助来访者理解现实压力带来的学业影响,理解他们在学业问题方面的焦虑、不安和担忧等情绪烦恼。肯定来访者积极应对的方式,帮助来访者发掘积极资源。

③当来访者的反应是非常时期的正常反应时,明确告诉来访者,特殊时期下出现的这些心理问题是情境性和暂时性的,属于正常心理反应。

参考资料

[1] Schaufeli W B, Martinez I M, Pinto A M, Salanova M, & Bakker A B (2002). Burnout and engagement in university students: a cross-national study. *Journal of Cross-Cultural Psychology*, 33(5), 464-481.

[2] 马利军,黎建斌.大学生核心自我评价、学业倦怠对厌学现象的影响[J].心理发展与教育,2009,25(3):101-106.

[3] 温金燕. 学业问题上的亲子互动研究[D].上海:上海师范大学,2011.

[4] 杨长平. 农村留守儿童学业问题及其对策研究——以重庆市南川区鸣玉镇为例[D].北京:北京大学,2007.

[5] 李星星.基于多元回归模型的大学生学业问题研究[J].高教学刊,2016(18):51-52.

[6] 疫情期间如何缓解学业和毕业焦虑? 3 位心理专家给出攻略[EB/OL].2020-02-15[2020-03-05].

[7] "延迟开学,孩子学业怎么办":疫情期间,孩子在家学习指南[EB/OL].2020-02-11[2020-03-05].

第二节　就业问题

一、疫情与相关问题研究综述

1.就业能力

就业是指在法定年龄内的有劳动能力和劳动愿望的人们所从事的为获取报酬或经营收入进行的活动。就业能力是指获得某项岗位的全部能力的总称。Fugate

（2004）提出的就业能力结构理论指出，就业能力由适应性、职业认同、人力资本和社会资本组成。我国学者高艳通过质性研究提出大学生就业能力由心理资本、职业认同、人力资本和社会资本四个部分组成（见图9-3），并且各个部分之间相互促进。其中最具关键作用的是心理资本和职业认同，这两个部分的协同作用为大学生成功就业提供方向和基础。

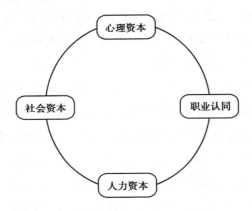

图 9-3　就业能力结构组成图

　　心理资本是指个体的积极心理状态，主要包括个人主动性、自信、韧性或称心理弹性、乐观和保留希望、开放和灵活性。作为主要的心理要素，心理资本能够促进个人成长和绩效提高，在大学生求职中非常重要。

　　职业认同是指个体职业目标的清晰和稳定性，主要包括了解自我、了解职业世界、职业探索和决策。职业认同越强，大学生的目标就越清晰，进而更能指引大学生的求职方向，使大学生产生更强的控制感和行动力，赢得更多的试错机会，故而职业认同在大学生就业过程中也扮演着重要角色。

　　人力资本是指通过人力投资形成的资本，是用于增加未来货币和收益的人力资源的知识、技能和体能。人力资本主要包括三个部分：第一部分是指与未来工作岗位相关的专业技能，如专业、学业成绩和学历、专业资格证书等"硬件"；第二部分是指社团经验和实习实践经历，如学生干部、社团管理或活动经历，以及志愿者经历等；第三部分是指面试临场的表现力，如学生需要在比较短的时间内来展现自己，以取得用人单位的认可，还有表现出来的外在形象和基本礼节等。

　　社会资本是人们所处的社会网络给他们带来的实际或潜在的资源。毕业生的资源一般分为三部分：首先是父母与亲戚的帮助，其次是同伴的影响和启发，最后是老师与学校提供的机会与帮助。

2.疫情下的就业问题

本节所指的就业，主要是指在高校中即将毕业的大学生在疫情下面临的就业。有研究表明，高校毕业生心理健康状况水平低于国内青年平均水平，情绪或行为问题较明显，越是临近毕业，就业压力就越大，心理困扰就越多。不同个体面对就业时会有不同的困惑与烦恼，以下列出了就业过程中常见的不良心理表现。

（1）高校毕业生就业的不良心理表现

首先是焦虑与抑郁情绪。焦虑情绪是指一种对尚未发生的事情，怀有一种忐忑不安的、不愉快的情绪体验，抑郁情绪是负面情感增强的情绪体验。就业过程是从学生到社会工作人员的角色转换过程，在这个过程中，当毕业生找不到理想工作时，容易夸大负面性的后果，从而产生忐忑不安的情绪，例如对自己将来生活事业前途的担忧、烦躁、失眠和食欲不振，情绪低落，一蹶不振，陷入苦闷、失望等。

其次是自卑与自负心理。高校毕业生就业是高校学生真正的初探职场，面对和校园相差较大的职场，一些大学生在求职失败后，会出现自卑、缺乏信心、缺乏勇气等表现；而一些大学生既对自己缺乏客观的分析和评价，也对就业市场缺乏了解，一切凭自己的主观想象，提出脱离实际的要求。这些表现都可能会影响其正常水平的发挥，从而影响后续的就业过程。

最后是攀比与从众心理。同学之间原本不明显的差距可能会在就业过程中凸显出来，攀比心理在毕业生中普遍存在，一些同学看到别人找到好的工作，心理就感觉很不平衡，抱着"他能去，我也能去"的态度，非要找一个更好的工作，而不考虑自身的条件、社会需要、职业发展等因素，从而可能错过良好的时机；还有些同学人云亦云，缺乏主见，别人说什么工作好就找什么工作，全然不顾自己的能力和社会现状，这些付出往往会"事倍功半"。

（2）疫情下，高校毕业生的不良心理表现

疫情下，严格的防控致使各类考证考试时间推迟或改变选拔形式，加大了高校毕业生就业的不确定性，这种不确定性使高校毕业生的心理不适现象进一步增强。

在疫情下，不良心理表现最多的仍是焦虑与抑郁情绪。环境的不确定因素增加,使原本的焦虑与抑郁情绪也跟着增强,而且相比于往常,缺少了与同学、老师的便捷沟通,缓解处理焦虑与抑郁情绪的途径也在减少,这些因素都使得焦虑与抑郁情绪仍是高校毕业生最为普遍的不良心理表现。

在疫情下,自卑与自负心理、攀比与从众心理都容易被放大。因为疫情限制,高校毕业生待在家里,每天接收信息的途径基本依靠网络,而网络信息繁杂,面对这些冗杂的内容,缺少理智筛选信息能力的高校毕业生的不良心理现象被不断强化,从而使得自己的自卑与自负、攀比与从众心理巩固强化。

3.疫情期间毕业生面对就业问题的一般应对方法

(1)出现不良心理表现,是正常反应

高校毕业生就业本身就是一项具有挑战性的事情,容易有较大的压力,在这个阶段每个人或多或少都会遇到困难,进而出现不良心理表现。这些不良心理表现是在压力环境下的正常反应,面对这些不良心理表现,最好的就是接纳并面对它。

(2)寻求各方支持,解决压力源

毕业生所产生的不良心理表现,归根结底便是现实生活中的就业压力,那么解决这些不良心理现象的最根本办法便是解决就业,消除压力源。高校毕业生在接纳并面对自己的不良心理表现后,可直面现实问题,直击压力源。高校毕业生在就业过程中要寻求各方支持,比如政府与各企业提供的网上校园招聘,学校的各种就业指导与课堂,学长、学姐与朋友们的分享与支持等;学习高效发挥自己的各项资源,整合与评估自己的就业能力,即心理资本、职业认同、人力资本和社会资本。

二、典型案例介绍①

1.来访者基本情况与求助方式

(1)基本情况

来访者,23岁,女,L城人,某高校大四学生。

来访者正在准备事业单位考试,往年3月份会通知考试时间,但是现在非常担心因为疫情的影响,考试时间会出现变化,经常烦躁不安、胃口

---

① 本案例咨询师刘慧莹是北京林业大学心理系硕士研究生,在北京林业大学学生心理健康中心任兼职心理咨询师。本案例来访者信息和咨询过程已经做了保密处理。

不好,睡眠质量降低。

(2)求助方式

来访者通过北京林业大学学生心理健康中心联合北京市教育工会心理咨询中心共同推出的疫情期间线上心理援助服务的渠道主动求助。

2.咨询设置

(1)咨询形式

线上咨询:咨询平台微信,采用语音通话功能完成咨询。

咨询次数:一次性咨询。

(2)咨询时间

2020 年 2 月 22 日,晚上 19:00—19:30。

(3)咨询伦理

咨询师:具有一定咨询资质,有良好咨询只是和咨询经验。

督导制:该案例是在督导师督导下完成咨询案例分析报告。

3.主诉与个人陈述

(1)主诉

来访者表示自己正在准备 L 城的事业单位考试,不知道疫情什么时候结束。往年 3 月份会通知考试时间,但是现在非常担心因为疫情影响,考试时间会出现变化,因此,经常烦躁不安、胃口不好、睡眠质量降低。

(2)个人陈述

来访者表示自己现在正在准备 L 城的事业单位考试,和妹妹两个人经常在家里,没有什么其他的接触。自己平时的学习成绩一般,这个考试有一些题库和考试范围,自己也制订了学习计划,但是经常学一会儿就不想学习了,无法集中注意力学习,会逼着自己硬学,但是也没什么效果。一天总是快到中午才起床,非常懒散。

现在快到往年通知考试的时间点了,但是疫情还没有结束,自己非常担心这个考试会出现什么变动,总是担心着这个事情,非常烦躁不安,胃口也不好,有时还会出现失眠的状况。

来访者表示这种担心不安的状态是 2019 年 12 月(即放假刚回家时)开始出现的,最近变得更严重了,而且这种焦虑状态以前是没有的。

4.咨询过程

第一阶段:收集资料,做出心理评估

来访者的就业问题分析,具体如图9-4所示。

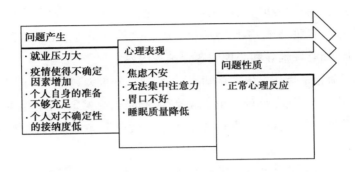

图 9-4 来访者的就业问题分析

图 9-4 表明,来访者的就业问题与现实关联密切。

首先,来访者属于高校毕业生,本身就业压力就大,而疫情增加了就业过程中的不确定因素,进一步加大了就业压力。

其次,来访者自身对考试的准备不够充分,在就业压力面前,没有足够的底气去面对,故而容易产生不良心理。

最后,来访者的这种焦虑是从 2019 年 12 月回家开始的不良情绪,也就是疫情暴发之前,并且所有的不良反应都有很强的指向性。

由此得出,来访者的问题为正常心理反应下的暂时性就业焦虑。

第二阶段:心理援助

首先,肯定了来访者关于就业所做出的努力,运用心理咨询专业知识,向来访者解释其目前的心理是非常正常的反应。

其次,与来访者一起分析目前这样状态的心理机制,了解这种心理状态对就业过程的积极与消极作用。

最后,帮助来访者整合现有资源,给予来访者充分的肯定与鼓励。

第三阶段:咨询效果评估

根据来访者的反馈,她通过咨询了解了自身的状态以及产生的原因,表示会努力接纳与面对这种焦虑状态,同时增强和同学、老师们的沟通交流。

三、思考与启发

1.常见心理问题

高校毕业生面临就业时,会产生很多暂时性的不良心理表现,主要包括焦虑与抑郁情绪、自卑与自负心理、攀比与从众心理。针对高校毕业生的这些不良心理表现,可以增加认知心理辅导和心理问题干预等内容。

认知心理辅导是指从学生的认知入手,纠正认知偏差,让学生了解有关职业与人才的基本知识,认识职业道德、职业现象等,形成职业观念,帮助学生建立合理的人才观念与择业观念。认知心理辅导主要包括就业形势分析、择业观念转变和自我意识辅导等。

心理问题干预要求对大学生毕业期间出现的不良行为、轻度心理失调、心理障碍、病态人格及精神疾患进行咨询辅导与治疗。心理问题干预主要包括引导注意转移、给予积极暗示、鼓励情绪宣泄、培养风险意识和求职技能训练等。

2.对心理咨询师工作的几点启发

第一,接到这类咨询时,要从症状表现、持续时间、产生的影响等方面,辨别来访者的心理状态是正常心理还是异常心理状态,从而进行重点不同的辅导。

第二,在正常心理状态范围内,清晰地告诉来访者这类心理表现是暂时性的正常心理反应,和自身的人格状态没有本质性关联,从而鼓励其接纳与直面这种心理状态。

第三,在面对来访者的就业问题时,直面压力源,帮助其梳理与整合现有资源,制订切实可靠的行动计划,可有效缓解其就业焦虑。

参考资料

[1] P-Aug V N. Employability: a psycho-social construct, its dimensions, and applications. Journal of Vocational Behavior, 2004, 65(1),14-38.

[2] 高艳,乔志宏.大学生就业能力结构及其内部关系:质的研究[J].中国青年研究,2016 (11):93-97+110.

[3] 王少梅.影响大学生就业心理问题的分析及对策[J].黑龙江高教研究,2005(6):69-70.

[4] 吴婉如,戴艳.高校毕业生就业心态现状及调适[J].黑龙江高教研究,2013,31(5): 86-88.

[5] 赵朝霞,李秉宸.心理资本对大学生就业成功率的影响[J].应用心理学,2014,20(2): 165-170,179.

第三节　隔离生活

一、疫情与隔离生活研究综述

1.隔离生活

（1）关于隔离

隔离的基本解释为断绝接触、断绝往来。生物学上的隔离是指在自然界中生物不能自由交配或交配后不能产生可育后代的现象。医学上的隔离可分为传染病隔离和保护性隔离两种。传染病隔离是将处于传染病期的传染病病人、可疑病人安置在指定的地点，暂时避免与周围人群接触，便于治疗和护理。通过隔离，可以最大限度地缩小污染范围，减少传染病传播的机会。例如传染病流行时的疫区、传染病院等都是隔离区。保护性隔离是指将免疫功能极度低下的易感染者置于基本无菌的环境中，使其免受感染，如器官移植病区等。

当疫情暴发后，全国上下都处于隔离状态，大致可以分为两种隔离：一种是医学上的传染病隔离，将确诊病人和疑似病人安置在指定地点接受治疗，暂时避免与周围人群接触；另一种是正常人群为避免接触外界环境，减少传染的可能性，而自行采取的居家隔离。

（2）隔离生活与需求、心理健康的关系

本节中隔离生活指正常人群自行采取居家隔离后，导致正常的生活状态发生改变，自身生活也处于一种隔离状态。

"隔离病毒，不隔离爱"是人人所熟知的一句话。这句话表现出，人们在疫情关头，依然可以感受到爱的传递。马斯洛认为"爱"是一种归属需求，属于一种较高层次的需求，缺乏归属需求的人们，容易产生一种没有人爱自己，对生活的无望感，认为自己没有价值活在这个世界上。因此，当疫情暴发后，"隔离病毒，不隔离爱"的口号孕育而生，即使我们隔离在家，依然感受着从社会各界传递出的"爱"让我们安心，让我们感受到温暖。

2.疫情下的隔离生活

（1）整体生活状况

处于疫情下的人们，被迫居家隔离，除外出采购日常物资外，不能擅自外出。而且针对外出采购日常物资者，每家每户只能两三天出去一人，并进行登记，必须佩戴口罩。公共场所尽可能减少逗留时间,与他人的距离保持在1米左右。

居家时的生活状态常常是:①利用通信及上网工具,关注疫情的最新情况;②与家人聊聊天,想方设法增加一些娱乐项目;③完成自己制订的计划。

(2)居家隔离产生的一系列心理问题

①焦虑。居家隔离的人们的焦虑大致来自以下几种:A.疫情方面的焦虑,如担心自己周围有疑似病例,会在不经意间接触患者;B.生活焦虑,如对不能外出、社交、无所事事的焦虑;C.工作、学习的焦虑,因被困在家,无法正常工作或学习而产生的焦虑感。

②害怕。在疫情期间,害怕属于一种正常心理,尤其对处在疫情严重地区的人们,这种害怕情绪会更为严重,很有可能上升为恐惧心理。疫情期间,一方面,人们会害怕疫情无法控制,出现大面积未知的"疑似病例",害怕自己被传染;另一方面,疫情期间,少数人群可能会出现感冒、发烧等症状,而此类症状与该传染病症状类似,因此会害怕自己患病。

③烦躁。在人们的日常生活中,因生活方式的一致性,没有新鲜感,找不到新的娱乐方式等,并在日复一日地"虚度"中,人们会有"时间过得飞快,而自己一事无成,什么也没有做"的感受。在这种情况下,个体就会产生烦躁的心理。

④兴趣降低。对任何事情都提不起兴趣,不想做任何事情,也不知道自己该做点什么,能做点什么,只想躺着或坐着。

⑤自责。个体看到一线人员的辛酸,祖国急需大量的医护人员、急需物资。此刻个体会想到自己什么也做不了,从而会有帮不上忙的无助感,之后可能会转化成自责。

3.一般应对方法

(1)认识到出现各种不良情绪属于正常现象

面对一种新情况,长达几个月不能外出,出现如焦虑、烦躁等不良情绪是正常现象,也是大多数人的正常反应。

(2)减少关注疫情情况,多汲取正向能量

选取两三个权威渠道关注疫情,并且可以将自己的注意力更多地转向一些正能量的新闻及资讯。

(3)合理分配时间,学习新技能

趁空余时间,可以根据自身情况,去健身、学习厨艺、知识等方面的技能,提升自己的价值。

（4）增加娱乐项目，保持身心愉悦

线下可以和家人一起玩游戏、拍视频、做运动等；线上可以和好友进行互动，一起看一些综艺节目或者喜剧等。

（5）网络通信，增加社会支持

和外界保持联系，多和亲朋好友沟通交流，可以适当分享自己的近况、自己的解压方式，促进情感的交流，获得支持。

（6）寻求外界专业性帮助

当自己或亲朋好友无法帮助自己缓解负面情绪时，可以寻求一些专业帮助，如线上心理咨询等，听取专业人士的建议，促进心理健康。

二、典型案例介绍①

1.来访者基本情况与求助方式

（1）基本情况

来访者，女，21岁，某大学三年级学生。

来访者是一名大学三年级的学生，寒假期间，兼职工资较高，为赚取生活费，因而选择留在所在地打工，计划年后再回家。受疫情影响，来访者被困家中好几个月未能出门，因此产生了一系列心理问题。

（2）求助方式

来访者通过北京林业大学学生心理健康中心联合北京市教育工会心理咨询中心共同推出的疫情期间线上心理援助服务的渠道主动求助。

2.咨询设置

（1）咨询形式

线上咨询：咨询平台微信，采用语音通话功能完成咨询。

咨询次数：一次性咨询。

（2）咨询时间

2020年2月18日，下午14:00—14:50。

---

① 本案例咨询师杨宇华是北京林业大学心理系硕士研究生，在北京林业大学学生心理健康中心任兼职心理咨询师。本案例来访者信息和咨询过程已经做了保密处理。

（3）咨询伦理

咨询师：具有一定的咨询资质，有良好咨询知识和咨询经验。

督导制：该案例是咨询师在督导师督导下完成咨询案例分析报告。

3.主诉与个人陈述

（1）主诉

来访者表示，因为疫情原因，自己独自隔离在家，刚开始的时候，感觉很自在，想做什么就做什么。但是，随着一个人在家时间的延长，自己慢慢地无事可做，不知道该做什么，感觉每天过得没有意义。每天看着疫情资讯，越来越多的确诊、疑似等患者，不知道疫情什么时候才能结束。一个人生活的日子很糟糕。自己的日常生活需要也不能得到满足，因为自己不太会做饭，基本靠一些速食食品来度日。而且现在生活作息也很紊乱，经常晚睡，然后中午才起床，对自己的生活产生了无望感。

（2）个人陈述

我是在朋友圈看到了线上咨询的方式，犹豫了好几天才决定预约咨询。一方面觉得自己作为当代大学生，出现这种状况是不合理的，而且应该留给更需要的人进行咨询；另一方面，来访者觉得自己很糟糕，快要崩溃了。所以在犹豫好久之后，决定采用匿名微信咨询。

近半个月来，我的生活习惯完全颠倒。晚上经常熬夜，凌晨四五点钟才睡，睡眠过程中也感觉不太踏实，而起床一般就到中午了。因为自己不会做饭，所以每顿饭都是比较应付的，一般都是吃速食食品或者零食，而且没有规律，饿了就吃。

自己每天醒了，躺在床上会习惯性地去看微博、抖音、朋友圈等获得信息，发现到处都是关于疫情的信息，如朋友们在朋友圈里义愤填膺；长辈们忧虑地转发各种"震惊"文章，半夜出去排队买双黄连；等等。而且随着一些"异常"病例的出现，"有的人只跟携带者在菜市场接触15秒就被传染""没有任何确诊症状，但是检测结果为阳性"……还有更多的"确诊或疑似病例"的行动路线被曝光，让来访者更加担心、惶恐。因此，我选择屏蔽这些信息来源，强迫自己不去看微博等。

后来一次偶然的机会，我看到一句话"人在面对巨大危机时，特别是共情能力强、同情心强的人，更容易出现身体的异常情况"，我好像才意识到,或许是自己现在过分担心、过分焦虑了。但是,我无法自己走出来,依然每天浑浑噩噩,无精打采,过得很颓废。

4.咨询过程

第一阶段:资料收集与心理评估

首先,按照马斯洛的需求层次理论来说,来访者的生理需求在一定程度没有得到满足,每天吃一些零食及速食食品,满足不了当代人的饮食需要,因此,自己的身体就会出现食欲不振等现象,从而提醒自己需要改变饮食习惯。

其次,来访者的安全需求没有得到满足。来访者选择性地避免去接触和疫情相关的资讯,但是疫情本身的存在,对疫情就是会产生一定的恐惧心理,而且当断绝信息时,来访者更容易产生一些不好的联想,认为大背景下还是比较严重的,感觉自身受到了威胁,外界的环境都是不安全的、危险的。

再次,归属需求严重缺乏。来访者独自生活,并且切断和外界的联系,不与外在环境进行信息交流,和外在环境处于一种隔离状态,每天只能接触到自身的坏情绪,而接收不到正能量,从而体会不到关怀和爱。因而,产生了无用感。

最后,尊重需求匮乏。来访者的打工计划泡汤,而且在外需要交房租、需要购买日用品等一系列的开销都需要家庭的支持,不仅自身价值没有得到体现,还一直在接受他人帮助。而且针对此次疫情,自己除了在家不出门是在对社会做贡献外,一点用都没有,自我效能感降低,对自己产生深深的怀疑。

此外,来访者出现了睡眠紊乱(凌晨四五点睡觉,中午才会起)、饮食不规律等生理表现。而且在主观方面,来访者觉得自己很糟糕,快要崩溃了。整个状态持续时间已达半个月之久,根据ICD-10评估来访者疑似存在抑郁发作的情况。

第二阶段:心理援助

首先,对来访者的情况表示共情,出现以上种种症状都是正常的,大多数人在家的日常生活都是如此,并不是只有她一个人如此。

其次,因为来访者具有一定的理解能力和认知水平,与来访者讲解马斯洛的需求层次理论,并说明出现这些症状的原因。

再次,和来访者探讨相应的解决方法。如面对生理需求时,来访者可选择在外出时采购一些简易食材,根据网上教程或视频,做一些简易的饭,如蒸蛋、油泼面等。安全需求:适当关注疫情,有助于缓解焦虑和害怕,可以选取一些权威渠道,每天用半小时左右时间阅读疫情资讯。归属需求:通过网络途径方式,多和家人、好友进行线上语音或视频通话,了解他们的现状,以及他们的生活方式,多进行线上互动。尊重需求:利用在家时段,采用网上上课方式,学习一些技能,如常用的办公软件,或者了解自己今后的发展方向等。

最后,对来访者进行鼓励。寻找来访者的亮点,增强其自主性,帮助其认识到自身能量,相信来访者可以愉快、充实地度过这段时间。

第三阶段:咨询疗效评估

咨询师通过和来访者探讨相应的解决方式,并且让来访者看到其生活中正性的一面,来访者表示自己会做一些力所能及的事情,尝试做出一些改变,学习一些新的技能。

三、思考与启发

1.疫情中隔离生活的常见心理问题及建议

(1)常见心理问题

- 焦虑:因疫情的严重程度,以及不能出门而产生焦虑感,静不下心来做任何事情,总是担心自身周围存在一定的危险性,从而紧张、不安。
- 烦躁:每天空余时间太多,而自己不知道该做些什么,因无所事事而产生烦躁感。
- 躯体化症状:生活作息紊乱,晚上睡得迟,早上不起,吃饭时间不定。
- 价值感降低:被困家中,自己无法实现自己设定的目标,从而产生自我怀疑,认为自己是没有用的。

(2)对隔离生活人群的建议

除上述部分提到的建议外,还可以采用以下方式:

- 转移注意力:寻找日常生活中,自己感兴趣的事情,然后安排小段时间,做自己感兴趣的事情。

- 专业性方法：如做一些冥想。冥想可以使自己尽快安静下来，使自己放松，而且可以进行自由联想，想象如果没有此次疫情，自己现在会做什么。
- 规律生活：规定自己每天必须完成一件固定的事情，如每天健身 1 小时。
- 设置奖励：制订自己的日常计划，当自己完成情况良好时，对自己进行奖励，可以是短期奖励，也可以是远期奖励。

2.本案例带给咨询师的思考

在本案例中，因来访者独自一人"隔离"家中，相较于一家人的"隔离"，更容易产生心理问题。因此，在本次案例中，更多的是要看到来访者积极的一面，如现在她勇敢地选择和外界接触、进行咨询就是积极的一面，并且要鼓励来访者，让来访者相信她是有能力做一些力所能及的事情改善自己的状态的。

3.对咨询师的启发

在疫情期间，一线工作人员的压力很大，确实也需要心理疏导，与此同时，我们也不能忽略非一线人员的心理问题。非一线人员的心理问题也很严重，而且部分人在疫情如此严重的情况下，觉得自己不应该占用公共资源的这种情绪也会出现，所以造成了部分存在心理问题的人并没有得到有效的心理疏导。因此，关注非一线群体的心理健康问题，积极宣传鼓励有需要的大众进行心理咨询是十分必要的。

在面对这类人群的咨询时，咨询师首先应该让来访者意识到出现这类问题属于一种正常现象，没有必要过分担心。其次，心理咨询可以为来访者提供一种宣泄途径，帮助来访者释放自己压抑的情绪，认识自己的现状。随之，咨询师和来访者共同探讨相应的解决办法。一方面，让来访者更加清晰地认识自己；另一方面，让来访者看到自己积极的一面，增强自我效能感。最后，要鼓励来访者，多关注自己积极的一面，做一些力所能及的事情，从而健康生活。

第十章　非常时期认知困惑的心理援助

突如其来的疫情威胁着人们的生命,拉近了人与死亡的距离,引发了人们对生命终点与人生价值的无限思考。有些思考有助于我们更好地找到人生方向、规划未来生活,有些思考则将我们带入迷惘。本章我们就为大家列出两种受疫情影响而引发的认知困惑案例,包括"人生价值感"和"死亡等哲学性思考",大家通过学习可以获得非常状况下,哪些人生思考可能会给人们带来心理困惑及相关的专业应对方法。

第一节　人生价值感

一、疫情与人生价值感研究综述

1.关于人生价值感

（1）人生价值感概念

奥斯特洛夫斯基在《钢铁是怎样炼成的》里说,"人最宝贵的东西是生命,生命属于我们只有一次,一个人的生命应当这样度过的:当他回首往事时,他不因虚度年华而悔恨,也不因碌碌无为而羞愧"。

每个人都是独特的个体,都是不同特点的组合,有着自己独特的优势。但是对有些人来说,很难找到自己的价值,感觉生活没有意义,态度很消极。

人们活下去需要有意义,但是意义无法从别人那里获得,因为意义是主观的产物,只产生在人自己的意念里。每个人生活的意义都有所不同,想要的生活也不同。很多缺乏人生意义的人可能会很偏执,他们永远在追寻着什么,但却永远都找不到;或者在生活中感觉到很愤怒,因为都不是他想要的,他也不知道自己想要什么;还有一些人会自暴自弃、游戏人生,因为他们会觉得,既然一切都没有意义,何必认真呢?

当人们在面对一些困难无法解决的时候,内在会产生焦虑感,而有些焦虑感是没有办法通过我们的行为或者意识改变的,所以大部分情况下人们处理这些焦虑的方式就是通过防御机制否认焦虑。合理的防御机制能够帮助我们更好地生存下去。很多时候，因为原生家庭所带来的影响，每个人产生的防御机制都不相同。但随着年龄的增长，有些防御机制已经不再适用于成年人发展的需求，所以不合理的防御机制往往是产生心理困扰和人生价值感议题的主要原因。

不同的人有着不同的人生意义，而这部分人生价值感的缺失，对他们生活的影响也各不相同。

（2）人生价值感的构成

人生价值感可以分成以下三个方面（见图 10-1）。①创造性价值（工作）：这种价值感，主要来自自己的事业，也可以从一些有创造性、探索性的领域，又或者是在日常的一些成就和进步中得到。②经验性价值（生活）：这部分的价值感来源于日常生活中的人际关系以及对美好的欣赏。比如一段健康的亲密关系、一段稳定的友情或者是温暖的亲情，或者只是对生活中一些小事情的欣赏。③态度性价值（成长性价值）：这种价值感可以从生活中发生的各种事件所形成的人生观中获得，特别是自我的成长。人的心灵成长来自两个维度：正向和负向的维度。负向的维度代表着人的各种不幸和磨难，这部分可以带给我们心灵成长的高度；正向的维度代表着那些积极的情绪体验，如快乐、幸运、成功，等等，这部分可以带给我们心灵成长的宽度。

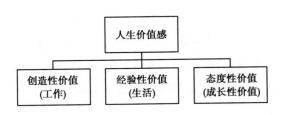

图 10-1　人生价值感的分类解析图

2.疫情下的人生价值感问题

讨论在疫情状况下人生价值感的问题，首先需要清楚的是，人生价值感的问题作为一个比较宏观的问题，并不是因为疫情的蔓延而产生的。人生价值感作为一个人们长期赖以生存的动力和行动指南，无时无刻对人们的生活产生影响。它是一个人做事的驱动力，是一个人生活的主心骨。

有些人虽然每天正常地学习、工作，和别人打交道，看起来过着正常或者有些精彩的生活,但其实内心依然充满着很多的迷茫和不确定感,他们不知道自己到底喜欢什么、想要什么、自己每天的生活有什么意义。在疫情还没有暴发的日子里,大部分人每天都有固定需要完成的任务,有必要的社交活动,能够从每天的事情当中获得一些快乐体验,所以不太会感到空虚或者无聊。

当疫情突然暴发时,情况危急,正常的生活严重受损,之前人们熟悉的生活方式和节奏被打乱,突然间有了大量的闲暇时间和自己相处,内心那些隐藏已久的感受会在日复一日的防疫生活中浮出水面,人们会开始陷入迷茫和焦虑的情绪中,产生对生活价值感的一系列思考。

二、典型案例介绍①

1.来访者基本情况与求助方式

(1)基本情况

来访者:男。

年龄:27 岁。

职业:金融类。

生活史:来访者是研究生毕业不久的人,从小学习成绩优良,学业很顺利,毕业后进入一家金融公司工作。3 岁之前,父母在外地工作,来访者和外婆一起生活,关系很好。3 岁之后父母回到了老家,但是父母工作繁忙,同时弟弟出生,没时间照顾他,因此来访者一直跟外婆住在一起。父母比较关心来访者的学业问题,金融行业也是在父亲的建议下做出的选择。上大学期间,来访者总是沉默寡言、形单影只。

主要家庭成员:

父亲:来访者认为,父亲一直是一个很严厉的存在,经常批评来访者,说来访者不让人满意,从来没有给予过情感上的支持和夸奖。来访者从父亲那里收到的都是贬低和嘲讽。

母亲:来访者认为,母亲目前全职照顾家庭,是一位比较尽责的母亲,但是爱抱怨,经常觉得没有人体谅她的付出;来访者疫情期间在家的时候

---

① 本案例咨询师王天俞是北京林业大学心理系硕士研究生,在北京林业大学学生心理健康中心任兼职心理咨询师。本案例来访者信息和咨询过程已经做了保密处理。

经常会跟母亲沟通,关系不错。

弟弟:弟弟是来访者为数不多的可以聊天的对象,跟弟弟关系很好。

外婆:外婆是来访者童年期间的主要照料者,在来访者眼里,外婆是真正让他觉得被包容、被接纳和被关心的人。

（2）求助方式

来访者通过北京林业大学学生心理健康中心联合北京市教育工会心理咨询中心共同推出的疫情期间线上心理援助服务的渠道主动求助。

2.咨询设置

（1）咨询形式

线上咨询:咨询平台微信,采用视频通话功能完成咨询。

咨询次数:一次性咨询。

（2）咨询时间

2020年2月6日,晚上20:00—20:50。

（3）咨询伦理

咨询师:具有一定咨询资质,有良好咨询知识和咨询经验。

督导制:该案例是咨询师在督导师督导下完成咨询案例分析报告。

3.主诉与个人陈述

（1）主诉

来访者表示自己对人生的价值感有很大的困惑,不知道生活的意义是什么,感觉自己没有需求,从来不会主动地做出选择。不是很喜欢现在金融类的工作,但是又不知道自己能做什么,不知道自己为什么努力,对人生的价值感还有未来的方向感觉到很迷茫。

（2）个人陈述

来访者表述,由于疫情的原因需要待在家里,有很多时间跟父母相处,也有很多独处的时间,生活节奏慢下来之后,突然没事情做了,因此感觉到不适应和空虚。在家里,和父亲经常有冲突,来访者越发对生活感到失望。自己的专业是父亲帮忙选的,工作也是和自己所学专业对口的,但是工作后才发现,原来自己一点也不喜欢。日复一日地做着不喜欢的工作,跟家人的关系也没有办法处理好,来访者觉得很难受,不知道自己努力生活和奋斗的价值到底是什么,很想找到自己真正喜欢的,以及真正值得自己付出和感到激动的事情。

来访者说自己没有什么喜欢的事情,大家一起出去吃饭的时候,从来都是随大流,感觉吃什么都一样。买衣服的时候也是,觉得买哪件都好,好像没有自己的意见,不太懂得怎样去做选择。很多时候都不觉得自己是真正开心的,好像没有办法享受生活,很羡慕别人可以安静地欣赏一片落叶,或者在看书中感受时间静静地流淌。

在生活中,来访者表示自己是一个朋友很少的人,不太知道怎么跟别人相处,觉得自己跟身边很多人都不太一样,比如大家都很理性,觉得赚钱最重要,早点买房子早点结婚,但是来访者并不是很认同这份理念。因为不是很喜欢跟别人相处,甚至有时候会带给人很回避社交、很高冷的感觉。来访者说自己唯一喜欢的事情就是一个人去旅游,最喜欢和大自然之间的互动。

4.咨询过程

第一阶段:收集资料做出心理评估

在跟来访者访谈收集信息的过程中,发现了来访者目前关于人生价值感的困惑主要来源于来访者觉得自己没有什么需求,不知道自己喜欢什么。就这个问题与来访者进行深入沟通后,发现了来访者的认知三角模式和可能的核心思维。

根据来访者描述的不知道自己喜欢吃什么这件事对来访者进行了认知三角分析,具体如图 10-2 所示。

情绪	·吃饭时会感到迷茫和焦虑
自动思维	·我没什么喜欢吃的
行动	·让别人点菜

图 10-2　来访者的认知三角分析

根据和来访者沟通的其他信息,初次评估来访者的核心思维模式,具体如图 10-3 所示。

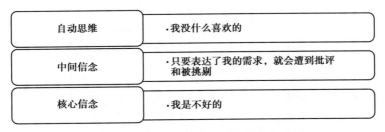

自动思维	·我没什么喜欢的
中间信念	·只要表达了我的需求,就会遭到批评和被挑剔
核心信念	·我是不好的

图 10-3 来访者思维模式分析

中间信念形成的原因:在和父亲相处的过程中,来访者犯了错之后,都会遭受很严厉的批评和指责。有时候来访者并没有犯错,比如只是没有按照父亲要求的样子吃饭,都会遭到批评。所以久而久之,来访者就形成了一个自动化的信念:只要表达了我的需求,就会遭到批评和被挑剔。

核心信念形成的原因:在来访者的童年时期,来访者表示几乎没有受到过夸奖,从来没有感到过别人是真的觉得自己很不错,从而喜欢自己的感受。来访者感受到的都是别人(特别是父亲)的批评和指责甚至是无端的攻击,所以来访者对自己有一个核心的信念就是——"我是不好的"。

根据咨询师对来访者的初步评估,来访者目前的人生价值感缺失和他歪曲的自动思维模式有关。

第二阶段:心理援助

首先,帮助来访者意识到自己的这个自动思维,将来访者一直以来的行为模式进行一个总结并且进行反馈,让来访者意识到其实并不是自己没有需求,只是被自己的不良信念压抑下去了,帮助来访者提升对自己问题的了解,引发对自己的思考,进而配合下一步的心理干预。

其次,采用苏格拉底式的提问,帮助来访者处理自动化思维,试图用更全面的角度看待问题,改善来访者的不合理信念和认知上的偏差,并且给予认知上的引导。

再次,布置家庭作业"自动思维记录表"(见表 10-1),帮助来访者纠正不合理信念,在生活中提高自我情绪和认知的觉察能力,只有提高自我情绪和思维的觉察能力,才能够慢慢地在之后的生活中改变自己的不合理思维,勇敢地表达自己的需求,才能够真正地找到人生的价值感。

表 10-1　自动思维记录表

日期	情景	自动性思维	情绪
	1.什么样的情景导致你有不愉快的情绪? 2.你有什么样痛苦的生理感觉?	1.何种思维或者印象进入了你的大脑里? 2.你对它们的相信程度?（0～100分）	1.你当时体验到的情绪是?（愤怒、悲伤、开心） 2.这种情绪的厉害程度如何?（0～100分）

最后,表达了对来访者的关心,以及分享了疫情期间缓解疫情压力的方式。

第三阶段:咨询疗效评估

根据来访者的语言反馈,来访者表示通过跟咨询师的沟通,对自己有了更多的了解,心中的不确定感减少了很多,关于人生的价值没有以前那么迷茫了,并表示后续会探索自己的需要,并且多去探索一些自己真正喜欢的事情。

三、思考与启发

1.本案带给咨询师的思考

经过疫情时期各种心理咨询热线电话的数据汇总,显示对人生价值感有困惑的来访者在疫情期间的来电需求比平时要多出很多,占总体咨询比例的20%,非疫情期间占总体咨询比例的10%左右。

由此可见,在社会重大事件发生的时候,当人们日常的生活受到了影响,外部环境变得不稳定的时候,人们对整个生命价值相关的迷茫和不确定感就会增加。这在大企业的职员以及快毕业的大学生群体中更明显。调查表明,这两类人群的焦虑指数也要比其他群体更高。

2.对咨询师工作的几点启发

第一,在接到来访者关于人生价值这类比较宏观和相对抽象的电话咨询时,咨询师尽量多收集一些实际的信息,注意不要停留在抽象的层面上跟来访者讨论,而应该把来访者从想象中拉回到现实中来。

第二,通常来说,人生价值感缺失的来访者都是比较焦虑的,这时候进行一些情绪的安抚和教授一些缓解焦虑的方法可以在比较短的时间内让来访者的焦虑水平得到改善,更有助于来访者恢复心理健康。

参考资料

[1] 李彦礼.从心理学角度谈人生的价值和意义(生命的本质)[EB/OL].2019-07-21[2020-03-05].

第二节　死亡等哲学性思考

一、非常时期与相关问题研究综述

1.核心概念

死亡,指丧失生命,生命终止,停止生存,是生存的反面。通常,生物的死亡是指其一切生命特征的丧失且永久性地终止,而最终变成无生命特征的物体。哲学上认为,死亡是生命(或者事物)系统所有的本来维持其存在(存活)的属性的丧失且不可逆转的永久性的终止。

狭义的生物学上,人的死亡一般以心跳停止和呼吸停止及脑死亡为识别标志。实际上,从哲学上来说,个体的死亡并不代表事物的结束。人的精神可以超越生命,被其周围的个体所继承,会作为人类知识体系的组成而存在,并被传播、共享,精神并不会因此而消亡。另外,个体死亡,但是他的遗产、问题、关系等并没有消失,而是被继承或者被瓜分。

在古代,"死亡"包含了"死"的"失去生命"和"亡"的"逃跑"两个意思,有时也用于军事,指"死了多少人""逃了多少人"。现代"死"和"亡"都是"失去生命"的意思。从古至今,死亡文化在我国一直受各方重视:对"死"相关字眼有所忌讳,采用了多达两百多种的不同说法,皇帝"驾崩"、百姓"过世"、大师"圆寂"等;丧葬形式多样,规模因死者与举办者的亲疏关系或死者的社会地位而不同……

2.疫情下的"死亡"思考

截至 2020 年 3 月 19 日 13:48,因新冠肺炎感染,国内累计死亡 3 250 人,国外累计死亡 5 709 人,共计死亡 8 959 人。此刻,国内仍存在重症 2 314 人。同时,国外的疫情仍处在发酵阶段,因此对国内的疫情处理来说,仍存在较大的不稳定因素。这些现状都表示着死亡人数会继续增加,范围也会不断扩大。

"时代的一粒灰,落在个人头上,就是一座山。"在国内进入战备状态的现在,每个人都面临着死亡的威胁。也正是死亡带来了"生"的剥夺感,才使得人们开始去直面"死"。

现就疫情严重程度而言,可将人群粗略地分为三类:第一类,一线的医护人员、病人,及其亲属;第二类,一线的政府机关工作人员,附近曾有患者出现过的,或曾与疫情相关人员接触过的居民;第三类,未与前两类人群接触过,听从国家安排进行自我隔离的普通居民。这三类人群面临的死亡距离不同,他们的内心也因此有着不一样的焦虑。具体如下:

第一类人群与死亡相对而言距离最近,有着随时感染新冠肺炎的风险,走在"死亡"的刀刃上看着他人和自己的生命该何去何从。他们内心的死亡焦虑会被放至最大,具体表现为悲伤、紧张、不安、心慌、自我怀疑等。在此阶段之后,会采取压抑(将不良情绪都放在心底,不表露出来)、否认(装作自己并不担心,通常表现为"没事""我很好")等应对方式来缓解死亡焦虑。

第二类人群相较第一类而言,死亡焦虑较轻,但仍将自己暴露在了面临死亡的危险之中。正因为他们面临的情况较第一类轻,所以他们的焦虑虽然仍旧存在,但会因为和第一类做对比而获得社会比较后的"侥幸",自觉相对安全。而在我国的死亡教育中,一直存在着"自我牺牲"的引导。从这一点出发,也给了第二类人群坚定的"牺牲小我,成就大我"的信念,将死亡焦虑进行升华,达成正向的转化。

第三类人群相比而言,死亡焦虑程度最轻,在外部环境因病毒肆虐而变得纷繁复杂时,死亡焦虑虽然有,但相对来说最低。他们面临的问题更多的是因对未来生活的不确定感而产生的焦虑。教育行业忙于学生的学习从而让他们未来有更好人生;大中小企业、个体工商户等忙于准备疫情过后的复工开业以备资金的顺利流转……因为疫情,他们的计划已经被修改了太多,而本身的焦虑随着疫情的发展又进行了发酵。也因此,他们更加渴望获得之前想获得的东西。此时的死本能被压抑在底部,生本能上升至顶端,并积极地引导人们走向他们以为的叫作"活着"的道路。

3.一般应对方法

认知、情绪互相作用影响行为,同时行为也带来了认知和情绪的改变,形成一个循环。因此,以下就认知、情绪和行为层面分别介绍了相应的应对方法。

认知层面:

①面对死亡:"死亡"是每个人都会走向的终点,是生命的另一种存在方式。"死亡焦虑"是在面临未知的死亡时,每个人都会出现的为了"生"而转化出的本能反应。因此,因"死亡"而产生的"死亡焦虑"是个体在生命历程中的一种正常心理状态。

②正视死亡:"死亡"并不只是"丧失""痛苦""未知的不确定",还可以是"拥有更多""体验神奇""已知的确定"。调整自己对死亡的认知,将重点放在"想要生的确定性"上来,积极、认真、投入地活在当下。

情绪层面:

③调整情绪:情绪复杂多样,但都有其道理。我们需要做的就是要将过度的情绪调整过来,不让它们影响正常生活。从个体内部而言,可以采取冥想放松(自由联想也可以,不用限制自己,想到什么都不用担心,放任自己继续想下去,现实都这么累了可以让自己在内心世界里更自由些)、写字画画(想画什么就画什么,只要你愿意就可以)、听音乐(喜欢的音乐可以使自己开心,不常听的音乐可以带自己走进新的世界)等方式;从个体外部而言,可以选择与朋友线上分享、与家人面对面谈论最近的压力或者趣事等方式,通过在亲密关系或同伴关系中的共同反刍和积极分享,转化自身的消极情绪,调整自身的消极认知,从而正向地面对生活。

行为层面:

④自律生活:自律虽然难,但十分有用。在疫情期间和之后,做好人生规划,调整日常作息,合理安排每日的工作学习,积极完成每日计划打卡;早睡早起,保持充分的睡眠,重视饮食营养均衡,形成良好的身体资本。

⑤处理简单事件:死亡是件很难的事情,面对它也很困难。如果暂时还没有办法处理好死亡焦虑,可以尝试着调整其他焦虑——去做容易做到的事情,从他处搭建自我效能感,达成相对的缓解效果,并可以此为突破口,带动死亡焦虑缓解。

⑥运动身心:科学研究已经证实,身心有着密切的联系——身体状态和心理状态可以直接相互影响。因此,在个人舒适、没有杂事烦扰的时候,可以选择跑步、瑜

伽或者正念等活动,真正地投入运动,从而刺激身体内啡肽的分泌,使身心处于轻松愉悦的状态。

⑦寻求专业:在个体做出已能做到的最大努力但还是没有办法处理"死亡议题"时(这里需要注意的是,"死亡议题"不一定直接表现为关于死亡的议题),个体可以寻求专业的心理支持。跟着心理医生、心理治疗师、心理咨询师来探索个人的相关议题,从而恢复心理平衡,重新回到正常的生活状态。

二、典型案例介绍①

1.来访者基本情况与求助方式

(1)基本情况

来访者,女,21 岁,大学生。

(2)求助方式

北京林业大学学生心理健康中心联合北京市教育工会心理咨询中心共同推出了疫情期间线上心理援助服务,来访者通过以上渠道主动求助。

2.咨询设置

(1)咨询形式

线上咨询:咨询平台为微信,采用语音通话功能完成咨询。

咨询次数:为一次性咨询。

(2)咨询时间

2020 年 2 月 15 日,上午 9:00—9:50。

(3)咨询伦理

咨询师:具备一定的咨询资质,拥有良好的咨询知识和经验。

督导制:该案例已接受督导,后完成本咨询案例分析报告。

3.主诉与个人陈述

(1)主诉

来访者自述现为大三学生,正面临保送研究生、考研、就业、出国等选择。但突然出现的新冠肺炎疫情,完全打乱了自己原来的计划。现在来

---

① 本案例咨询师林轩是北京林业大学心理系硕士研究生,在北京林业大学学生心理健康中心任兼职心理咨询师。本案例来访者信息和咨询过程均已做了保密处理。

访者思想十分混乱，不知该怎么处理接下来的生活，根本无心学习。同时，父亲是基层机关干部，每天都需要值班，来访者十分担心父亲和家人的安全。看到新闻里的死亡报道，来访者更加焦虑，不知道该如何是好，出现了情绪上的波动，稍微不顺心就会与父母争吵，争吵后又会产生愧疚感，认为这种时候应该珍惜与父母的相处。在种种矛盾中，来访者看不到未来的希望，开始思考"生存"和"死亡"。

（2）个人陈述

来访者作为大三学生，由于疫情的暴发，自己一直在关注疫情相关的文字以及新闻上的一些报道。这些报道总是让来访者陷入深思中：一方面是死亡袭来，在现实面前，挽回生命产生了无力感，感觉自己就像一片随波逐流的落叶，脱离了树枝的支持，再也吸收不了树根的营养，又无法把控自己行进的方向；另一方面，生命的意义是什么呢？我们留下了什么？我们曾经存在的痕迹就被一场疫情洗刷干净了。于是在前两天，来访者做了一个梦：梦中来访者和父亲走在一条小路上，突然地震。来访者一跃而起，飞翔在天空中，来访者恐惧于刚才地震的危险，目不转睛地盯着远方，奋力地向前飞。突然间自己撞到了一面看不见的墙上，摔了下来，下面有很多和自己一样的人。这时候有一辆车驶过来，自己和其他人都上了这辆车，车子开始向反方向开动，刚开始的时候来访者非常害怕，但是车子驶过了"彩虹桥"，回到了当初地震的地方。来访者突然发现，地震造成的裂缝里长出了一棵巨大的树，父亲正站在树下等着自己。来访者于是进行了咨询预约，想与咨询师讨论下自己的梦境及现状。

4.咨询过程

第一阶段：收集资料做出心理评估

来访者的现实压力与心理状态从内向外如图10-4所示。

内核：个体内部始终存在生本能与死本能的冲突，在现在的疫情暴发情况下，该冲突上升到了顶点，死本能好像战胜了生本能，使来访者开始倾向于思考死亡，并且已经无法控制情绪、正常生活。

第二层：仍是个体内部，来访者正面临着未来该如何走向的关键时期，又适逢疫情打乱了来访者原有的节奏。焦虑的情绪在此有所放大，并开始扰乱来访者的人际交流。

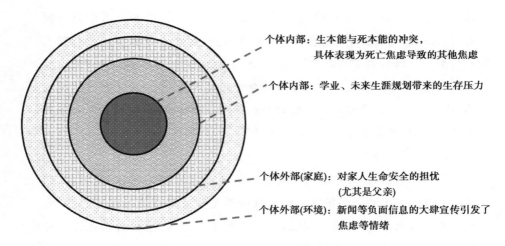

个体内部：生本能与死本能的冲突，
　　　　　具体表现为死亡焦虑导致的其他焦虑

个体内部：学业、未来生涯规划带来的生存压力

个体外部(家庭)：对家人生命安全的担忧
　　　　　　　　 (尤其是父亲)

个体外部(环境)：新闻等负面信息的大肆宣传引发了
　　　　　　　　 焦虑等情绪

图 10-4　来访者心理状态评估图

第三层：来访者自身虽然并未感染，但父亲作为一线工作人员，存在较大隐患。来访者一方面担心家人和自身的安全，另一方面又希望父亲可以为疫情做出努力以期更快地解决疫情，从而恢复原来的生活。生存的基本需求与责任意识相冲突。

最外层：因为大部分人只能待在家中，网络、电视等渠道上的信息成了唯一的外界来源，真真假假、煽动性都会在其中掺杂。来访者在自身压力下选择性看到的是更多的负面消息，这样一来，又加剧了来访者自身的死亡焦虑，从而泛化到情绪、人际、生活等各方面。

综上所述，来访者由于疫情的现实问题因素诱发了内心冲突，同时产生了自责、悔恨等情绪。也因此，来访者的生活、学习功能轻度受损，但仍处在可控的阶段。所以，评估来访者为一般心理问题。

第二阶段：心理援助

首先，咨询师对来访者共情，表示理解来访者在环境和内部等各方面压力下出现这样的焦虑情绪，但出现这样的情绪是正常的，只是现在过度的情绪可能会影响正常的生活。

其次，咨询师引导来访者自由联想，来访者对梦做了以下解读：在梦中，"突然地震"后虽然"飞翔在天空中"但又"撞到了一面看不见的墙"，这可能代表了疫情发生后，来访者的心理发生了变化，试图透过矛盾看到光明，但是自己有心无力，最后还是失败了，陷入现在的一团乱麻之中，好似已经失去了希望。这时，出现了一辆向反方向行驶的车，这辆车可能代表了一个契机和动力，引导来访者转向可以走的道路，找回原来自己规划的心境和方向，虽然会害怕面对，但还是见到了"彩虹桥"（雨后天晴、生命力的象征）。最终回到了当初地震的地方，不同的是，在裂缝中长出了巨树，可能部分象征了来访者自身生命力的苗壮和充满动力的希望。同时，父亲也在树下等着自己，可能是代表着来访者的家庭关系虽然看上去充满了冲突，但实际上家庭给予的支持是足够坚定的，并且矛盾并非不可解决。过程中"下面有很多和自己一样的人"就好像现实中和来访者处于同样情况的学生，都是来访者潜意识里知悉的同伴力量。

再次，咨询师引导来访者从梦中看到自身资源，进一步调整认知。内在资源：来访者自身充满了生命力，有着希望改变现状的动力和能力；死亡对来访者来说是需要思考的事情，但思考的目的是更好地活着。外在资源：从梦中可以看到来访者已有的社会支持——家庭可以是提供支持的港湾，同伴可以是倾诉苦乐的渠道。除此之外，来访者可以凭借自身的鉴别力来判断信息，并及时觉察当下的情绪与事实的关联。

最后，咨询师鼓励来访者面对情绪、感受焦虑，从而升华生活。

第三阶段：咨询疗效评估

咨询师通过与来访者言语沟通，与来访者共同探索梦境，并引导来访者看到自身的动力和外部社会支持后，来访者表示坚定了信心，之后会在觉察情绪的情况下好好地思考接下来要怎么做。

三、思考与启发

1.疫情中关于死亡的常见心理问题及建议

（1）常见心理问题

- 焦虑：紧张、心慌、不安，对未来的不确定性感到深深担忧、无法定下神来好好做事情。
- 抑郁：执着于死亡恐惧当中，对一切都提不起精神，失去了平时的兴趣爱好，心境持续低落，找不到人生的意义。
- 躯体化：出现嗜睡或失眠等睡眠问题，身体、心脏、胃部等区域出现隐痛，因内部过度消耗而长时间疲惫打不起精神等。
- 对内攻击：认为自己不够好，否定自身的价值和能力，认为自己不值得获得什么。

- 躁狂:认为自己充满了力量,即使睡眠不足也精神百倍、活力四射,甚至伴随着对自己的过度认知。
- 惊恐:不敢出门买生活必需品,认为只要出去就会感染病毒,不愿意开窗通风,认为待在房间里不与他人交流是最安全的方式。
- 强迫:出门时从头到脚全副武装,并反复检查确认任何身体部位都不会暴露在空气中;出门后回家一定要多次洗手、喷洒酒精等,认为只有这样才能彻底消毒。

(2)建议

调整认知:死亡并不可怕,可怕的是还没有做完想做的事就面临了死亡。将对死亡的担心转化为对死亡确定感的认同,从而升华为对生活进一步努力的动力。

劳逸结合:在为疫情工作做着努力的同时,为疫情后的生活做好规划,另外,适当放松,保持心情的舒适度。

2.本案例带给咨询师的思考

死亡议题对每个个体来说都是必不可少的部分,尤其疫情高发的特殊时期,人们内心的冲突更是被诱发出来。生病时身体逐渐失衡,心理也随之崩溃,这时的死亡焦虑是外显的。在充满焦虑的当下,更容易将真正需要的、想表达出来的东西以梦的象征形式呈现给个体,这时的死亡焦虑是内隐的。这时的梦充满着意义,可以认真地探索其中的奥妙。

在怀疑人生意义的时候,个体的自我效能感急速下降。在此情况下的个体,可以回顾过去的成就事件、做简单的事情等方法。在咨询师引导来访者看到自身的力量之后,来访者往往可以坚定信心,呈现不一样的积极面貌。

3.对咨询师的启发

第一,在遇到来访者出现死亡议题的时候,需要先引导来访者发掘"死亡"背后真正关注的是什么,之后再根据真正的需求与来访者进行工作,引导来访者找出自身已有的力量来帮助自己;

第二,在来访者混杂情绪、事实等后,咨询师需要指出现实,引导来访者分离,从而找出缓解现状的方法;

第三,当来访者已具备现实功能时,引导来访者对未来生活树立信心和付诸实践。

附　录

∷∷∷
∷∷∷

一、《光明日报》2020年2月18日报道

✕ 光明日报客户端 ⋯

　　"战疫最前线"在线心理帮助平台已于2月5日晚正式上线。截至2月16日，共计28.5万人次收听和收看了心理健康内容。目前已有分别来自北京大学、清华大学、北京师范大学、北京林业大学等13所高校的心理学专业院系、中国科学院心理研究所等3所研究所以及首都医科大学附属北京安定医院、同济大学附属东方医院等4所医院的近60名教授、副教授、研究员共同组成"抗疫心理联盟"、"林大专家团"等心理专家抗疫团体；内容覆盖"一线员工及家属"、"社会大众"等多个细分群体，涵盖心理知识科普、心理问题疏导、行为疗愈方式讲解、社会问题认知等多个方面，提供疫情期间实用的心理纾解技巧、准确细致的疫情认知讲解；同时，还联合权威机构推出《公众抗疫心态自检自助表》，帮助网友更好地评估自身心理援助需求，及时寻求心理援助。

　　据悉，"战疫最前线"心理公开课是央视网与北京大学心理与认知科学学院、中国心理学会临床心理学注册工作委员会、北京大学出版社、北京大学音像出版社、北京林业大学学生心理健康教育中心、北京市教育工会心理咨询中心联合联合开发推出的系列心理健康视/音频课程，旨在通过公开课的形式，为因疫情产生紧张、焦虑等不适心理状态的社会各界人士提供帮助，调适心理，改善心境，恢复正常健康的生活状态，

　　一系列公共课，让诸多网友为之点赞，纷纷表示"专业，真的涨知识""太及时了"……比如在《公共卫生事件下的疑病症》的公开课中，北京林业大学人文学院心理系杨智辉教授从专业角度向人们讲述疑病症产生的原因，以朴实的语言讲述疾病焦虑的表现，并告知大家如何正确缓解这种负面情绪情绪，观看后网友直呼"很及时，太好了"。在听完同济大学附属东方医院主任医师孟馥的《救援一线医护人员的心理支持》公开课后，有网友留言"谢谢孟馥教授！将复杂的心理危机干预化繁为简，便于操作，在全国战"疫"关键时刻，具有重大的实际应用意义！"

　　心理公开课还提供给全国各大院校学生学习，提供给学生心理帮助和指导，比如广东省广州市番禺区市桥中心小学的心理老师，将课程提供给两千多名学生在线学习，让学生有机会因此受益。安阳市文峰高新区社会心理服务机构的心理老师也作为心理机构的课程向公众宣传。

　　与此同时，"战疫最前线"在线心理帮助平台还邀请到来自北京林业大学的8名教授、学者成立"林大专家团"，在平台开设线上咨询服务，通过远程问答的形式在这个特殊的时期传递心理能量。专家团为网友解答问题，其中不乏因疫情信息影响而感到焦虑、恐慌、不安甚至出现疑病心态的求助者；"林大专家团"的教授、学者们对这些问题进行了耐心、细致的解答，对一些因焦虑而反复提问、甚至言语激烈的网友也报以一百分的耐心，反复进行讲解和说明，始终将来访者的心理需求放在第一位。有网友表示最近产生了一些卫生方面的强迫认知和行为，专家针对性地进行了疏导和回应，为该名网友纾解了心结；专家也对深处异乡的武汉籍网友进行了鼓励，宽慰他们"家人安全就是希望，一切会好起来的。"

　　"战疫最前线"在线心理帮助平台通过"公开课"和"答疑"形成的"组合拳"，致力于解决大多数需要心理支持和援助的来访者存在的心理问题，从而将个体心理咨询资源留给最需要的一小部分人，对心理援助资源进行覆盖能力最强、最有效地配置。越来越丰富的内容即将上线，也将帮助更多的人及时舒缓心理压力。

　　此外，"战疫最前线"在线心理帮助平台团队也为每一位参与问答的教授、学者提供全方位协助，让他们在为网友答疑解惑的同时免遭恶意侮辱、垃圾信息的骚扰和威胁，为心理援助资源留给最有需要的人。

　　（光明日报全媒体记者牛梦笛 通讯员游欢）

二、《中国纪检监察报》2020 年 2 月 8 日报道

✕　中国纪检监察报 - 共同守护健康安宁　……

......吕紧张这些医师这半年上目前危害，专系市场的关心是这比第约占50%，被隔离人群和自行隔离人群约占20%，其余是患者、一线医务人员及其家属。

"每天能接200个热线左右，最高峰一天接到将近300个热线。焦虑、恐慌、悲伤、担忧、愤怒是最常见的心理问题，其次是怀疑自己患有肺炎，出现失眠、头痛症状等。"林钗华说，当人们面临未知且难以掌控的威胁时，就会出现一些应激心理反应，这很正常，"我们团队目前有300多人，人员还在不断增加。作为高校心理学专业的师生，我们有责任做这件事。"

"老师，我现在在武汉疫情防控一线工作，我没想到自己肩负着这么大的责任，我好担心自己不能胜任……"1月24日晚，除夕夜，北京林业大学心理学系教授雷秀雅接到了一位学生的电话，电话持续了近一个小时。

"他大二入伍，在武汉服役。这次疫情工作强度大，他的压力也很大，而这种压力主要源于自身的责任感。"雷秀雅说，抗疫一线人员普遍面临体能和心理的双重压力，目前他们最需要的就是信任、支持和鼓励。

为了让更多人受益，北京林业大学组建了一支14人的心理专家团队，从2月2日起推出"公共事件心理健康15讲"系列微课，针对不同人群、不同心理问题提供辅导，比如，非常时期如何安顿身心、公共卫生事件下的疑病症、疫情中的认知误区及其应对，等等。

"我们的微课已经进行了5讲，从观众问卷反馈来看，有一些共性问题，比较突出的是焦虑问题和对造谣传谣现象的不解与愤怒，后期的微课会更有针对性地作出回应。"雷秀雅告诉记者，从她近期参与的咨询和反馈情况看，家长是疫情下心理较为敏感的群体之一，特别是在学校延迟开学的情况下，家庭心理援助与支持方面需做更多努力。

面对疫情带来的恐惧、焦虑等心理，林钗华建议，疫情面前，所有人应尽可能互相支持、理解和帮助，意识到我们都是疫情的受害者。

"疫情终将结束，生活也终会恢复正常。现阶段，我们要做的就是正视情绪、积极调节、限制负面信息的获取量，必要时寻求专业的心理援助。"雷秀雅说。（本报记者 柴雅欣）

三、《中国绿色时报》2020年2月10日报道

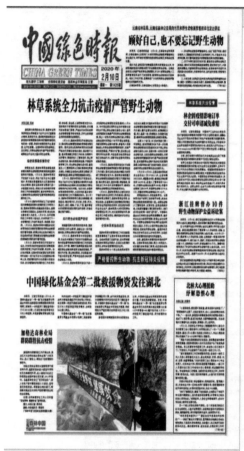

中国绿色时报　2020年2月10日星期一

◀上一篇 下一篇▶　⊕放大 ⊖缩小 ○默认

北林大心理援助纾解恐惧心理（林草系统共战疫情）

作者：刘倩玮

本报记者 刘倩玮

"心里特难受，感觉看不到希望，都丧到刷不动消息了。""明明晓得不必要了，还是反复洗手，担心上面有病毒没有洗干净。"……连日来，新型冠状病毒感染的肺炎疫情给很多人造成了心理恐慌，甚至引起焦虑、失眠等健康问题。抗击疫情仅需要行动上的援助，更需要心灵上的呵护。

1月31日，北京林业大学学生心理健康教育中心联合北京市教育工会心理咨询中心共同推出线上"一对一心理援助服务，截至2月6日累计完成线上咨询20人，专业心理咨询师分别提供了30-60分钟不等的心理疏导。

"我除夕去机场接援助武汉的医生，发现整座城市都被疫情笼罩着，到医院看到病人的状况后更是产生了极度焦虑的情绪。我之后要到专科医院工作，有些担心自己胜任不了。"开放百日，平台就接待了身处抗疫一线的工作人员。

面对高强度的工作及被感染的风险，奋战在一线的工作人员身心承受着巨大压力，易出现焦虑、恐惧、委屈、内疚、自责、绝望等情绪。北京市教育工会心理咨询中心专业负责人、北京林业大学心理学系教授雷秀雅建议，一线工作人员要对自己的工作有充分的心理预期，保证睡眠和饮食。学会接纳自己的情绪，当感到无法承受压力时，及时向同事、朋友寻诉说，与家人朋友保持联系，从他们的理解和理解中汲取力量。

对部分学生而言，学业难题与心理焦虑并存，雷秀雅介绍，北京林业大学一名学生有两门课要补考，受疫情影响学校开学时间待定，补考时间更是未知，为此十分焦躁。

"我们了解情况后，解答了她的疑虑，让她明白了学校开学日期不需要担心，因为那是学校的事情，补考等与之相关的担心同样如此。"疫情宣传、人身安全和情绪调节，成为对学生线上疏导的主要内容。

另一个线上求助者也很有代表性。这个求助者反映自己近日出现呕吐、心脏不适等情况，去医院检查后未发现相关病变，越想越奇怪，再对照新冠肺炎症状，变得更加不安。

"你的身高体重多少？""最近生活作息是如何安排的？"……详细了解对方情况后，雷秀雅告诉他确实没有生理性病变，只是因为身体素质差、运动量少，加之焦虑引发的躯体化反应，建议清淡饮食，适当运动，合理安排工作时间。（下转2版）

四、《劳动午报》2020 年 2 月 2 日报道

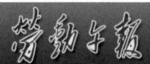

主管主办单位：北京市总工会
国内统一刊号：CN11-0221
新闻热线：63523314 发行热线：63526151

返回京工网　　版面导航　　◀ 上一期

◀上一篇　下一篇▶　　2020年2月5日　　放大⊕ 缩小⊖ 默认○

市教育工会联合高校线上心理援助服务5天收到18例求助

一对一心理疏导帮职工解心疾增亲情

本报讯 （记者 任洁）北京市教育工会心理咨询中心与北京林业大学学生心理健康教育中心1月31日起推出抗击疫情线上心理援助服务。截至2月4日，线上心理援助服务累计接待18名咨询者。

知名专家领衔 线上服务社会公众

为了更好地帮助师生和群众化解因疫情带来的情绪危机，市教育工会心理咨询中心与北京林业大学学生心理健康教育中心共同推出线上心理援助服务，主要面向因新型冠状病毒感染肺炎的疫情而受到影响的全市教职工展开，对援助湖北省抗击疫情的各高校附属医院的医疗队队员和各附属医院急诊、呼吸、发热门诊等一线教职工则予以优先保障。

本次活动是以线上心理咨询形式提供一对一心理援助服务，每次咨询时间为30-60分钟。

家庭氛围加剧焦虑 建议学会接纳表达关心

2月1日，一位正在山东老家的北林大研究生发出线上求助。"我最近被自家的狗咬了，需要多次去医院注射狂犬疫苗，打针的医院正在收治发热病人，所以每次出去都有点紧张。"同时，平时经常吵架的女孩父母在这段时期吵架频率有所提高，每次吵完，不善言辞的父亲就外出散心，还总是忘记戴口罩，让女孩更加焦虑。

市教育工会心理咨询中心专业负责人、北林大人文社会科学学院硕士生导师雷秀雅教授对她的心理进行了逐一分析。雷教授告诉女孩，在疫情的大背景下，在家庭和小区环境的双重影响下，正常人感到紧张是正常的，她的情绪是正常的应激反应。"你到医院做好防护，直线去直线回，到家后再消毒。"

针对女孩父母关系的问题，雷教授鼓励女孩和妈妈谈一次，站在对方立场上去理解，等妈妈心态平和后把自己的担忧说出来。娓娓道来的一席话，终于让女孩的情绪稳定下来。

后 记

$\vdots\vdots\vdots\vdots$

经历了新冠肺炎疫情，挑战并完成了这一特殊时期赋予心理人的历史使命，《非常心理短谈与咨询》这本书见证了北京林业大学心理人（以下简称"北林心理人"）的专业精神。

我们希望本书能帮助读者提升应对社会公共危机事件的心理能量；能为心理学从业人员提供公共事件危机干预的经验；能让公众在面对疫情时更加沉着与冷静。

非常时期，人们更容易感受到集体的力量，本书的完成就充分体现了北京林业大学心理学团队的专业力与凝聚力。由北京林业大学心理系的教师朱建军、雷秀雅、訾非、王广新、丁新华、王明怡、田浩、刘洋、李明、杨智辉、金灿灿、项锦晶、吴宝沛和杨阳，北京林业大学学生心理健康中心的刘祥辉、李东艳、聂宁、张斯宇、朱嘉慧、刘腾、于亮及40多名心理咨询师组成的团队，在这场非常心理援助中表现出的无私奉献、专业精神及坚强意志无不彰显出"北林心理人"的集体品质。

非常时期，人们也更容易懂得感恩。本书的完成，首先感谢北京林业大学党委的正确领导和学校领导的关怀与鼓励，你们给予了我们完成这一特殊心理任务最大的支持。

感谢微课的学习者，几万人次的收听量、八百多条反馈意见，是你们的认可和鼓励，让我们再一次感受到专业的价值与力量。

感谢个案咨询来访者，你们的信任让我们在"助人自助"中再一次成长。

感谢北京林业大学研究生团队，他们是何赏赏、王姬、杨婷婷、张李瑗静、李韵佳、官春萍、陈瑞婕、吴延蕾、魏友馨、王佩佩、朱梦鹃、权明晓、杨静、秦阳、刘慧莹、杨宇华、王天俞、林轩、马志璇、杨杨、胡奕欣、解晓晨、曹淑婷、张海丹、白灵娜、莫坤钰、白洁、赵亮等，他们在这场抗疫中所做的努力在北京林业大学心理系历史上，写下了属于自己的辉煌。

感谢重庆大学出版社，他们的专业和大力支持使《非常心理短谈与咨询》得以顺利出版。

最后，希望天佑中华，我们的国家和人民远离灾难！

编 者

2020 年 3 月 30 日

图书在版编目（CIP）数据

非常心理短谈与咨询／雷秀雅，田浩主编. -- 重庆：
重庆大学出版社，2020.11

（鹿鸣心理·心理咨询师系列）

ISBN 978-7-5689-2442-9

Ⅰ. ①非… Ⅱ. ①雷… ②田… Ⅲ. ①心理咨询—咨
询服务—基本知识 Ⅳ. ①R395.6

中国版本图书馆 CIP 数据核字（2020）第 187501 号

非常心理短谈与咨询
FEICHANG XINLI DUANTAN YU ZIXUN

主 编 雷秀雅 田 浩
鹿鸣心理策划人：王 斌
责任编辑：赵艳君　　版式设计：赵艳君
责任校对：万清菊　　责任印制：赵 晟

*

重庆大学出版社出版发行
出版人：饶帮华
社址：重庆市沙坪坝区大学城西路 21 号
邮编：401331
电话：（023）88617190　88617185（中小学）
传真：（023）88617186　88617166
网址：http：//www.cqup.com.cn
邮箱：fxk@cqup.com.cn（营销中心）
全国新华书店经销
重庆升光电力印务有限公司印刷

*

开本：720mm×1020mm　1/16　印张：15.5　字数：270千
2021 年 2 月第 1 版　　2021 年 2 月第 1 次印刷
ISBN 978-7-5689-2442-9　定价：56.00 元